山东中医药大学
九大名医经验录系列

刘惠民

刘宇 主编

中国医药科技出版社

内 容 提 要

　　本书为山东中医学院（现山东中医药大学）首任院长刘惠民先生的学术经验集，内容包括生平简介、学术特点、临证经验、医案选录、医话摘要、验方荟萃等六个部分。本书适合中医及中西医结合工作者、中医爱好者学习参考。

图书在版编目（CIP）数据

　　山东中医药大学九大名医经验录系列．刘惠民／刘宇主编．— 北京：中国医药科技出版社，2018.5

　　ISBN 978-7-5214-0057-1

　　Ⅰ.①山…　Ⅱ.①刘…　Ⅲ.①中医临床—经验—中国—现代　Ⅳ.① R249.7

　　中国版本图书馆 CIP 数据核字（2018）第 046672 号

美术编辑　陈君杞
版式设计　也　在

出版　　中国医药科技出版社
地址　　北京市海淀区文慧园北路甲 22 号
邮编　　100082
电话　　发行：010 - 62227427　　邮购：010 - 62236938
网址　　www.cmstp.com
规格　　710 × 1000mm $\frac{1}{16}$
印张　　18 $\frac{1}{4}$
字数　　249 千字
版次　　2018 年 5 月第 1 版
印次　　2018 年 5 月第 1 次印刷
印刷　　三河市百盛印装有限公司
经销　　全国各地新华书店
书号　　ISBN 978-7-5214-0057-1
定价　　**55.00 元**

丛书编委会

名誉总主编　王新陆

总　主　编　武继彪

编　　　委　高树中　田立新　张成博

　　　　　　庄　严　王振国　迟华基

　　　　　　刘持年　陶汉华　刘　宇

　　　　　　姜建国　柳长华　高洪春

　　　　　　刘桂荣

本书编委会

　　山东是中华文明的重要发祥地之一，在此诞生和发展起来的齐鲁文化是中国传统文化的主干与核心，对中医药理论体系的形成产生了重要影响，对中医药学术发展发挥了重要推动作用。齐鲁大地名医辈出，从古代的扁鹊、淳于意、王叔和、钱乙、成无己、黄元御，到近现代的罗止园、孔伯华、刘惠民等享誉国内外的名医大家，在我国医学发展史上占有重要地位。

　　创建于1958年的山东中医药大学是山东省唯一一所综合性中医药大学，1978年被确定为全国重点建设的中医院校，1981年成为山东省重点高校，是教育部本科教学工作水平评估优秀学校、山东省首批五所应用基础型人才培养特色名校之一，山东省首批高等学校协同创新中心。学校在省属高校中拥有国家级重点学科最多，最早获得硕士、博士学位授权，最早设立博士后科研流动站，最早成为国家"973"项目首席承担单位，现已成为集中医药教学、科研、医疗于一体的，学科优势明显、学术特色鲜明、人才队伍雄厚、平台布局合理的中医药高等学校。

　　20世纪50年代，以首任院长、毛泽东主席保健医生刘惠民先生为代表的一代师长，筚路蓝缕，在齐鲁大地开拓了中医药高等教育事业，奠定了山东中医药大学独特的学术品格。他们长期活跃在教学、医疗与科研一线，或在理论上独树一帜，或在临床上优势特色明显。

他们以高尚的医德、独特的理论、精湛的医术，赢得了中医药学界乃至社会各界的敬重和钦佩，为新中国高等中医药教育事业的发展做出了卓越贡献，为学校建设发展奠定了坚实基础。

六十载栉风沐雨，六十年春华秋实。学校秉承"厚德怀仁，博学笃行"的校训，发挥中医药优势，狠抓内涵建设，逐步形成了"以文化人，厚重基础，注重传承，勇于创新"的办学特色与核心教育理念。

为了更好地继承和发扬前辈的优良传统，2001年学校组织各专家学术继承人编著出版了《山东中医药大学著名专家学术经验辑要丛书》(8册)，系统总结了李克绍、周凤梧、张志远、张珍玉、徐国仟、周次清、张灿玾、刘献琳八位先生的学术经验。这种全面总结老一代专家经验的做法，对继承学术、启迪后学起到了十分重要的作用，形成了传承我校著名中医专家学术经验的珍贵资料，在学术界产生了很大反响。

老一代著名中医专家教学及临证经验不仅具有深厚的学术积淀，更具有浓郁的科学精神，是中医药事业的一笔巨大财富，总结他们的经验，弘扬他们的医德，传承他们的学术，学习他们的治学方法，是历史赋予我们的神圣使命。值此我校六十周年华诞之际，我们决定对该系列丛书进行修订再版，并编纂刘惠民先生分册，集结为《山东中医药大学九大名医经验录系列》。相信在中医药事业发展天时地利人和的大好形势下，此套丛书的发行将对传承创新中医理论、有效指导临床和教学实践、推动中医药学术进步、助力健康中国建设产生积极而深远的影响。

付梓之际，我们谨向先贤致以崇高的敬意！

山东中医药大学校长

2018年5月

忆我的祖父刘惠民

我的祖父刘惠民先生，是我国著名中医学家，他在几十年的医学生涯中，以精湛高超的医术，高尚廉洁的医德，精益求精的学者风范，享誉我国中医界，曾受到毛泽东等老一辈无产阶级革命家的高度评价。

1957年夏天，毛主席在青岛患感冒发烧，经过许多医生诊治，治疗效果不佳，山东省委领导推荐时任卫生厅副厅长的祖父诊病，主席同意了。祖父非常仔细地询问主席的病情，认真地书写病历，诊过脉。他认为虽然是夏天，但由于青岛的气候昼夜温差较大，仍属于外感风寒，内有里热，治以发汗解表，兼清里热，处以大青龙汤加减。第二天他去看望主席，主席说好多了，并征询下一步治疗，于是调整了处方，很快就痊愈了。

从那次给主席诊病之后，祖父经常给国家领导人看病。原卫生部副部长、中央保健局长黄树则有文章回忆说：

"在20世纪50年代我和他有过交往的五六年中，他从来没有放声大笑过。他那高大而有点前屈的身材和那缓慢的动作，都给人庄严而沉静的印象。然而他是热情的，他的热情表现在对人诚恳，不讲客套。我有好几次陪同他一起看病。他边问边记，把病人的原话一字一句都记载下来，既不文饰，也不缩减。开药方时，他力求一笔一划写得清清楚楚，因而显得有点吃力。但由此，也可以看出他的认真。

他唯一的爱好是读书，而且主要是读医书。他每次来北京，除去看病，不是坐在旅馆房间里读书，就是到旧书店里找书。1957年毛主席到莫斯科参加庆祝十月革命节，他是随从人员之一。使我惊奇的是，初到一个新的环境，竟没有引起他的什么反应，他仍然足不出户地读他的书。一天晚上，他不得不和我们大家一起去看马戏，可是这对于他，简直是一场折磨。好半晌，他不是在看表演，而是在低头摆弄自己的衣服角，他若有所思，然而谁知道他在思索着什么。

有一个时期他喜欢开较贵重稀有的药。可是后来他不这样了。原因是他领会了刘少奇同志的一句话。在谈到中医发展的时候，少奇同志说，如果中医老是开贵药，病人买不起，那就是自己阻碍了自己发展的道路。

刘惠民做的多，说的少，而一说往往就说到点子上。

1959年冬毛主席感冒了。我陪同他去看，他还是那么仔细地问，仔细地记，不慌不忙。当他给毛主席诊过脉，在开药方的时候，毛主席忽然向他提出了个问题，问他'上火'这个民间常用的词怎样解释。他用中医的道理讲了，主席笑了。

'你讲的这些我不懂啊，你看怎么办？'毛主席说过之后，又重复了一句：'我不懂，你看怎么办？'

毛主席一直望着他，他稍微思索了一下，说：'西医学习了中医，再用西医的话讲出来，主席就懂了。'

毛主席非常高兴地站起来，说：

'对喽。所以我说，关键的问题在于西医学习中医。'

当时，屋里好象立即现出一种豁然开朗的情景。通过几句非常简单的对话，毛主席阐明了一个深刻的道理。

从毛主席那里出来之后，可以看出他的十分喜悦的表情，但他没有说。"

祖父行医60年来，为人民群众诊治疾病数不胜数，在他眼里没有高级干部和平民百姓之分，对他们都一视同仁，一样的热情和蔼。有时为一个普通病人，他着急得吃不下饭，睡不好觉。他在晚年体弱多病，组织为照顾他的身体，限制他每天看十五个病人。但他总是想病人所想，急病人所急，有求必应，经常从早晨看到晚上十二点。如在休息时来了病人，他宁愿不休息，也不让病人久等或再跑腿，有时在路上遇到了求医病人，他就在马路上为病人诊脉、处方。

1961年组织部门领导人找他谈话，让他到中央保健局任副局长，为中央领导人看病。他问："还能不能为老百姓看病？"回答说不能。他问：

"是组织决定还是征求意见？如果是组织决定，我无条件服从。若是征求意见，我还是希望留在山东为人民群众看病，但领导随时需要我随到。"就这样，他没有去北京。1962年在杭州为毛主席诊病时，他向毛主席解释此事，毛主席听了很高兴，说："你做得对，应该这样。"

祖父先后为毛主席、刘少奇、周恩来、李富春、徐向前、彭真、杨尚昆等党政军领导人治病，获得了很高的荣誉，但他从不以此炫耀自己，从不居功自傲。

刘宇

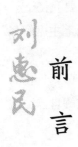

前言

刘惠民(1898~1977)，名承恩，字德惠，号惠民，山东沂水县人。著名中医临床家、教育家。为山东中医学院（现山东中医药大学）首任院长，曾担任毛泽东主席的保健医生、山东省卫生厅副厅长、山东省中医院院长等职。

刘惠民先生为山东中医药大学的创校元老，具有深厚的学术造诣，尤其擅治疑难大症，经验独到，疗效卓著。认真学习、总结刘惠民先生的学术经验，既是我们心愿，也是我们的责任。

本书共分生平简介、学术特点、临证经验、医案选录、医话摘编、验方荟萃六个部分，其中生平简介、学术特点、临证经验为笔者总结，医案选录、医话摘编、验方荟萃取自1979年出版的《刘惠民医案》。《刘惠民医案》是在1976年出版的《刘惠民医案选》的基础上，由刘惠民先生的门人戴歧、刘振芝、靖玉仲补充修订而成，是保存刘惠民先生学术经验最重要的资料。本书在选取《刘惠民医案》时，主要进行了以下调整。

1. 将原"医话"改为"医话摘编"，将"附方"改为"验方荟萃"，另增加"肠通宁丸"一首。

2. 对原书按语中的个别原文引用错误及明显误字进行了订正。

3. 按现行出版要求对用字、标点等加以规范，如患者"郭×"改为"郭某"，药名"白芨""海金砂""元胡"分别改作"白及""海金沙""延胡索"，药物剂量"克"改为"g"。

4. 对医学术语加以规范，如"发烧""高烧"分别改为"发热""高热"，"抗痨"改为"抗结核"，"大肠杆菌"改为"大肠埃希菌"。

5. 旧检验指标换算为国际标准单位。

本书生平简介、学术特点、临证经验由于鹰编写，医案选录、医话摘编、验方荟萃由刘更生、刘欣、刘易宗整理，全书由刘宇统稿。在编写过程中，张传龙、刘继鹏、高梦琦、吕霄、王皓月、高丽园、马英杰、郭松霖、张君如同学参与了资料收集，以及医案、医话、验方的校对工作，在此表示感谢。

因资料和水平所限，编写过程中会存在一定问题，望读者批评指正。

编者

2018 年 2 月

医案选录 / 029

医话摘编 / 254

验方荟萃 / 259

医家小传

刘惠民（1898~1977），名承恩，字德惠，号惠民，山东沂水县人。当代著名中医临床家、教育家。中国共产党党员。历任山东省卫生厅副厅长、山东省立中医院（现山东中医药大学附属医院、山东省中医院）院长、山东中医学院（现山东中医药大学）院长、山东省中医药研究所（现山东省中医药研究院）所长、山东省中医文献馆馆长、山东中医学会理事长、山东省科学技术委员会副主席、山东省盲聋哑学会理事长、中国医学科学院特约研究员、山东省中医委员会副主任等职，山东省第一、二、三届人大代表，全国第二、三届人大代表。曾担任毛泽东主席的保健医生，并随访苏联莫斯科。

一、自幼立志学医，敏而好学，基础深厚

1898 年，刘惠民（下简称刘老）出生在山东省沂水县黄山乡胡家庄。其祖父、外祖父、舅父均是当地颇有名气的医生。刘老自幼耳濡目染，酷爱医

学。因家中经常接触前来就诊的病人，看到病人痛苦的表情，他从小就产生了学医为病人解除痛苦的想法。祖父曾教导他，学好国文是学医的重要基础，于是，他苦读经史子集，国文功底日渐深厚。为此，他不顾严寒酷暑刻苦钻研，平常总是手不离书，即使上山劳动，也用毛巾包着书本，休息时就在田间地头学习。有时走路也要读一段，以致碰到树上，成为当地百姓笑谈。冬天，山区特别寒冷，到了夜间更是寒气袭人，手脚冻僵了，两手搓一搓围绕房前屋后跑上几圈，待手脚暖和了再继续读书，有时读书入了迷直到天亮。

16 岁那年，刘老患上一场重病，不得不辍学在家。1916 年，他拜同村中医李步鳌为师，初入杏林。刘老不但聪颖好学，而且立志学医的志向坚定，深得李步鳌的欣赏，认定他将来必有成就。在李师的指导下，刘老开始研读《黄帝内经》《难经》《伤寒杂病论》《神农本草经》等中医经典医著，并跟师侍诊，实习辨证、立法、识药、遣方。3 年后，李步鳌同意他出师，独立行医。

1920 年，经朋友介绍，刘老远赴奉天（现沈阳）张锡纯先生创办的立达中医院学习、工作。立达中医院授课的教材是《医学衷中参西录》，刘老认真研读，并善于结合《黄帝内经》《伤寒论》《金匮要略》等经典来加深理解。一般情况下，大多数弟子要经过 3 年学习才会治病，但刘老仅用 2 年，便完成了立达中医院的学习和进修。在学习期间，他所学并非仅是中医学的专业知识，张师"学医者为家温饱计则愿力小，为济世活人计则愿力大"的谆谆教导，更让他懂得了只有满怀仁爱之心，济世活人之志，方为良医。此外，立达中医院的行医模式也让刘老印象深刻。曾有学者称立达中医院为"中医之有院，实肇始于此"，它打破了中医开业行医从来没有自己医院的传统。在这里，病人可以住院治疗，既省去排队挂号就诊的麻烦，也便于医生随时掌握病情，及时调整治疗方案。可以说，在立达中医院进修学习，是刘老人生的重要转折点。

在立达中医院进修期间，刘老和同学一起报名参加了名医丁福保创办的上海中西医专门函授学校，2 年后毕业。刘老从函授学校学到很多西医学知识，如西医生理、药理、解剖、注射、消毒等。刘老的这两次学习进修的经历，不但为今后的从医工作，而且也为之后创办 36 人的中医学校以及倡导中西医教学奠定了基础。

二、青年学成归来，服务乡里，享誉一方

经过多年的学习，刘老的医术日渐娴熟。1925年，他在家乡创办协济学堂药铺，悬壶乡里。上门求诊的病人越来越多，但也有些病人因为大病、重病不能来药铺就诊。因此，刘老为自己立下规矩：为穷人看病，随叫随到，远近不坐车，十里之内不吃饭，药费诊费酌情减免。因他医术精良，医德高尚，病人都称他为"活菩萨"。

1926年，刘老参加了沂水县共产党特支领导人邵德孚领导组建的农民协会，任执行委员，为农民大众争取更多的利益。

刘老不但全心全意为病人治病，而且时时关注时政动态，以及当地医界同仁的发展。1929年3月，全国医药团体代表大会在上海总商会召开，要求撤销南京国民政府卫生部第一届中央卫生委员会通过的《废止旧医以扫除医事卫生之障碍案》。刘老得知后，马上组织沂水中医药同行开会并致电大会，坚决支持他们的正义行动。此后，他还不定期地召集沂水同行开会，切磋医技，交流心得，以民间社团合法形式团结县内医界同仁，维护他们的合法权益。

早年在立达中医院和上海中西医专门函授学校的学习，给刘老留下了深刻印象，也使他萌发了开办中医学校的想法。1934年，刘老与赵恕风医生合办了沂水县乡村医药研究所及中国医药研究社，招收学员36人。教学内容既有中医也有西医，刘老亲自编写教材，如《伤寒学课本》《中西混合解剖学概要》《中西诊断学概要》《中西药物学概要》《战地临时救护医院组织概要》，并亲自授课。他在《伤寒学课本》前言中这样写道："培植是项（中医）专门人才，而供国家之急需……伏思天下兴亡，匹夫有责，古有明训，是凡为国民者，对于祖国各有重大责任在焉。"

三、战争年代，投身革命，做好医疗保障

抗日和解放战争年代，刘老抱负拳拳爱国之心，积极投入到革命中去。1938年，刘老参加了在沂水县胡家庄筹建的八路军山东纵队二支队，被任命为医务处主任。同时，将沂水县乡村医药研究所更名为国医救护班，带领国医救护班辗转鲁中山区，救治伤员，医治百姓。

1940 年春，因抗日前线药品严重短缺，他被部队秘密派回地方工作，在沂水县许家峪开设诊所，为抗日军民暗中筹集医药用品。为适应战争需要，他主持研制和改进中药剂型，亲自制作模具，将中药汤剂改制为更为便捷的片剂或药丸，并手把手教药剂人员制药。

其后任山东省卫生总局临沂卫生合作社社长，在沂水县许家峪村开办了鲁中南新鲁制药厂，兼任经理。战争和天灾使临沂地区常爆发麻疹、天花、霍乱、疟疾、痢疾等疫病，根据地党和政府组织医疗队赴各村抢救治疗。刘老积极组织制药厂人员日夜研制和生产多种成品药，如急救丹、疟疾灵、金黄散、痧痘平、红白痢疾丸等，有效控制了疫情的发展。此外，鲁中南新药制药厂也为根据地生产了牛黄丸、十珍益母膏等近百种成药，为军民的安康提供了有力的医疗保障。

几年后，随着根据地药厂对药材需求的不断扩大，刘老再一次被调到界湖（今沂南县）开办山东大药房，并任副经理。界湖地理位置优越，中药资源丰富，刘老负责药材的采购与经销，将药物源源不断地供给根据地，保证了药厂的正常生产。在界湖山东大药房，他一直工作到解放战争胜利。

正因为有了这段从事药材采购、药物炮制、成药制备、药品经营的经历，所以刘老精通药理，熟悉药性，长于辨识药材，且能熟练掌握膏、丹、丸、散等剂型的制备方法，也为他后来巧妙用药打下了坚实基础。

四、新中国成立后，致力中医教育、科研

1948 年 9 月，刘老随山东省人民政府卫生局迁到省会济南。十多年的部队生涯，刘老的思想境界提升到了更高的层次，更多的是在思考怎样发展人民卫生事业、怎样继承和发扬中医学、怎样培养中医药人才等问题。

他曾与吴少怀、周凤梧等名医创办了济南市医务进修学校和济南市中医学会，任学校中医部主任及学会主任。1951 年，任山东省合作总社医药部经理，仍负责药材营销工作。1953 年，他奉命创办济南市立中医诊疗所（现济南市中医医院），并任所长。该所成为山东省第一家公费医疗单位。1955 年起，开始担任山东省卫生厅副厅长，主管全省中医药事业恢复和发展工作。在他的倡议下，经省人民政府批准，山东省立中医院（现山东中

医药大学附属医院、山东省中医院）成立，刘老主持筹建工作，并兼任院长，终于实现了创办中医医院的心愿。

1958年，刘老筹建并创办了山东中医学院（现山东中医药大学），任首任院长。同年，筹建并创办了山东省中医药研究所，任所长。1959年，又筹建并创办了山东中医文献馆。此时的他，身兼多种要职，倍感责任重大，任重道远。

1957年夏，毛泽东主席在青岛开会期间患了感冒，恶寒发热、无汗咳嗽，几经诊治未见好转。与会的山东省委书记舒同推荐刘老赴诊。他四诊合参后，考虑毛主席发病虽在盛夏，但由于青岛昼夜温差较大，仍是因外感风寒日久，表未解而里热盛所致，于是处以大青龙汤重剂加减，以表里双解。服药一剂，毛主席热退病消，又服一剂痊愈。毛主席对刘老说："我30多年没吃中药了，这次感冒总是不好。刘大夫的两剂中药解决了问题。中医中药好，刘大夫的医术也好啊！"之后，刘老被指定为毛泽东主席的保健医生之一。同年11月，他以随团保健医师的身份，跟随毛主席为首的中国共产党代表团参加了莫斯科十月革命节庆祝大会，并为苏联的一些领导人诊病。

1958年10月，毛泽东主席做出重要指示："中国医药学是一个伟大的宝库，应当努力发掘，加以提高。"为了贯彻这一指示精神，刘老精心组织了西医离职学习中医班。首届学习班于1958年12月20日正式开学。在开班仪式上，刘老指出，具有现代科学知识，而西医学习中医则是创造祖国新医学的捷径。会中会西，一个医生有两套技术，中西医结合就容易了。2年后，学习班结业时，学员们都受益匪浅。

1959年冬，刘老为毛主席诊治感冒。在开处方时，毛主席忽然提了个问题，问刘老民间常说的"上火"怎样解释。刘老用中医理论解释后，毛主席笑着说："你讲的这些我不懂啊，你看怎么办？"刘老略微思索一下，回答说："西医学了中医，再用西医的话讲出来，主席就懂了。"毛主席听后，非常高兴地站起来，说："对喽，所以我说，关键的问题在于西医学习中医。"刘老与毛主席之间看似普通的对话，实则内涵丰富，具有重要的现实指导意义。

20世纪60年代初，由于三年自然灾害，国民经济严重衰退，国内多数企事业单位停办。当时山东中医学院也在此列，刘惠民多次向山东省委省政府领导汇报沟通，并上书国务院周恩来总理，力争保留山东中医学院。在他的努力下，学校得以保留，为后来的发展奠定了重要的基础。

1966 年之后，刘惠民受到不公正的对待，离开领导岗位。虽然不在领导岗位上，但他仍心系中医药事业的发展。多次就中医教育事业的发展、中医政策的落实、中医医疗制度的恢复等问题，上书国家及省部级相关领导。1973 年冬，他不顾年迈体衰，疾病缠身，坚持去北京反映中医问题并提出建议：一是中医工作与发展，有后继无人之忧，中医学院被撤销，合并到医学院，成为其中的一个系，不利于中医人才培养，建议恢复独立办学；第二，建议加强中医科研单位的建设，培养中医科研人才并壮大队伍；第三，要加强中西医结合研究工作，以便用现代科学手段对中医药学进行挖掘整理和提高，成立中西医结合研究院，建立科研临床基地；第四，要允许老中医继续延用中医带徒的方法培养中医师。他的建议得到了上级领导的高度重视，有关问题也有了明确的批示。在他的努力下，山东省委决定恢复山东中医学院，在千佛山医院的基础上，成立山东省中西医结合研究院，从而真正做到医疗、科研、教学三结合。

脉学，是中医学较难学习的内容，《黄帝内经》《伤寒论》《脉经》《频湖脉学》等历代医家说法都不一致，有四字脉法、六字脉法、八字脉法、二十四字脉法、二十七字脉法、二十八字脉法。说法各异，古人曾有评论说"字数愈多而指下愈乱"。为更好的继承发扬中医学遗产，他与上海科研单位合作，试制电子诊脉仪，至 1966 年已四易其稿，电子诊脉仪样机已研制初见雏形。可惜的是，1966 年秋刘惠民被打倒，研究被迫放弃。

在几十年的行医生涯中，刘老为中医事业呕心沥血，是山东省中医教育、科研事业发展的开创者和奠基人。

五、心系患者，以济世为良，以愈疾为善

刘老研读了大量经典医籍，在临床上又做了大胆的探索，并善于从实践中总结经验，因而对内、外、妇、儿各科许多疑难杂症的诊治，都有较深的造诣，在国内享有较高的威望，被誉为全国名老中医之一。

张锡纯在《医学衷中参西录》中曾写到"人生有大愿力，而后有大建树"，"学医者为家温饱计则愿力小，为济世活人计则愿力大"。张师的每

一句话都给刘老留下深刻的印象，更让他懂得要成良医，只有心系患者，以济世为良，以愈疾为善。

刘老早年在家乡创办药铺行医时，因医术精湛，求诊病人非常多。而有些大病、重病患者不能来药铺就诊，刘老就为自己立下了规矩，为穷人看病，耽误不得，一定要放下身边其他事情，随叫随到。当地人们大多生活贫困，常出现赊欠药费的情况，导致诊所还不起购药款项而陷于困境，他只能通过典卖土地借债还账。他宁肯让自己为难，也绝不耽误病人的治疗。

解放后，刘老虽身居要职，事务繁忙，但仍坚持临床接诊。他的病人中不乏有老一辈国家领导人、国际友人、省市领导人，但他从不以此来炫耀名声，居功自傲。他生活简朴，平易近人，对患者一视同仁，有求必应。他时刻把病人放在第一位，"急病人之所急，想病人之所想，帮病人之所需"。1971年，济宁一位20多岁年轻人患急性视网膜炎，深夜来家求治。当时刘老感冒高烧，刚刚服下药物正盖被发汗。他不顾家人劝阻，立即起床，拖着病体为患者诊治。他对家人说："我不要紧，已是70多岁的人了，而他才20多岁，如不分秒必争地治疗就会失明的。"因他救治及时，患者的病情很快得以好转。

如遇有病家购买困难的必需药材，他总是义不容辞地帮助解决，有时甚至无偿提供自己珍藏的贵重药材为病人解除疾苦。他曾诊治一位患儿，高热不退，时时惊厥，急需羚羊角磨汁服用方可退热解痉。但此药稀有，药店少备有成块者，且价格十分昂贵，病家难以承受。此危急之时，刘老毅然拿出自己珍藏的一块羚羊角交患儿家属，并详细说明使用方法。很快，患儿热退病愈，家属对此感激万分。1970年1月8日，刘老的朋友王先生突来其家，说有位17岁的女孩，月经来潮前，不慎饮冷水，致使经血崩下不止，已3天，有大血块，棉裤、被褥均被浸透，伴有少腹疼痛，面色苍白，四肢冰冷，已卧床不起。家长甚为焦急，特请刘老为其处方治疗。刘老当即拟方，并将家中珍存的一块好墨，交王先生带回，嘱用木炭火烧红，放醋中淬后取出，将墨用开水研匀，加炮姜9g、红糖少许为引，一次服下。3日后王先生前来相告：患者用药血止，腹痛也除。像这些感人的事例，在刘老一生的诊疗活动中屡见不鲜。

刘老从事中医临床工作近60年，具有丰富的实践经验，创拟了大量临床行之有效的方剂，如首乌桑椹补脑汁、益智丹、肺得宁、降压膏、偏瘫复健丸、芳香健胃片、十珍益母膏、保母荣、保胎丸、消积健脾丸、福幼丹、鲫（鲤）鱼利水方、苹果止泻方、鼻通膏、生发药酒等，都是颇受患者欢迎的有效中成药。

刘老平时忙于政务和诊疗，但仍勤奋著述，留下了一些珍贵著作，有《与张锡纯先生的通信》《麻疹和肺炎的防治》《黄元御医学史迹考俟正》等。曾编写《中医经络学选要》《中医妇科学选要》《中医伤寒病学选要》等多部书稿。最能体现他的医疗特点和风格的是 1976 年出版的《刘惠民医案选》，该书由他的门人根据病历整理而成。后来，戴歧、刘振芝、靖玉仲又对本书进行了修订和补充，于 1979 年出版《刘惠民医案》，更完整地反映刘老医疗经验的全貌。

学术特点

　　刘老既是中医理论家，也是中医实践家。他的学术成就与其治学是分不开的。他读书极多，不但善于记忆，而且善于理解。早在 20 世纪 30 年代创办"沂水乡村医药研究所"时，便将大部分家资变购医学书籍，当时以"上海千顷堂书局"为主出版的中医书刊，几乎全部购入，全国中医刊物悉订无遗。上自《内经》《难经》《伤寒论》《金匮要略》，下至历代大家名著，无不批阅详析。他能把《金匮要略》《伤寒论》《神农本草经》倒背如流。战争年代环境恶劣，经常行军打仗，但也没有影响他看书的习惯，部队宿营后他就拿出书来读，以此作为一种休息。进城后条件就好多了，白天劳累一天，大多数晚上还是在书房里度过，有时劳累过度，读着读着就睡着了。病逝前两天神智恍惚了，还不让人把床头的书拿走。读书是他最大的嗜好，除了上书店以外，从不上公园、剧院、影院、饭店。有时家人强拉他去电影院看电影，可是电影一开始他就睡着了，电影结束后家人把他唤醒回家。平常到外地出发，一般都是为各地领导人看病，工作结束后，就是逛当地旧书店买书，所以家中的中医书籍很多。

除了自己努力，刘老早年曾在张锡纯先生创办的立达中医医院、丁福保先生主办的上海中西医专门函授学校学习。刘老学术特点的形成，深受张锡纯先生和丁福保先生的影响。如治外感热病善用大剂生石膏，治痿病善用马钱子等，都明显带有张、丁二氏的痕迹。

深入分析刘老的学术思想，主要体现在以下三个方面。

一、勤求古训，师而不泥

中医学之所以富有生命力，关键在于其实际的临床疗效，而疗效取决于其雄厚的理论基础，医学经典著作正是中医理论的源头活水。因此，刘老重视中医理论的系统学习，并强调深入研究经典医著是学好中医的基础和关键。然而，他又反对对经典的生搬硬套，提倡应用要有创造性，应师古不泥古。刘老在研读大量经典医籍的基础上，敢于在临证中探索，勇于在实践中突破，并善于从中总结经验。

例如，刘老对外感热病的诊疗，不拘于解表而有所突破。他认为此类病证早期并不仅限于表证，常兼有不同程度的里热，故应解表清里并行。除选用麻黄、桂枝等以解表散邪外，还喜用生石膏以清泻里热，共奏表里双解之功。刘老曾诊治一位外感患者，因劳累受凉而出现发冷发热，头痛烦躁，周身酸楚，咳嗽流涕，吐白黏痰，舌苔黄，根部略厚，脉紧而数。刘老辨证为外感风寒，郁热入里，治当解表清里为主，遂予以麻黄、柴胡、桂枝配伍生石膏以表里双解，患者服药 2 剂而症状全无。

除了在外感热病中善用生石膏外，刘老在神经系统疾病中对酸枣仁的运用，也颇有见地。古今医家单剂使用酸枣仁的用量多为 10~30g，更有人提出，酸枣仁如果一次用量超过 50 粒，即有"发生昏睡，丧失知觉，使人中毒"的危险。但刘老通过长期临床实践，认为只要配伍得当，酸枣仁用量宜大，一般成人 1 次用量多在 30g 以上，最多可达 75g，并主张生熟并用。刘老曾经诊治一位神经衰弱患者，头痛、头昏、失眠多年，劳累后加重，伴心烦、消瘦、便干，舌苔微黄稍厚，脉虚弱。刘老认为患者是因心肾两虚，脾胃不和，痰火内阻所致，治宜滋肾养心，健脾调胃，清热豁痰。方中重用酸枣仁，生熟各半，养心安神，用为君药；配伍菟丝子、枸

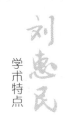

杞子、黄精、天冬、柏子仁滋补心肾；栀子皮、淡豆豉清心除烦；白术、鸡内金健脾和胃。服用 20 余剂后，患者饮食、睡眠均有好转，舌苔、脉象已正常。遂嘱患者原方继服，以巩固疗效。

在治疗上，刘老强调并遵循中医辨证论治的特色，同时也积极吸取一切行之有效的治疗方法，包括民间单方、验方的运用。如他治疗慢性肠炎、过敏性结肠炎等慢性腹泻，大便稀溏时常用的苹果止泻方，治疗心、肝、肾性水肿及营养不良性水肿所选用的鲫（鲤）鱼利水方，都是在民间验方的基础上改进而创拟的，临床疗效显著。

二、注重整体，辨证精准

刘老临证分析病因病机时，非常重视整体观念，认为脏腑之病并非孤立存在，而是相互关联、相互影响的。譬如，刘老在治疗胃痛时，认为胃痛的发生常因情志不畅、饮食不调所致，其病机多为"不通则痛"，病位虽在胃，但与肝、脾、肾、心密切相关。因此，刘老在辨证的基础上，主张以"通"为治疗原则，并结合疏肝解郁、理气健脾、滋肾养肝、养心安神等治法。这就充分体现了刘老重视脏腑为本、整体调理的学术思想。又如对神经衰弱的诊治，刘老亦强调以调理脏腑，整体治疗为主。此病的发生多源于肝、肾、心、脾的功能失调，故治疗上多从调理心、肝、脾、肾着手，重视滋补肝肾，养心健脾。

刘老在临证中不但重视整体观念，而且审证精准，胆识过人。刘老曾在青岛为毛主席诊病，辨证为外感日久，表未解而里蕴热，急须表里双解，采用大青龙汤重剂加减，一剂热退病除。又如陕西省委一同志患癔病性木僵，僵卧不动，不语不食，大便 17 日未行，衰竭之象日渐加剧。刘老诊后，认为患者貌似虚极，但舌苔黑燥，脉弦实滑数，多日未行大便，脉症合参，符合"大实有羸状"之象，乃热极伤津，阳明热结之大实征象，故以攻实为主，补虚为辅，攻补兼施为治则，先用攻结泄热存阴，再以补气生津养阴之法，用药数剂病人大有起色，后续加调理，终得康复。

三、用药精细，医护并举

刘老曾对他的学生说，任何疗效的取得，如果没有药物和护理两方面的配合，任凭医者的医技再精湛也是枉然，所以他强调"医药护并重"。这是刘老的综合治疗思想，在当时中医界是一种制度创新。

传统的药物理论既包括药物的性味归经、升降浮沉、功效主治，又包含品种辨析、炮制方法、煎服方法等内容。前者往往备受医者的重视，而后者常常被忽视。刘老对药物十分重视。他精通药理，熟谙药性，认为药物的品种是否道地、炮制是否规范、煎法是否适宜，都是影响药效的重要因素。同时还强调在处方中应对这些内容仔细注明。

在处方用药方面，如台党参、川黄连、杭菊花等，均写明其品种产地。在炮制方面，如枳壳标以"麸炒"、酸枣仁标以"炒、捣"、白术标以"土炒"、厚朴标以"姜汁炒"等，都明确其炮制方法。尤其对有毒中药的炮制，刘老尤为重视。如在治疗"痿证"时，刘老善用马钱子，然其功效峻烈且有大毒，内服不宜生用，需经砂烫后方可降低毒性，且便于粉碎，因此刘老处方中皆写明使用"精制马钱子粉"。此外，刘老还重视药物的煎煮方法，特别是煎法比较特殊的，处方中均加以注明。如阿胶标明"烊化"、琥珀则"研粉冲服"、冰片需"后入"等。由此可见，刘老处方用药十分精审。

临证中，刘老还强调对患者要护理得法。例如对感冒、流感等外感热病，刘老每用发汗方药即嘱患者入晚服药，汗后注意保温、避风，避免外出，以防外邪复感。另外嘱咐发汗不宜太多，以免耗津伤阳等。并效仿仲景《伤寒论》中桂枝汤的用法，药后啜粥以助汗出。刘老对患者有无汗出、汗出多少甚为关注，常因时而宜。如冬季，嘱患者盖厚被以取大汗；若在春季，则盖薄被以取小汗；而至秋季则盖薄被以取中汗。儿童服用发汗药，每嘱家长应全程监护，以免夜间小儿蹬被而达不到取汗之效。

在对慢性杂病的长期诊疗中，刘老也建立了一套服药注意事项：①忌口。服药期间忌食牛羊肉、无鳞鱼、螃蟹、辣椒、韭菜等，忌饮酒及生冷、不易消化的食物。②服药期间注意调畅情志，忌气怒及情绪过分波动。③服药期间应注意休息，不宜过度劳累。④感冒及妇女月经期暂不服药，等等。侍诊的学生都知道，每于诊病之后，刘老总是亲自仔细交待病者及家属注意上述各项。

临证经验

刘老从事中医诊疗工作近60年，积累了丰富的临床经验，尤其对内科外感疾病、神经系统疾病，以及妇科疾病等，具有高深的造诣。

一、治疗外感病学术经验

刘老诊治外感病，特别是在治疗感冒、流感等外感热病中，无论辨证、立法、处方、用药等方面，都有许多独创的见解。

（一）理法方药，多尊经典

首先，刘老对感冒、流感等外感热病的认识多尊经典。《难经·五十八难》曾云："伤寒有五，有中风、有伤寒、有热病、有湿温、有温病。"说明中医之伤寒多为广义伤寒，即一切外感发热性疾病的总称。因此，刘老认为感冒、流感也应属于广义伤寒的范畴。其次，在辨治上，刘老秉承仲景的六经辨证，尤以治太阳经病为主。在处方上，也往往是选用《伤寒论》中的方剂。《刘惠民医案》中共收录

12例感冒和流感医案，其中有10例的处方是源于张仲景的麻黄汤、桂枝汤、大青龙汤、小青龙汤、葛根汤、麻黄杏仁甘草石膏汤等。可见，刘老在临证中注重经典，善用经方。

（二）尊古不泥，灵活化裁

刘老并非崇古尊经，泥于原方，而是据证加减，灵活化裁，有是证则用是药，可谓"形似"。例如，恶寒重者，麻黄、桂枝并用，并酌加羌活以助解表散寒之功；咳嗽吐痰者，常用桔梗、川贝，配伍杏仁以止咳化痰；咽喉疼痛者，则用桔梗、射干宣肺利咽；食欲不振者，喜用神曲、麦芽消食和胃；如果是小儿高热不退，恐其热盛动风而致惊厥，刘老常选用钩藤、薄荷清热凉肝，息风止痉，以"截断"病势。

除了随证加减，刘老还效仿经方之意创制新方，意为"神似"。如《刘惠民医案》"附方"中，载有他创拟的治疗感冒或流感的三首方剂：感冒退热汤之一、感冒退热汤之二及外感咳嗽方。如感冒退热汤之一，方选麻黄、玄参、葛根、生石膏、山药、钩藤、薄荷、桔梗、射干、柴胡、生姜、大枣，具有解表退热、宣肺气、利咽喉的功效，主治感冒或流感，症见发热不退、头项强痛、全身酸紧、恶寒无汗、咽痛咳嗽等。足以可见，刘老在经方的使用上，无论是"形似"，还是"神似"，皆游刃有余。

（三）善用发汗峻猛之剂

刘老认为，外感热病，患者感邪不久，正气多不虚，此时应重在解表散邪，常遵"治外感如将，贵在峻猛"之说，一般主张应用发汗峻猛之剂以祛邪为主。如在刘老撰写的《中医伤寒病学选要》中载有治疗太阳病的常用的三首代表方剂——加减桂枝汤、加减麻黄汤、加减葛根汤。

加减桂枝汤：桂枝12g、麻黄9g、白芍18g、杏仁12g、生石膏24g、知母12g、山药30g、生姜9g、大枣5枚。

加减麻黄汤：麻黄12g、桂枝9g、杏仁12g、白芍12g、半夏9g、防风9g、生石膏30g、山药36g、桔梗10g、生姜9g。

加减葛根汤：葛根15g、麻黄9g、桂枝9g、知母12g、生石膏24g、山药30g、白芍12g、升麻9g、甘草3g、生姜9g、大枣5枚。

以上三首方剂中，均以麻黄、桂枝并用。麻黄发汗力猛为历代医家所

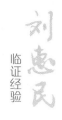

熟悉，如《神农本草经百种录》中云其"较之气雄力厚者其力更大"，《本草害利》赞其"轻扬善散，发表最速"，张锡纯更称麻黄"为发汗之主药"。而与桂枝合用，发汗解表之功益著。且二药用量较大，又配伍生石膏以加强辛散祛邪之效，确为发汗峻猛的方剂。

除此之外，刘老还认为，即使是小儿患有外感，如果病情较重，也可选用成人的剂量去治疗。如刘老曾诊治一位11岁的感冒患者，恶寒发热，周身酸痛，鼻塞流涕，无汗，咳嗽，口苦，恶心，食欲不振，小便黄，大便干，舌苔黄，脉浮数。刘老辨其为外感风寒，肺胃蕴热，治宜发汗解表，清解肺胃。处方：麻黄9g、羌活6g、柴胡9g、桂枝9g、白芍12g、山药30g、知母15g、生石膏24g、炒杏仁9g、竹茹9g、生姜6g、大枣4枚、炙甘草6g，水煎服。方中麻黄、桂枝相使，又协柴胡、羌活以助解表散邪之功；生石膏、知母、竹茹同用，共奏清肺热，止呕逆之效，可见所选药物皆药性峻烈之品。另观药物用量，也皆为成人常用剂量，可谓功效峻猛。患儿服用一剂，即汗出热退，体温降至正常。

然而，治疗外感热病，刘老并非皆用峻烈方药，常根据病情轻重以灵活处理，病重药亦重，病轻药亦轻。尤为重视季节气候对病证的影响，强调因时制宜。如在冬季，患者腠理郁闭，刘老必重用麻黄、桂枝、羌活等猛药以发汗之；在春季或秋季，常用葛根、薄荷、苏叶等，即使选用麻黄，亦小量用之；而至夏季，则常用香薷、浮萍等发汗平和之品。

（四）强调表里双解，善用重用生石膏

基于多年临床经验，刘老认为，外感热病早期不仅限于表证，特别是对服药而热不退的患者，多为表邪未解，入里化热，兼有不同程度的里热。若一味解表，则里热难解；而单纯清里，则药过病所而表邪不能散。因此刘老强调"清里内热，表散而解"，应解表清里同时并行，以奏表里双解之效。处方用药除用麻黄、桂枝解表外，又往往合用石膏、知母以清里。如刘老习用的大青龙汤、麻黄杏仁甘草石膏汤，以及《中医伤寒病学选要》中所录的加减桂枝汤、加减麻黄汤、加减葛根汤等，皆是表里双解之剂。解表有助于清里，清里有利于解表，二者相辅相成。因此，解表清里是刘老治疗外感热病最常用的方法，亦是他的诊疗特色之一。

从其处方遣药来看，刘老除用解表发汗之品外，还善用喜用生石膏。

生石膏性寒，清热泻火，为治里热炽盛之要药。《医学衷中参西录》又云其"凉而能散，有透表解肌之力"，并进一步阐明"逐热于外也，是以将石膏煎服之后，能使内蕴之热息息自毛孔透出"。

刘老早年曾在张锡纯先生创办的立达中医医院学习和工作，因此对生石膏的使用，深受张氏的影响。生石膏辛寒解肌透热，甘寒清泻里热，"其辛散凉润之性，既能助麻、桂达表，又善化胸中蕴蓄之热为汗，随麻、桂透表而出也"（《医学衷中参西录》中册）。麻黄、桂枝得生石膏，辛温发表而无助热之弊；生石膏得麻黄、桂枝，清泻里热而无凉遏之虑。因此，生石膏与麻黄、桂枝等解表之品合用，既相辅相成，又相制相成，以达表里双解的目的。

在《刘惠民医案》中共录"感冒和流感"病例12例，其中11例用到生石膏，根据证情轻重，用量在12~24g之间。由此可见，喜用、重用生石膏是刘老治疗外感热病的又一特点。

（五）强调重视脾胃，时时顾护胃气

刘老在治疗感冒、流感等外感病时，主张祛邪为主，且用药峻猛，常麻黄、桂枝与大剂生石膏合用，稍有不慎，易致汗过伤津，抑或寒凉败胃。中医学认为，人以胃气为本，有胃气则生，无胃气则死。刘老亦特别强调，脾胃为后天之本，实为汗液滋生之源。因此，在临证时，刘老从药物配伍及服药方法上均有所注意。

在使用麻黄、桂枝、生石膏等解表清里药的同时，常配伍怀山药。本品性味甘平，早在《神农本草经》中就有"主伤中，补虚羸，除寒热邪气，补中益气力，长肌肉"的记载，《本草纲目》亦称其能"益肾气，健脾胃"。山药益脾养胃，可防石膏寒凉太过而损伤胃气。另外，刘老每用山药，其用量往往要重于生石膏，均体现其对脾胃的重视。

除此之外，刘老在服药方法上亦强调顾护胃气。嘱患者"服第一次药后，喝热米汤一碗，半小时后，再服第二次药，取汗"，并于处方后详细写明。该服法是效仿仲景桂枝汤药后啜粥取汗之意。究其缘由，一则借水谷之精气，温养中焦，使汗出有源，又不损伤脾胃、津液及阳气；二则籍谷气内充，鼓舞胃气，以助卫阳祛邪外出。由此可见，刘老在治疗感冒、流感等外感热病时，既用药峻猛，又顾护正气，祛邪而不伤正。

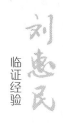

刘老在治疗感冒、流感等外感热病时，强调治以太阳经病为主，善用发汗峻猛之剂，主张外感病早期即要解表清里，并善用、重用生石膏，同时重视顾护脾胃的见解，都为我们对外感热病的认识和治疗提供了宝贵的经验。

二、治疗内伤病学术经验

刘老认为一般外感病，病邪侵入不久，正气多不虚，治疗时多选用药性较为猛烈的药物祛邪为主，才能使邪去病愈，否则易致邪气滞留，遗留变证。因此在治疗外感病时，刘老用药多峻猛，且受张锡纯的影响，善用重用生石膏。而内伤病多系慢性病，正气不足，虚证较多，或虚实夹杂，寒热并见。因此，必须以药性和缓之品扶正调整为主，考虑周密，照顾全面，才能收效。刘老治疗内伤杂病，多用健脾胃、补肝肾之法，多带有严用和、李东垣、薛立斋、张介宾等温补学派的痕迹。刘老常强调："治外感如将，贵在猛峻；治内伤如相，贵在圆通。"

此外，刘老非常重视整体观念，强调脏腑之病并非孤立存在，而是相互关联，相互影响的。因此，在探讨病因病机时，刘老坚持审证求因、审因论治、整体为本的治则。如胃痛的发生，刘老认为常因情志不畅、饮食不调所致，病位虽在胃，但与肝、脾、肾、心密切相关，其病机多为"不通则痛"，故以"通"为治则，结合疏肝解郁、理气健脾、滋肾养肝、养心安神等治法。处方用药亦不离脏腑经络，常数证合治，脏腑兼顾。

刘老临证善治神经衰弱、脑炎后遗症、癫痫、精神病等神经精神科疾病。诊治时亦强调从整体观全面分析，重在调理脏腑功能。如对神经衰弱的发生，刘老认为多因肝、肾、心、脾的功能失调，或心气虚，心阳不能下交于肾，肾水亏，肾阴不能上济于心；或思虑过度，劳伤心脾，或水不涵木，肝阳上亢等，均可导致本病，故治疗时以调理脏腑功能为核心，重视滋补肝肾，育阴潜阳，养心健脾。常以仲景之酸枣仁汤、栀子豉汤为主方，参以五子衍宗丸、天麻钩藤饮、磁朱丸、归脾丸等历代良方。

又如对冠心病的认识，虽病位在心，但与脾、肾关系密切。刘老根据患者临床表现，结合病史，审证求因，洞察病机，认为本病应属本虚标实之病证，气滞血瘀，痰浊内壅，心脉痹阻为发病之标，心、肾、脾三脏虚弱为致病之本。治疗时往往以脏腑为本，重视整体调理。主张运用活血化瘀，通阳理气，化痰通络等法以治其标，尤为强调补虚以治其本，并常数法合用以标本兼治。如证属心肾阴虚，气血瘀滞者，治以补肾养心，活血通络，佐以行气健脾；若属脾肾阴虚，心血不足，瘀血痰浊阻闭经络者，法以滋肾益脾，养血补心，豁痰行瘀。拟方选药亦考虑周全，常用何首乌、生地、熟地、桑寄生等以滋补肾阴；酸枣仁、柏子仁、茯神、当归、白芍等以养血补心；山药、白术、黄芪等益气健脾；川芎、赤芍、丹参、延胡索等活血祛瘀；半夏、天竺黄、橘络、瓜蒌等豁痰化痰；薤白、白酒等温中通阳。

由此可见，在内伤病的治疗中，无论辨证、立法、处方、用药等各方面，都充分体现了刘老重视脏腑为本，整体调理的诊疗特点。《刘惠民医案》中共录有胃痛医案 16 例，数量较多，可见刘老临证对胃痛的治疗颇有心得。以下就以胃痛为例，详析刘老治疗内伤病的学术经验。

（一）辨证立法，注重整体

胃痛，又称胃脘痛，是以胃脘部疼痛为主症，同时常兼有脘腹痞闷、恶心呕吐、吞酸嘈杂、食欲不振、大便不调等症。胃痛是临床上一种常见病证，可见于急、慢性胃炎，消化性溃疡，胃痉挛，胃下垂，胃黏膜脱垂，胃神经官能症等疾病。

刘老根据患者临床表现，审证求因，认为胃痛常因情志不遂、饮食不调、素体虚弱等所致。探究其病机，多为忧思恼怒，情志不畅，肝郁气滞，肝胃失和；或饮食不节，损伤脾胃，胃气失和；或素体不足，劳倦太过，气血虚弱，中气下陷，胃失和降；抑或寒凉伤中，脾肾阳虚，寒自内生，胃失温养。刘老治疗的胃痛患者，病程多长达数年，除胃脘部症状外，多伴有失眠多梦、头晕心悸、记忆力减退等心肾虚弱的症状，说明心肾虚弱与胃痛关系密切，且互为因果，相互影响。

因此，刘老认为，胃痛的病变脏腑关键在胃，但与肝、脾、心、肾相关，其中，与肝、脾关系最为密切。故在辨证立法时，仍强调以整体为本，重视脏腑之间的联系。例如，证属肝郁气滞，脾胃失和者，法以疏肝理气，健脾和胃，佐以养心益肾；肝气郁滞，脾气虚弱，肝胃失和，心肾不足者，治当健脾和胃，补益心肾，佐以疏肝；证属脾肾两虚，心神不宁者，当以益气健脾，补肾养阴为要，辅以清心安神，等等。

刘老曾诊治一位胃溃疡患者，胃痛5年余，时轻时重，饥饿时重，进食则缓，时有吞酸嘈杂，胃脘胀闷，大便时干时稀，近两三年又出现失眠多梦，心慌头晕等症状，舌边红苔薄微黄，脉沉弦。刘老四诊合参，认为胃痛是因肝胃不和，脾气虚弱，心肾不足所致，遂以疏肝和胃，益气健脾，补养心肾为法，予以汤剂、药粉并用，数剂后效果甚好。这样的医案屡见不鲜。如此辨证立法，不但全面兼顾，而且主次分明。许多经年不愈的胃痛患者，一经刘老治疗而每获良效。

（二）法活机圆，贵在于"通"

中医学认为，胃为多气多血之腑，主受纳腐熟水谷，以通为用，其气以和降为顺。若感受外邪，内伤饮食，情志失调，劳倦过度，皆可伤及胃腑，致胃气失和，气机不利，不通则痛。古有"通则不痛"的治痛大法，故刘老亦主张治疗胃痛，当以"通"为治疗原则。然而对"通"的认识，不能局限为单纯泻下之法，而应全面深入地去理解。

刘老非常赞同清代医家高秉钧所言："夫通则不痛，理也。但通之之法各有不同。调气以和血，调血以和气，通也；上逆者使之下行，中结者使之旁达，亦通也；虚者助之使通，寒者温之使通，无非通之之法也。若必以下泄为通，则妄矣。"（《医学真传·心腹痛》）也就是说，理气、化瘀、降逆、散寒、化热、除湿、养阴、温阳等治法，均是"通"法的具体体现。

刘老结合多年临证经验，在"通"法的使用上，根据辨证灵活运用。肝气郁滞，肝胃失和，法以疏肝理脾，药用柴胡、香附、青皮、川楝子、厚朴、枳壳、木香等，气行则通。气机不畅，郁而化热，法以清热解郁，药用黄芩、黄连、栀子、龙胆草等，热清则通。寒邪伤中，或脾肾阳虚，寒从内生，法以温中散寒，药用丁香、炮姜、吴茱萸等，寒祛则通。气不布津，津聚为痰，法以豁痰，药用半夏、胆南星、天竺黄等，痰消则通。气不行血，瘀血阻滞，法以活血化瘀，药用延胡索、五灵脂、蒲黄等，瘀散则通。胃失和降，胃气上逆，法以降逆和胃，药用代赭石、半夏、生姜等，气降则通。气血不足，脾胃失和，法以益气养血，药用人参、白术、黄芪、当归、白芍等，气血充足，脾气健运，气运则通。肝肾不足，肝胃失和，法以滋补肝肾，药用菟丝子、何首乌、枸杞子等，培补肝肾，肝气条达，气顺则通。心肾虚弱，神志不安，法以补养心神，药用酸枣仁、柏子仁、茯神等，心神安宁则通。诸如上述立法与遣药，皆能体现"通"法。

（三）善用古方，圆通灵活

刘老治疗胃痛，处方遣药善用古方，如张仲景创制的理中丸、旋覆代赭汤等经方，以及历代医家所拟的清中汤、金铃子散、化肝煎、左金丸、二陈汤、养心汤等良方。临证时，根据患者病情，在"以通为主"的治则指导下，灵活化裁，每收良效。

1. 随证加减

肝郁气滞显著者，常用柴胡、香附、青皮、郁金、川楝子以疏肝理气；脾胃气滞重者，常用陈皮、木香、厚朴、枳壳等以畅行气机；血瘀者，常用延胡索、蒲黄、五灵脂、酒大黄、丹皮以活血；胃热者，常用金银花、黄连、黄芩、栀子等以清热；胃寒者，常用炮姜、丁香、生姜、吴茱萸、草果以温中；痰浊中阻者，常用半夏、橘络、胆南星、天竺黄等以豁痰；脾胃气虚者，常用人参、党参、白术、黄芪、鸡胚粉、炙甘草以益气健脾；肝肾虚弱者，常用何首乌、黄精、枸杞子、覆盆子、菟丝子以滋肾养肝。

2. 据症化裁

胃痛以上腹胃脘部疼痛为主症，常兼见泛恶、脘闷、嗳气、大便时干时稀等症。刘老常根据患者临床表现，加减化裁。如疼痛重者，用沉香、三七、乳香、没药、蒲黄、五灵脂、延胡索、川楝子、罂粟壳等以增止痛之效；腹胀甚者，用大腹皮、莱菔子、枳实、槟榔等以行气除胀；呕吐呃逆者，用代赭石、半夏、生姜、竹茹等以降逆止呕；腹泻者，用茯苓、薏苡仁、肉豆蔻、罂粟壳等以健脾止泻；吐久伤阴者，用天花粉、麦门冬、黄精、玉竹、石斛、百合等以滋养胃阴；便秘者，用肉苁蓉、当归、熟地、芦荟、玄明粉、大黄等以泻下通便；出血者，用仙鹤草、三七、白及等以止血；食欲不振者，用神曲、鸡内金、鸡胚粉、麦芽、谷芽等以健脾消食；失眠多梦者，用酸枣仁、柏子仁、远志、百合、夜交藤、琥珀、朱砂以宁心安神；心中烦躁者，常用栀子、淡豆豉，即仲景栀子豉汤以清心除烦。他详审权衡，投药对症，往往药到病除。

3. 同病异治

刘老曾诊治过这样两位胃痛患者，均诊断为十二指肠溃疡，一位病人为进食前疼痛剧烈，得食则缓，并伴有嗳气、痞闷、纳呆、失眠、多梦、烦躁、大便干结；另一位病人则是饭前无痛感，食后上腹疼痛，并伴有吐酸、腹胀、大便稀薄。二位患者虽同病，但临床证候有明显区别，故辨证、立法、遣方、用药均有所异。

刘老四诊合参，前例辨证为"肝经郁热，脾胃失和，心肾不足"，法以滋肾清肝，理气和胃，佐以养心安神。刘老认为，肝郁化热，横逆犯胃，肝胃失和，方用青皮、厚朴、砂仁以疏肝理气；脾胃失调，食欲不振，用白术、鸡内金以健脾消食；患者常有失眠、多梦、烦躁，故方中重用炒酸枣仁至45g，辅以柏子仁、栀子、淡豆豉以宁心安神，清热除烦；又虑患者大便干结，遂用肉苁蓉、当归、芦荟以润肠通便。

而后例辨证为"脾胃虚弱，肝气不舒"，法以温中健脾，理气和胃，佐以疏肝。方用木香、砂仁、厚朴、川楝子、陈皮以疏肝理气和胃；丁香、生姜以温中和胃；因病人时有吐酸、腹胀，刘老遂选乌贼骨、白及、浙贝母以制酸止痛；又因其大便稀薄，方用炒白术以健脾止泻。

（四）顾护脾胃，慎用活血

刘老非常重视脾胃，强调脾胃乃后天之本。"五脏六腑皆禀气于胃"，"有胃气则生，无胃气则死"，脾胃在人体生理及病理中具有极为重要的意义。调理脾胃不仅对脾胃本身疾病有较好疗效，且治疗任何疾病也只有脾胃功能健全，受纳输布功能正常，才能将药力输布至病所，更好地发挥药物的效能。因此，刘老在胃痛的治疗中，也十分注重脾胃功能，强调顾护脾胃。这一观点，在其处方、用药上均有反映。刘老善用人参、党参、白术、山药、炙甘草、砂仁等，补气健脾，培补中焦。

胃痛易反复发作，多缠绵难愈。刘老诊治的患者，其病程短则三五年，长则八九年。中医认为"久痛入络"，易致血行不畅，瘀血内阻，本应常用活血祛瘀药以化瘀行滞，截断病势。但活血药多辛香走窜，用之不当易损伤脾胃。综观刘老的处方，他对活血药的选用还是十分谨慎的，如川芎、赤芍、桃仁、红花等较少使用。可以说，这也是刘老重视脾胃观点的又一体现。但当患者有明显瘀血之象时，不能为此所限，还应选用合适的活血之品。如刘老常用养血和血之当归，活血而不伤正，或配以健脾和胃药以防败伤脾胃，抑或饭后服药，以减少对脾胃的损伤。

（五）明晰病理，融汇中西

刘老早年在名医丁福保创办的上海中西医专门函授学校学习，学到很多西医学知识，如西医生理、药理、解剖等，这对刘老的影响颇深。他在治疗疾病时常参考西医学的诊断，融汇中西，采用相应的治疗重点。如溃疡病者，胃酸分泌较多，且溃疡部位常伴有出血，因此刘老在中医辨证的基础上，常辅以制酸止痛、生肌止血之法，善用乌贼骨、白及、浙贝、瓦楞子等药。又如胃下垂，中医认为多因脾胃虚弱，脾气下陷所致，故重用补中益气及升提之法，常用人参、白术、黄芪、胎盘粉、蛤蚧粉以补气培元。而从西医学角度来看，胃下垂的发生是与胃肌张力减弱有关，因此刘老还喜用马钱子。马钱子有效成分番木鳖碱，既能增强胃肌张力，又能增加消化液的分泌，促进消化功能和食欲。如刘老诊治的一位胃下垂患者，病程 7 年余，除上腹疼痛外，常兼见腹胀，嗳气，饭后尤甚，食欲不振，消化不良，消瘦乏力。刘老诊为脾胃虚弱，中气不足，在用人参、白术、鸡胚粉、鸡内金补中益气，健脾和胃的基础上，加入精制马钱子以奏升提之效。患者服药近 2 个月，病情大有好转。

三、剂型的灵活选用

众所周知，影响方药疗效的因素有很多，像配伍、剂量、用法等，这些都十分重要。除此之外，剂型的合理选用同样重要，亦应引起医者的重视。早在《神农本草经》中就有关于剂型选用标准的记载："药性有宜丸者，宜散者，宜水煮者，宜酒渍者，宜膏煎者，亦有一物兼宜者，亦有不可入汤酒者，并随药性，不可违越。"刘老十分重视对剂型的选用，根据药物的药性及患者的证候，对证选用合适的剂型。在《刘惠民医案》中载附方 32 首，这些都是刘老创拟并经常习用的。从剂型来看，汤、丸、散、膏、酒、汁、片等剂型俱全，如感冒清热汤、清肺利咽丸、润肠导滞散、十珍益母膏、冠心活络酒、首乌桑椹补脑汁、降压片等。

刘老临证中不拘泥于一两种剂型的选用，特别是治疗病情较复杂或疑难病证时，常以汤剂为主，以药引、药粉、药酒或丸药为辅，以提高功效。如刘老曾诊治一位 2 岁的脑炎后遗症患儿，症见左半身瘫痪，肌肉萎缩，不能行走，伸舌障碍，两眼球固定，食欲差，睡眠不宁，易惊，舌苔根部白厚，脉虚数，指纹青紫，达风关。辨证为脾气不足，肺气失宣，风痰阻络，治宜健脾益气，息风活血，通经活络，清热化痰。刘老先治用葛根、生石膏、钩藤、天麻、千年健、桔梗、天竺黄、白术、麦芽等煎汤服用，以清热生津，息风化痰，健脾助运。同时又予以药粉方，天麻、全蝎、僵蚕、蜈蚣以息风止痉，白术、人参补气健脾，乳香、没药、当归、红花活血化瘀。汤剂和药粉同时服用了 2 个多月，患儿症状大有改善，肢体肌力增强，自主运动显著进步，眼球活动恢复正常，食欲良好。

其中，对于药粉方的使用，可以说是刘老的一大特点。药粉方是将方中药物研成极细的粉末，以供患者服用。在《刘惠民医案》中，使用药粉方的医案共 40 例，用方 51 首，涉及多种病证。特别是在胃痛的治疗中，共载有 16 例，其中用药粉方者有 8 例，药粉方的使用更为常见。

案例 魏某，男，32 岁，1965 年 3 月 16 日初诊。

[病史]经常上腹疼痛，伴有吐酸、嘈杂等不适。7 年前，因溃疡病曾做胃大部切除手术，术后不久，腹痛、吐酸等症又发，饮食差，食量少，经检查诊断为溃疡病复发（吻合口溃疡）。时有失眠，烦躁，头痛，头晕，记忆力差，体倦乏力。

[检查]面黄，体瘦，舌质红、苔黄而滑，脉细弱。

[辨证]脾气不足，肝经郁热。

[治法]健脾益气，清热化痰，佐以补肾安神。

[处方]白术 60g、生鸡内金 90g、白及 45g、人参 36g、山茱萸 36g、天门冬 36g、红豆蔻 30g、淡豆豉 36g、山栀 30g、天麻 36g、天竺黄 36g、橘络 36g、炒酸枣仁 54g、胆南星 18g、琥珀 18g、胎盘粉 150g，共研细末，每次服 4.5g，日 3 次，饭后服。

服药 3 个月后来函述及：效果明显，吐酸、胃痛等症已消失，饮食消化已正常，体力也有所恢复，现仍在继服上药。

诊疗过程中，刘老不仅辨证施治，而且在剂型的选用上，考虑患者因患有吻合口溃疡，且病程已久，因此选择药粉方以治疗。相对于汤剂，药粉方的优势在于，药物研成细粉后，不仅能直接作用于局部，对胃黏膜具有机械保护作用，而且可以维持较长时间的治疗效果，尤其对于溃疡病是十分有利的。另外，对于病证比较复杂的患者，刘老常将药粉方与汤剂同时使用。

案例 王某，男，48岁，1964年11月9日初诊。

[病史]胃口疼痛已多年，饥饿、饭后、受凉、生气等因素均使疼痛加剧，并时有嗳气、吐酸等不适，饮食一般，不敢进硬食，否则腹疼、胀饱更剧，大便常干燥。平时常有头痛、头晕、失眠、多梦等不适。医院检查诊断为慢性胃炎。

[检查]面色黯黄，舌质淡红，舌苔薄白，脉弦细。

刘老四诊合参，认为患者是因情志不畅、饮食失宜所致肝郁气滞，脾胃虚弱，治宜疏肝理气，健脾和胃，佐以安神。先以香附、柴胡、陈皮、半夏、橘络、吴茱萸、炒酸枣仁、人参、神曲、白术、鸡内金、厚朴、大腹皮、豆蔻、延胡索，共15味药物组成汤剂，又用沉香、琥珀共研细粉冲服。

服用6剂后，患者胃疼、嗳气、吐酸略见减轻，大便仍干，舌苔薄而略黄，脉弦细。复诊时原汤剂方去人参、半夏，加川楝子、大黄、百合、木香。又把原药粉补充为药粉方。

药粉方：白术120g，鸡内金150g，神曲90g，川楝子60g，香附90g，豆蔻90g，公丁香45g，沉香39g，白及60g，生蒲黄60g，鸡胚180g，大黄30g，炒酸枣仁150g，琥珀24g，五灵脂30g。上15味共研细粉，每次服6g，一日3次，饭后姜汤送服。1年后随访，疗效显著。

这个案例中，刘老首先选择了汤剂，"汤者，荡也"，吸收快，能迅速发挥疗效。待病人复诊时，除将汤剂随证加减外，还另设药粉方，以增强疏肝行气、健脾助运、安神定志的功效。

刘老治疗胃病时，根据长期的临证经验，常将汤剂与药粉方同服或前后服。如此处理，很好地发挥了这两种剂型的优势。汤剂吸收迅速，起效亦快，而且便于加减，能灵活而全面地兼顾病证；药粉方吸收相对较慢，但可以维持较长时间的治疗作用。同时药粉方可以助汤剂的药力，另一方面还能弥补汤剂药物配伍的不足。

胃病病程日久，且易复发，因此患者服药时间较长。在患者病情相对稳定，且需长期服药时，刘老往往以予药粉方以善后调理脾胃，也方便患者保存服用，省去经常去医院的劳顿。刘老曾诊治一位慢性胃炎患者，常因为生气导致胃痛、胃胀、烧心、嘈杂，并伴有失眠多梦，舌质淡红、苔白略厚，脉弦细。刘老辨证为肝郁气滞，脾胃失和，处以木香、厚朴、砂仁、白术以疏肝理气，健脾和胃，竹茹、乌贼骨、浙贝、吴茱萸、黄连以清胃制酸，又佐炒酸枣仁、夜交藤、菟丝子以养心益肾。患者服药约 3 个月后诸症大减，胃已不痛，嘈杂、嗳气、胀闷等不适有明显减轻，睡眠也有所好转。于是刘老依照原法配药粉一料，嘱其继服，以巩固疗效。

可以看出，在胃病的治疗中，刘老常根据病证的需要，药粉方可以单独使用，也可与汤剂并用，抑或作为善后调理之用，是十分灵活的。

除了胃病，刘老在治疗一些难以速效的病证时，也常用药粉方以应对。比如《刘惠民医案》中记载脑炎后遗症案例 4 例，这 4 例均使用了药粉方。脑炎后遗症临床表现以肢体筋脉弛缓，手足肌肉痿软无力最为常见，严重的也可出现抽搐、痴呆、失语、吞咽困难等。属中医"痿病"的范畴。其病机主要为邪热熏蒸，津液枯槁，精血耗伤，脾胃虚弱，肝肾亏损。热邪久羁，阻痹不宣，加之真脏亏损，病多沉重深痼，久久不能复原，因此治疗上相当棘手。

刘老认为，治疗本病不能求其速效，宜配药粉方以长期调理，使机体逐步恢复。但处方用药上与清热养阴的治则稍有差异，多配以活血化瘀、补肾壮骨、息风化痰、振痿起颓为主，佐以补气培元、健脾和胃的治法。

刘老曾诊治一位 2 岁的脑炎后遗症的患儿，左半身瘫痪，肌肉萎缩，不能行走，伸舌障碍，两眼球固定，食欲差，睡眠不宁，易惊。舌苔根部白厚，脉虚数，指纹青紫，达风关。刘老辨证为脾气不足，肺气失宣，风痰阻络，治宜健脾益气，息风活血，通经活络，清热化痰。先给予汤剂，用葛根、生石膏、钩藤、天麻、千年健、桔梗、天竺黄、白术、麦芽等，以清热生津，息风化痰，健脾助运。同时又予以药粉方，用天麻、全蝎、僵蚕、蜈蚣息风止痉，白术、人参补气健脾，天竺黄、牛黄清热化痰，乳香、没药、当归、红花、血竭活血化瘀，另用精制马钱子粉以振痿起颓。汤药和粉剂同时服用了 2 个多月，患儿症状大有改善，肢体肌力增强，自主运动显著进步，眼球活动恢复正常，食欲良好。刘老又稍加调方让患儿继续服用。

刘老如此用方，除了认为病证难以治愈，汤粉同用可增强疗效外，也考虑到患者年龄尚小，为了便于长期调理，使用药粉更宜坚持。

由此看出，刘老对药粉方的使用，不仅从病证、药性出发，还顾及到患者的年龄、体质等诸多因素，考虑十分周全。

刘老临证善用多种剂型，但他亦强调，这些剂型与就诊时医生开的汤药各有所用，一定要灵活处理。若是患者病证较重或病情不稳定，仍须按时就诊，随证施药，此时以汤剂更为适宜。如果病情较为稳定，且服药时间较久，可据证选用合适的剂型。

四、突破常规巧用药

刘老从医近 60 年，临床经验相当丰富，有很多经验值得我们去学习。刘老除了善治外感热病，对于神经系统疾病的治疗也颇有心得，特别是在药物的使用上有很多独到的见解。例如，刘老在神经系统疾病中对酸枣仁、马钱子的运用，就颇有见地。

（一）养心酸枣仁

酸枣仁甘酸性平，具有养心益肝、安神、敛汗之效，为养心安神的要药，常用治心悸不寐。在《刘惠民医案》中，收录有 9 例不寐病案，其中有 8 例中都用到酸枣仁，可以看出刘老还是善用这味药的。

酸枣仁能滋养安神，早为历代医家所重视并应用于临床。但从用量来看，古今医家单剂用量多为 10~30g，"十三五"规划教材《中药学》中载其用量仅为 10~15g。更有人提出，酸枣仁如果一次用量超过 50 粒，即有"发生昏睡，丧失知觉，使人中毒"的危险。但是在刘老的医案中，酸枣仁的用量都比较大，多数方中超过了 30g。

《神农本草经》中就有酸枣仁"久服安五脏，轻身延年"的记载，《名医别录》中也称其能"补中，益肝气，坚筋骨，助阴气，能令人肥健"。刘老结合多年用药经验认为：酸枣仁不仅能养心安神，久服还可养心健脑、滋补强壮，因此临证主张使用该药用量宜大，一般成人 1 次用此药多在 30g 以上，最多可达 75g，小儿用量一般也在 6~15g。刘老指出，酸枣仁用量的酌定，应根据患者的体质强弱以及病情的轻重缓急，只要配伍得当，大多可应手取效，且无不良反应。

《本草纲目》中称酸枣仁"熟用疗胆虚不得眠……生用疗胆热好眠"，为后世医家所熟知。刘老亦认为，酸枣仁生用可醒神，炒用能安神，其生熟之别，主要是兴奋或抑制的不同。因此，刘老临证中每遇精神思维活动异常为主的患者，对于酸枣仁常生熟并用。因为本品又兼有补养的功效，所以对体质虚弱者更为适宜。

刘老曾经诊治一位神经衰弱的患者，头痛、头昏、失眠多年，劳累后加重，伴心烦、消瘦、便干，舌苔微黄稍厚，脉虚弱。刘老认为患者是因心肾两虚，脾胃不和，痰火内阻所致，治宜滋肾养心，健脾调胃，清热豁痰。方用酸枣仁生熟各半，养心安神，重用为君药；配伍菟丝子、枸杞子、黄精、天冬、柏子仁滋补心肾；栀子皮、淡豆豉清心除烦；白术、鸡内金健脾和胃。服用 20 余剂后，患者饮食、睡眠均有好转，舌苔、脉象已正常。遂嘱患者原方继服，以巩固疗效。

由此看出，刘老临证运用酸枣仁有两个特点：一是主张用量宜大，二是强调生熟并用。

（二）治痿马钱子

刘老治病，特别是在"痿病"的治疗中，经常会用到精制马钱子粉。对于精制马钱子的运用，也是刘老用药的一大特色。马钱子，也称番木鳖，味苦性寒，属于活血疗伤类药物，具有散结消肿、通络止痛的功用。《本草纲目》中称其能"治伤寒热病，咽喉痹痛，消痞块"。临床上可用治跌打损伤，骨折肿痛，或是痈疽疮毒，咽喉肿痛等。因为这味药物有大毒，所以临床上使用十分谨慎。马钱子还善于祛除筋骨间的风湿，张锡纯先生曾赞其"开通经络，透达关节，远胜于它药"，为治风湿顽痹、麻木瘫痪的常用药，如《医学衷中参西录》所载治疗肢体痿废的振颓丸、起痿汤等方剂中均选用了此药。

刘老受此启发，将本药的应用加以扩大，用以治疗脑炎后遗症、脊髓灰质炎及其后遗症，以及急性感染性多发性神经炎等，以肢体筋脉弛缓，肌肉痿软甚至瘫痪为主要临床表现的患者，旨在通经活络，强肌振痿。现代药理研究证明，马钱子中主要有效成分士的宁（番木鳖碱）能兴奋脊髓的反射功能，从而增强肌张力，这与刘老的经验相当吻合。

刘老曾诊治一位脊髓灰质炎后遗症的患儿，右上肢细软无力，不能上抬，右手不能握物，属于中医"痿病"的范畴，辨证为肝肾不足，气血两虚，经络失养，刘老在选用补益肝肾、益气养血、舒筋活络等药的基础上，又配伍一味精制马钱子粉1.5g以通经活络，振痿起颓。

马钱子有大毒，所以在临床上特别是内服，不宜生用，需炮制后入丸剂或散剂使用。在刘老的处方中，凡用马钱子，多注明"精制马钱子粉"，其制法为：将马钱子以冷水浸泡3天，每日换水1次，取出，刮去皮毛，再以热水浸泡3天，每日换水3次，取出，置土中埋藏半天，取出晾干，以香油炸至酥黄，研细粉，即成。

除治疗"痿病"时常选用马钱子，刘老还常用马钱子治疗胃下垂。现代药理研究也已证实，马钱子可以增强胃的肌张力，同时又促进胃液的分泌，所以对胃下垂的治疗有较好的效果。《刘惠民医案》中收录了3例胃下垂的医案，处方中均用到精制马钱子粉。其中一位患者患病七八年，经常出现胃痛，胃胀，嗳气，纳呆，消化不良，消瘦无力等症，刘老辨证为脾胃虚弱，中气不足，遂以人参、白术、鸡胚粉、鸡内金、红豆蔻补中益气、健脾和胃，每30g药粉中又加入精制马钱子粉1.5g。患者服用一段时间后，症状明显减轻，做钡餐透视复查，胃较前有明显上升。

刘老对酸枣仁、马钱子的运用，可以说是尊古不泥，突破常规，巧妙用药，这些宝贵的用药经验对我们临证都大有裨益。

医案选录

一、内科

感冒和流感

病例1 郭某，男，30 岁，1954 年 1 月 18 日初诊。

[病史] 感冒 1 天。头晕，头痛，恶寒，无汗，身热，周身酸楚，胸闷，咳嗽，气短，食欲不振，心烦，失眠。

[检查] 舌苔薄白，脉浮紧。

[辨证] 外感风寒。

[治法] 发汗解表，润肺止咳。

[处方] 麻黄 6g、羌活 9g、麦芽 9g、炒杏仁 9g、神曲 12g、五味子 9g、生石膏 15g、山药 12g、百合 12g、薄荷 9g、炒酸枣仁 18g、陈皮 9g、炙甘草 6g，水煎 2 遍，于睡前分 2 次温服，服第一次药后，喝热米汤一碗，半小时后，再服第二次药，取汗。

[方解] 方中用麻黄、羌活发汗解表，炒杏仁、百合、五味子润肺止咳，薄荷、生石膏辛散解肌，

酸枣仁宁心安神，山药、陈皮、炙甘草健脾益气，麦芽、神曲消食和胃。

二诊（1954年1月19日）：服药1剂，已汗出，身痛、心烦、失眠均轻。仍头痛，咳嗽，食欲差，嗓子痛，时有恶心。舌苔稍黄，脉已不紧。表证已轻，改方加清热和胃之品治之。

[处方] 麻黄3g、藿香6g、陈皮9g、炒杏仁9g、麦芽9g、桔梗9g、知母9g、五味子9g、半夏9g、白芷9g、干姜6g、金银花9g、生甘草6g，水煎服，煎服法同前。

[方解] 方中用麻黄、白芷祛风解表，杏仁、桔梗宣肺化痰，五味子敛肺止咳，藿香、陈皮、半夏、干姜和胃降逆止呕，金银花、知母、生甘草清肺胃之热。

三诊（1954年1月20日）：服药1剂，感冒已愈，头痛、身痛已除，食欲好转。仍轻微咳嗽。舌苔、脉象如常。原方略行加减，以巩固疗效。

病例2 黄某，男，43岁，1955年3月18日初诊。

[病史] 素有气管炎，经常咳嗽，吐白痰。两天前感冒，鼻塞、流涕、身热，无汗，头痛，咳嗽，气促，周身酸楚。

[检查] 舌苔薄白，脉浮紧。

[辨证] 外感风寒，肺气失宣。

[治法] 解表清热，宣肺化痰。

[处方] 麻黄5g、炒杏仁6g、桔梗9g、生石膏15g、五味子6g、山药12g、防风6g、炙甘草5g、生姜3片，水煎2遍，分2次温服。服第一次药后，喝热米汤一碗，半小时后，再服第二次药。另加川贝粉9g，分2次冲服。

[方解] 本方系麻杏石甘汤加味，麻黄、防风、生姜祛风散寒解表，生石膏清泄肺热，川贝、杏仁、桔梗宣肺止咳祛痰，五味子敛肺益阴生津，以防肺气耗散太过，山药、甘草益脾气，调诸药。

二诊（1955年3月20日）：服上药后，周身汗出，感冒症状全除。舌苔、脉象如常，唯感口中乏味，不欲饮食。再改方调理脾胃。

病例3 丁某，男，49岁，1966年3月19日初诊。

[病史] 感冒五六天，咳嗽，流涕，头痛，无汗，全身酸紧而痛。

[检查] 舌苔厚而略黄，脉稍数。

[辨证] 风寒束表，有入里化热之势。

［治法］解表散寒清热。

［处方］麻黄 6g、生石膏 18g、炒杏仁 9g、山药 24g、麦门冬 12g、薄荷 9g、知母 12g、白芷 9g、金银花 9g、生姜 3 片、大枣 3 枚、炙甘草 6g，水煎 2 遍，睡前分 2 次温服。服第一次药后，喝热米汤一碗，半小时后，再服第二次药。

［方解］本方以麻杏石甘汤加减，麻黄、薄荷、白芷、生姜发汗解表，生石膏、金银花、知母、麦门冬清热养阴，杏仁润肺止咳，山药养阴健脾，以防清热药之寒凉，大枣、甘草调中，和营卫。

复诊（1966 年 3 月 22 日）：服药 1 剂，未汗。仍全身酸楚乏力，头沉，头晕，咽痛。舌苔稍黄，脉仍数。表证未解，入里化热，法当继续解表清热。原方加羌活、葛根助麻黄发汗解表，桔梗、玄参宣肺养阴，清利咽喉。

又服 1 剂，各症全除而愈。

病例 4　晁某，男，1 岁半，1963 年 12 月 28 日初诊。

［病史］感冒半月，恶寒，无汗，咳嗽，发热不退，哭闹烦躁，睡眠不宁，时有惊悸，不进饮食，曾服药治疗未效。来诊。

［检查］精神萎靡，舌尖红，苔黄厚，指纹青紫，透过气关。

［辨证］外感风寒，入里化热。

［治法］发汗解表，清热镇惊。

［处方］麻黄 5g、薄荷 5g、炒杏仁 3g、生石膏 12g、柴胡 3g、山药 15g、炙甘草 3g、知母 3g、钩藤 6g、灯心 1.5g、生姜 1 片，水煎 2 遍，约煎成 100ml，晚睡前分 2 次温服。服第一次药后，喝热米汤一小碗，半小时后，再服第二次药，取汗。

［方解］本方以麻杏石甘汤加味，麻黄、薄荷、生姜发汗解表，柴胡和解退热，生石膏、知母清热除烦，杏仁润肺止咳，钩藤、灯心清热止惊，宁心安神，山药益气健脾，以防生石膏、知母之寒凉，甘草调和诸药。

二诊（1963 年 12 月 30 日）：服药 2 剂，汗出热退，稍进饮食，精神好转，睡中仍有惊悸，时微汗出。舌尖仍红，舌苔稍厚。指纹紫色已退。药后虽见好转，但外感日久，营卫失调，脾胃呆滞，宜改方调和营卫，开胃健脾。

〔处方〕薄荷 5g、钩藤 6g、桂枝 5g、生石膏 12g、白芍 6g、天花粉 5g、山药 9g、生姜 2 片、炒酸枣仁 5g、灯心 1.5g、麦芽 5g、枳壳 5g、生甘草 5g，水煎服，煎服法同前。

〔方解〕方中用桂枝、白芍调和营卫，天花粉、生石膏清热生津，麦芽、枳壳、山药、生姜、甘草启脾健胃，薄荷、钩藤、灯心清热镇惊，酸枣仁镇静安神。

1964 年元旦，其祖父来述：又服药 1 剂而愈。

病例 5 向某，男，2 岁半，1961 年 11 月 29 日初诊。

〔病史〕高热 2 天，体温 39.8℃，恶寒，无汗，咳嗽频繁，不思饮食。

〔检查〕面赤，舌红，苔白而厚，咳嗽气急，脉浮紧而数，指纹青紫、透过气关。

〔辨证〕寒邪束表，肺经蕴热。

〔治法〕发汗解表，清解肺热，止咳平喘。

〔处方〕麻黄 5g、生石膏 18g、薄荷 5g、炒杏仁 5g、钩藤 9g、山药 24g、炙甘草 3g、款冬花 6g、麦门冬 9g、大枣（劈）2 枚、生姜 3 片，水煎 2 遍，分 2 次温服。服第一次药后，喝热米汤一碗，半小时后，再服第二次药，取汗。

〔方解〕本方系麻杏石甘汤加味，方中麻黄、薄荷、钩藤、生石膏散表邪而清里热，杏仁、款冬花、麦门冬润肺止咳平喘，山药、炙甘草补中益气，并防生石膏寒凉太过，生姜、大枣和营卫。

服药 1 剂，汗出热退，咳嗽减轻，饮食好转。

病例 6 刘某，男，30 岁，1962 年 1 月 18 日初诊。

〔病史〕4 天前因劳累受凉，发冷，发热，头痛，烦躁，周身酸楚，流涕，咳嗽，吐白黏痰。

〔检查〕舌苔黄，根部略厚，脉紧而数。

〔辨证〕外感风寒，郁热于里。

〔治法〕发汗解表，清热除烦，润肺化痰。

〔处方〕麻黄 6g、生石膏（捣）24g、柴胡 9g、桂枝 9g、白芍 12g、款冬花 9g、炒杏仁 9g、山药 30g、五味子 6g、炙甘草 6g、生姜 6g、大枣（劈）3 枚，水煎 2 遍，分 2 次温服。服第一次药后，喝热米汤一碗，过半小时，再服第二次药。

[方解] 本方仿大青龙汤解表寒兼清里热之意，用麻黄、柴胡、桂枝、甘草、生石膏、生姜、大枣表里两解，治体痛烦躁，白芍和血敛阴，与解表药配伍，一散一收，调和营卫，使表邪得解，里气得和，杏仁、款冬花、五味子润肺止咳化痰，山药益肺健脾，与生石膏同用，以防止其寒凉太过而伤脾胃。

服药 2 剂而愈。

病例 7 李某，男，11 岁，1964 年 1 月 2 日初诊。

[病史] 感冒 1 周，鼻塞流涕，周身不适，3 天前开始发冷，高热，体温 39℃~40℃，无汗，头痛，全身酸痛，口苦，恶心，食欲不振，咳嗽，小便黄，大便干。

[检查] 面红目赤，舌苔黄，脉浮数。

[辨证] 外感风寒，肺胃蕴热。

[治法] 发汗解表，清解肺胃。

[处方] 麻黄 9g、羌活 6g、柴胡 9g、桂枝 9g、白芍 12g、山药 30g、知母 15g、生石膏（捣）24g、炒杏仁 9g、竹茹 9g、生姜 6g、大枣（擘）4 枚、炙甘草 6g，水煎 2 遍，晚睡前分 2 次温服。服第一次药后，喝热米汤一碗，半小时后，再服第二次药，取微汗。

[方解] 本方义与病例 6 相同，另以羌活助麻桂解表，竹茹、知母佐生石膏清肺胃、止呕逆。

1964 年 1 月 4 日其父来诉：服药 1 剂，汗出热退，全身不适已除大半，继服 1 剂，体温降至正常。仍轻微咳嗽，此乃肺经余热未清。改方以沙参、炙桑皮、瓜蒌仁清热润肺化痰，干姜、五味子敛肺止咳。

[处方] 麻黄 3g、桂枝 6g、白芍 9g、干姜 6g、五味子 6g、知母 12g、瓜蒌仁 9g、炙桑皮 6g、炙甘草 5g、山药 18g、沙参 9g，水煎服，煎服方法同前。

又服 2 剂痊愈。

病例 8 刘某，男，12 岁，1965 年 8 月 14 日初诊。

[病史] 4 天前出汗后游泳，当晚高热，体温 40℃，持续不退，头痛，全身酸紧，无汗，恶心，口渴，烦躁。经中西药治疗，效果不显，来诊。

[检查] 神倦，面红，气促，舌苔白厚腻，脉紧而数。

[辨证] 寒湿束表，化热入里。

［治法］发汗解表，清热除烦，祛湿散寒，调和营卫。

［处方］麻黄6g、桂枝9g、炒杏仁12g、知母15g、炙甘草6g、生石膏（捣）24g、山药30g、葛根12g、防风9g、生姜6g、大枣5枚，水煎2遍，分2次温服。服第一次药后，喝热米汤一碗，过半小时再服第二次药，取汗。

［方解］本证为寒湿之邪束于肌表，治不得法，有化热入里之象，故用大青龙汤加葛根解肌发表，清热除烦，调和营卫，用知母、生石膏、山药生津止渴兼清里热，用防风胜湿止痛兼解肌表，以祛寒湿之邪。

服药2剂，诸症痊愈。

病例9 方某，男，45岁，1966年5月6日初诊。

［病史］因气候骤变，寒流侵袭，感冒1天，恶寒，无汗，身热，体温39.5℃，食欲不振，轻微恶心。

［检查］面红，舌苔薄白，声重浊，脉浮紧而数。

［辨证］风寒束表，郁热不宣。

［治法］解表清热。

［处方］麻黄3g、生石膏（捣）24g、炒杏仁16g、葛根12g、羌活9g、薄荷9g、山药30g、生甘草3g、浮萍9g、生姜6g、大枣5枚，水煎2遍，晚睡前分2次服。服第一次药后，喝热米汤一碗，半小时后，再服第二次药。

［方解］麻黄、浮萍、羌活、生姜、薄荷、葛根、生石膏发散表邪，清解里热，杏仁润肺利气，山药、大枣、甘草和中益气。

二诊（1966年5月7日）：药后，汗出热退。仍觉轻微头痛，周身发紧，乏力。面微红，舌苔白，稍厚，脉仍略数。汗出不透，表未全解，当继续解表清热。原方加桂枝、防风助麻黄等发散表邪，金银花助石膏以清内热，白芍敛阴，与桂枝合用，调和营卫，且防汗出太过。

服上药2剂，诸症消失而愈。

病例10 陈某，男，59岁，1966年8月20日初诊。

［病史］2天前受凉，身热有汗，体温37.4℃，头痛，鼻流清涕，咽痛微咳，吐少许黏痰，食欲不振。

［检查］神倦，声浊，舌苔白，稍厚，脉浮略数。

［辨证］外感暑湿。

[治法] 解表祛暑，清热化湿。

[处方] 薄荷9g、浮萍9g、香薷9g、知母12g、生石膏15g、山药18g、桔梗9g、射干9g、生滑石（捣）12g、生姜3片、生甘草6g，水煎2遍，分2次温服。

[方解] 夏令感受风邪，常挟暑湿。方中用薄荷、浮萍辛凉解表，香薷、滑石、甘草祛暑化湿，知母、生石膏清热养阴，桔梗、射干宣肺利咽，山药、生姜和胃益气。

服药1剂，全身津津汗出，感冒得愈。

病例11 甘某，女，11岁，1966年9月1日初诊。

[病史] 五六天前即感头晕，不思饮食，轻微恶心。2天前始觉头痛，身热，有汗，体温37℃~37.5℃，小便黄，大便干。

[检查] 面色微红，舌苔白厚，脉濡数。

[辨证] 外感暑湿。

[治法] 解表祛暑，清热和胃。

[处方] 薄荷6g、藿香5g、浮萍6g、生石膏（捣）15g、山药18g、厚朴（姜汁炒）5g、竹茹9g、生姜3片、知母12g、甘草3g，水煎2遍，分2次温服。

[方解] 方义同病例10，另以藿香、厚朴芳香化湿，竹茹清胃止呕。

服药3剂而愈。

病例12 王某，男，58岁，1966年9月27日初诊。

[病史] 前天开始，鼻流清涕，打喷嚏，恶寒，周身酸楚乏力，咽干，咳嗽，有痰，黏而不易咳出。

[检查] 面色微红，鼻音重，舌苔白，脉浮略数。

[辨证] 外感风邪，燥气伤肺。

[治法] 解表清热，润燥化痰。

[处方] 桂枝9g、白芍12g、葛根9g、浮萍6g、麦门冬18g、玄参15g、沙参9g、柴胡6g、金银花12g、山药24g、知母12g、生甘草6g，水煎2遍，晚睡前分2次温服。服第一次药后，喝热米汤一碗，半小时后再服第二次药。另用川贝粉6g，分2次冲服。

[方解] 方中用桂枝、葛根、浮萍、柴胡发表解肌，玄参、知母、金银花、沙参、麦门冬、川贝、甘草清热养阴，润肺止咳化痰，白芍敛阴，

与桂枝合用，一敛一散，调和营卫，山药补脾胃，益肺气。

二诊（1966年9月28日）：药后，头部微汗，周身酸软乏力已解，咳嗽略减，鼻已通气。仍咽干，咳嗽，轻微恶寒。舌苔薄白，脉仍略数。此系汗出不透，邪热未尽。原方加防风以宣透表邪，竹叶导热下行以祛余热。煎服法同前。

三诊（1966年9月29日）：药后遍身汗出，全身酸软不适已除，咳嗽轻。咽仍略干，微感不利。面色、舌苔、脉象均已正常。为其改方清利咽喉，以收全功。

按语：感冒和流感是常见的多发病，一年四季均有散发，以冬春两季及气候突变时多见，流感传染性较强，可造成广泛流行。

中医书籍中早有"中风""伤风""重伤风""伤寒"，以及"时行杂感"等记载，名称虽异，但所述证候均与感冒、流感相似。前人并早已认识到此类疾病具有传染性，如张景岳曾指出："时行病"有"病无长少，率相近似"的特点。

中医认为，此类疾病多由外感风邪引起，寒邪也是致病的重要因素之一，如《内经》云："风从外入，令人振寒，汗出，头痛，身重，恶寒。""人之伤于寒也则为病热。"但其发病多与正气虚弱，卫气不固有关，《内经》云："邪之所凑其气必虚。"从而强调了内因在发病中的重要作用。

肺为娇脏，易受邪侵，且其上通鼻喉，主司呼吸，外合皮毛，故当风寒袭表或自鼻喉而入，则肺卫当先受邪，除出现发烧、恶风寒、头身痛、有汗或无汗、脉浮等表卫证候外，多兼见鼻塞，流涕、多嚏、咳嗽、气促、喘息等肺经证候。

由于季节不同，风邪除易与寒邪挟杂致病外，还往往挟杂其他时邪（如暑、湿、燥邪等）而侵入人体，四时六气有别，兼挟时邪不同。

刘老治疗感冒、流感等外感疾病，有以下特点。

（1）以《内经》《难经》《伤寒论》为辨证治疗的理论依据。根据《内经》"热病者，皆伤寒之类也。"《难经》"伤寒有五，有中风、有伤寒、有热病、有湿温、有温病"的记载，他认为：中医所称之伤寒，在多种情况下是一切外感发热性疾病的总称，感冒、流感自应属于这一广义的伤寒范畴中。《伤寒论》乃论述外感热病的专著。因之他对感冒、流感的辨证治疗，多遵循《内经》《难经》，取法《伤寒论》，按六经病证进行辨证，并根据《内经》"伤于风者，阳先受之"的论述，采用治三阳经病的方法（以治太阳经病为主，根据见证间或应用治少阳或阳明经病的方法），以麻黄汤、桂枝汤、大小青龙汤、麻杏石甘汤、葛根汤、小柴胡汤等方剂为主方，结合临床见证，化裁应用。

（2）重视整体，强调自然变化对发病及治疗的影响。对感冒及流感的致病原因，除重视正虚因素外，也很重视六气偏盛（六淫）的致病作用，故在辨证、立法、处方、用药各方面，无不照顾到地理、气候的变异，如春季喜用葛根、薄荷，麻黄之用量较常量小，夏季多用香薷、滑石，秋季常用麦门冬、沙参，冬季则必用姜、桂、麻黄等。另外，同患感冒，南人、北人也有不同，如治南人感冒常用豆豉、苏叶、荆芥、浮萍等轻清表剂，即用麻黄，用量也多在 6g 以下，而治北人感冒，则必用麻黄，且用量多在 9g 以上，甚则麻、桂并用，此因北人较南人腠理充实之故。小儿系纯阳之体，外感热病易动肝风，故多用钩藤、薄荷等以清热平肝止痉。

（3）善用药性剧烈、作用猛峻的药物。刘老治疗感冒、流感等外感疾病，处方用药多受前人"治外感如将""硝黄性虽攻伐，用之适时亦是回春秒药"等名言的启示，根据病情轻重，应用药性峻猛的药物。如解表之麻、桂，清热之石膏，通下之大黄等，每多应手取效。

（4）尊重前人经验，但不墨守成规。

①主张早期解表，更重表里双解。除重视伤寒六经传变的规律，根据《伤寒论》"病在表可发汗"的论述，主张早期解表外，基于他对感冒及流感应属广义伤寒的认识和他多年临床实践经验认为：此类疾病早期不仅限于表证，而且多数病例常兼见不同程度的里热。因之，更主张解表清里同时并行，以奏表里双解之效。处方用药除用麻、桂等解表药外，多喜同用生石膏、知母等清里热之药，用麻杏石甘汤、大青龙汤等加味，表里双解，实践证明，每获良效。

②善用经方而不拘于经方。如前所述，他治感冒及流感，多用麻黄汤、桂枝汤、大青龙汤、麻杏石甘汤等经方，但并不拘泥于此，而是根据临床见证，随证加减，灵活化裁，以经方为主，参以己见，见是证即用是药。如恶寒重者，重用麻黄，头痛加白芷，颈项强痛用葛根，身痛用羌活，咽痛用玄参、枯梗、射干，痰饮咳嗽用五味子、干姜等。

③认为内蕴之热不仅可以清里而除，同时可以表散而解，这也正是他

喜用生石膏的原因。生石膏辛甘而淡，性寒而凉，既善清气分之热，又能辛散解肌，正如前人张锡纯氏在《医学衷中参西录》中所描述，"诸药之退热，以寒胜热也，而石膏之退热逐热外出也，是以将石膏煎服之后，能使内蕴之热息息自毛孔透出。"且将生石膏与麻黄同用，既可协同解表，又可互相制约，以达表里两解之目的。

（5）重视调理脾胃。在用解表清里重剂的同时，非常重视脾胃之气，强调脾胃乃后天之本，为汗液滋生之源，这一观点，在其处方、用药及服药方法上均有所表现。如在用麻黄、生石膏等解表清里药的同时，常配伍应用山药，据《神农本草经》记载，山药能"补虚羸、除寒热邪气、补中益气力、长肌肉……"，既可养阴，又可健脾益胃。又如，服药时往往仿桂枝汤的服法："服已，须臾，啜热稀粥一升余，以助药力"，强调服第一次药后，喝热米汤一碗，借谷气以助汗，兼益胃气以鼓邪外解。

（6）除辨证施治处方用药外，善于根据病者具体情况采用民间验方，每多收优异效果，其喜用的验方如下。

①生姜15g、生萝卜30g、带须葱头（洗净）5个、苏叶9g，水煎，趁热顿服，服后片刻，再喝热米汤一碗，取微汗。

②午时茶2块、生姜1块，水煎服。煎服法同上。

③苏叶12g、薄荷9g、豆豉12g、带须葱头5个、生姜3片、大枣3枚，水煎服。煎服法同上。

（7）强调早期治疗，重视恰当护理。刘老常言："感冒、流感虽属外感轻证，但临床诊治、处方、用药，绝不容有丝毫马虎，否则必将延误治疗"。因之，特别强调早期、及时、正确的治疗，同时极为重视护理得法，如用发汗之剂，每多嘱病人入晚服药，汗后注意保暖、避风，勿令外出，以免重感或发生其他变证。

总之，刘老治疗感冒、流感等外感疾病，无论辨证、立法、处方、用药等方面，确有许多独创见解，凡经诊治者，每多一两剂痊愈，深受病者赞许。

流行性腮腺炎

病例1 黄某，男，7岁，1958年10月27日初诊。

［病史］发烧，两腮肿痛。三四天前发现患儿精神不振，不欲进食，

自述咀嚼时两腮酸胀，继之发现两腮肿胀、疼痛，不能转颈，伴有轻微头痛，体温达39.6℃。

［检查］两腮呈弥漫性肿胀，局部有压痛，舌苔薄、微黄，脉浮数。

［辨证］外感瘟毒，阳明、少阳蕴热，热毒阻遏经络。

［治法］宜先疏风解表，清热解毒。

［处方］葛根9g、升麻4.5g、生石膏15g、连翘4.5g、蝉蜕6g、薄荷3g、牛蒡子4.5g、知母6g、甘草1.5g、山药12g、羌活3g、神曲6g、生姜3片、大枣2枚，水煎2遍，分2次温服。

二诊（1958年10月28日）：服药1剂，体温退至37.4℃，精神好转，腮部痛减。脉已不数，表证已解，拟再加清解少阳、消肿散结药治之。

［处方］葛根9g、牛蒡子4.5g、生石膏18g、柴胡4.5g、连翘4.5g、天花粉12g、山药15g、金银花12g、菊花6g、浙贝6g、升麻3g、陈皮4.5g、乳香3g、灯心1.5g，水煎2遍，分2次温服。

三诊（1958年10月29日）：服药2剂，体温已正常，两腮肿胀明显消退。舌苔薄白，脉缓和。原方去乳香，加淡竹叶4.5g，继服几剂，以收全功。

病例2 李某，男，8岁，1955年2月25日初诊。

［病史］两腮肿痛已4天。昨天起头痛，发冷，发烧，体温38.2℃，不思饮食，伴有腹痛、便秘、尿黄等症。

［检查］两腮明显肿胀，有压痛。舌苔薄黄，脉浮数。

［辨证］外感瘟邪，热结阳明、少阳。

［治法］清瘟解毒，发表。

［处方］麻黄6g、葛根15g、防风9g、生石膏24g、金银花12g、连翘9g、白芷6g、蔓荆子6g、菊花9g、天花粉12g、知母15g、山药18g、厚朴6g、生姜9g、竹茹9g、贯仲6g，水煎2遍，兑在一起，分2次温服。服第一次药后，饮热米汤一碗，待半小时后再服第二次药，令微汗出。

二诊（1955年2月26日）：药后得汗，头已不痛，两腮肿胀见消，大便仍干，发热未退。舌苔微黄，脉数。表证虽轻，里热未清，改方以清解阳明、少阳之热。

［处方］柴胡9g、金银花12g、葛根9g、牛蒡子9g、桑叶9g、黄芩9g、大黄3g、生石膏24g、天花粉12g、麦冬15g、瓜蒌仁（捣）9g、厚

朴 6g、整槟榔（捣）9g、神曲 9g、木通 6g、白豆蔻 6g、竹茹 9g，水煎服。煎服方法同前。

三诊（1955年2月27日）：又服药1剂，热退便通，腮肿已轻，饮食仍差。舌苔薄白，脉缓和。表证已解，里热亦清，再改方调理脾胃以善其后。

病例3 刘某，女，20岁，1975年6月12日初诊。

[病史]左腮肿痛1天，不发烧，饮食尚可，咀嚼时腮部酸痛。

[检查]左腮肿胀，轻度压痛，颌下淋巴结肿大，舌苔薄白，脉浮、稍数。

[辨证]外感瘟毒，壅阻少阳经络。

[治法]清解少阳，消肿散结。

[处方]（1）内服药：薄荷 12g、连翘 12g、牛蒡子 12g、板蓝根 15g、皂角刺 9g、大青叶 12g、生石膏 24g、黄芩 12g、栀子 12g、淡豆豉 15g、柴胡 12g、龙胆草 6g、山药 30g、当归 15g、丹参 18g，水煎2遍，兑在一起，分2次温服。（2）外用药：青黛 9g，用醋调搽患处。

二诊（1975年6月15日）：服药3剂，腮肿已消，疼痛已除，饮食正常。

按语：流行性腮腺炎，俗称"痄腮"，是一种小儿常见的传染病，常流行于冬春季节，以单侧或两侧腮腺肿胀疼痛为特征，重者可有发热，有的可合并睾丸炎，甚至合并脑膜炎。

中医认为，本病是因风邪，瘟毒蕴结阳明、少阳，胃肠积热，肝胆郁火壅阻脉络，郁结不散所致，故有腮腺弥漫毒肿胀、疼痛。若瘟毒炽盛，则可有高热、昏迷等症。肝胆互为表里，若热毒循经下迫，则可出现睾丸肿痛、发热，故多以散风解表、清解少阳及阳明里热、消肿散结等法为治。病例1初诊时腮腺肿胀，肝胆瘟毒炽盛，同时高热、头痛、脉浮等表证明显，故用葛根、升麻、蝉蜕、薄荷、牛蒡子、菊花、羌活、生姜疏风解表，用生石膏、知母、连翘、甘草清热、泻火、解毒。服药1剂，表解热退，又加柴胡清解少阳，乳香、浙贝消肿散结。病例2初起腮肿，继则发冷发热，头痛，大便秘结，舌苔黄，脉浮数，为瘟毒炽盛、阳明里热，兼有表证，故先用清瘟解毒、发表法，继用清解里热法治之，表证得除，里热亦清。初诊方，侧重解表，二诊重在清里。病例3起病左腮肿痛，不发热，舌苔薄白，脉浮数，为外感瘟毒、壅阻少阳经络，经服清解少阳、消肿散结药，并以醋调青黛散局部外敷而收效。

支气管扩张症

病例1 陈某，女，22岁，1973年9月12日初诊。

[病史] 患者2岁时曾患麻疹合并肺炎，经住院抢救后脱险。此后即遗有支气管炎，经常咳嗽、吐痰，冬季较剧，痰有时黄，甚则发烧、胸闷、气短。1966~1973年同曾反复发烧、咳嗽、吐黄脓痰，多在疲劳、受凉时诱发，每次发作时透视检查均诊为左下肺炎，需经抗生素治疗后始见好转，但需用抗生素的品种越来越多，量越用越大，效果则逐渐降低。近年来除间断性高热外，时有持续性低热，不断咳吐黄痰，时感胸闷、气喘，有时心慌，自觉体质日渐衰弱。今年年初，经支气管碘油造影，确诊为左下支气管扩张。饮食一般尚可，饭量较小。大便略干，2天1次。月经周期正常，血量较少，经期腰腹胀痛。

[检查] 体质较弱，舌苔薄白，脉沉细。

[辨证] 肺阴不足，脾气虚弱，痰热壅滞，肺失宣肃。

[治法] 养阴、健脾，清肺化痰，佐以调经。

[处方] 百合15g、炒杏仁9g、桔梗12g、款冬花12g、紫菀12g、陈皮12g、生石膏15g、薤白12g、当归12g、红花9g、续断12g、白术12g、砂仁9g、阿胶（烊化）6g、炒酸枣仁24g，水煎2遍，分2次温服。琥珀2g、天竺黄2g、冬虫夏草2.5g、三七1.5g，共研细粉，分2次冲服。

二诊（1973年10月8日）：服药十余剂，自觉咳嗽减轻，黄痰减少，胸闷及阻塞感觉已轻。活动多时仍气短、咳嗽、吐痰。近来饮食较差，消化不良。经期仍感腹痛。舌苔、脉象同前。原方加麻黄5g、茜草根15g、山药30g、补骨脂12g、神曲12g，水煎服，煎服法同前。

三诊（1973年10月22日）：又服药十余剂，痰量减少，变稀，较前易咳出，色仍黄，胸闷憋气也有减轻，食欲较前大有好转。仍偶有低热。舌苔薄白，脉象沉细，但较前有力。原方去神曲、补骨脂，加麦门冬18g、葶苈子9g，水煎服，煎服法同前。

四诊（1973年12月6日）：又服药十余剂，咳嗽逐渐减轻，痰量明显减少，胸闷、憋气等症已消除，偶有低热，饭量已较前明显增加，消化基本正常，痛经情况也有改善，但仍未根除。面色较前红润，体重增加，舌苔、脉象均近正常。宗原方义加补肾养阴、清热活血之品，配丸药服用，以资巩固。

［处方］柴胡75g、地骨皮75g、当归90g、生地90g、地榆84g、赤芍75g、何首乌125g、香附60g、仙鹤草84g、旱莲草84g、续断84g、茜草根84g、黄芩90g、葶苈子105g、浙贝84g、桔梗84g、百合90g、沙参84g、天门冬84g、款冬花84g、紫菀78g、清半夏75g、陈皮60g、炒酸枣仁150g、炒杏仁75g、白术105g、草果60g、山药90g、金银花84g、山栀84g、甘草75g。上药共为极细粉，用丹参250g、夏枯草300g、小蓟210g、夜交藤210g，水煎2遍，过滤取汁，与药粉共打小丸。每次12g，早晚各服1次。服1周，休药1天。

1974年3月17日患者来信称，服丸药至今，自觉一切良好，低热已除，咳嗽、吐痰、胸闷、憋气等症明显减轻，痰量很少，色已不黄，食欲增进，体重增加。

病例2 罗某，男，34岁，1956年10月15日初诊。

［病史］20年前开始，常有间断性小量咳血，伴有咳嗽，吐痰，未注意治疗。近5年来因工作繁忙，咳嗽逐渐加剧，痰量增加，并于感冒受凉后即易发热，咳吐黄痰，有时痰中带血，重时则头痛，眩晕，胸闷，气喘。每次均需注射抗生素后始见减轻。饮食一般，大便时稀。2年前曾经支气管碘油造影检查，诊断为支气管扩张（右下），肺气肿。

［检查］面色微黄，气短，舌苔薄黄，脉沉弦细。

［辨证］痰热壅肺，失于清肃，脾肾气虚。

［治法］清肺化痰止咳，益气健脾温肾。

［处方］麻黄6g、生石膏18g、葶苈子5g、山药24g、桔梗9g、橘络9g、白术9g、款冬花9g、鸡内金9g、补骨脂6g、神曲9g、厚朴6g、菟丝子12g、炒酸枣仁36g、芜荑子9g、麦门冬15g、梨（去皮及核）250g、大枣3枚，水煎2遍，分2次温服。

蛤蚧粉3g、三七粉1.8g、琥珀粉1g，分2次冲服。

二诊（1956年11月29日）：服药二十余剂，咳嗽、吐痰均减轻，痰色由黄转白，偶带血丝，较易咳出，睡眠好转，消化转佳，大便已成形。仍气短。舌苔薄白，脉沉细。肺中热痰渐去，肾气仍有不足。嘱其继服原方。另本原方义加补肾益气药，配药粉服用，以资巩固。

[处方] 何首乌 156g、山药 90g、银耳 90g、冬虫夏草 90g、三七 60g、白及 180g、蛤蚧 7 对、琥珀 45g、川贝 60g、橘络 60g、白术 60g、红豆蔻 60g，共研细粉。另以麻黄 180g、生石膏 310g、枸杞子 370g、仙鹤草 180g、马兜铃 90g、芫荽子 120g，共捣粗末，水浸 1 天，熬 2 遍，过滤取汁，文火熬成流膏，倒入上药粉中，拌匀，干燥，研细粉，装瓶。每次 5g，日服 3 次。用蜜调服。

1957 年 2 月 23 日随访：服汤药四十余剂，药粉一料，病情显著好转，现很少咳嗽，痰量明显减少，易咳出，无血丝，现仍继服药粉中。

按语：支气管扩张，主要因支气管及其周围肺组织的慢性炎症损坏管壁，造成管壁扩张和变形。以长期咳嗽，吐大量脓痰，反复咳血或发热等为突出症状，有的仅表现为反复大量咳血，称谓干性支气管扩张。

刘老认为，本病的临床表现与中医学之"咳嗽""咳血"等证密切相关。咳嗽、咳血二者均为肺经受损的主要证候。张景岳说："咳证虽多，无非肺病"，龚廷贤也说："咳血出于肺。"咳嗽、咳血除与肺经病损直接关联外，其他脏腑病变也可致成。如脾虚生湿，聚而生痰，上渍于肺，影响气机，遂可致咳，故有"脾为生痰之源，肺为贮痰之器"之说；又如肾气虚弱，影响津液输布及肺气升降，水气上逆犯肺也可致咳，是谓"肾病及肺"。肺阴虚弱复感风燥之邪，上犯肺系，清肃失司，可致咳血；肾阴不足，肝火犯肺也可导致咳血。可见，除肺之外，脾肾等脏腑的病变均可导致咳嗽、咳血。因此，他主张治本病时，除治肺外，更应兼顾脾肾二脏。根据见症之不同，在用补肺气、滋肺阴、清肺热、镇咳、祛痰、止血、消瘀等法的同时，强调补肾健脾，采用标本兼顾，清补兼施，寒温并用的方法。常用蛤蚧、人参、冬虫夏草等补肺气，麦门冬、阿胶、百合、沙参、梨等养肺阴，马兜铃、金银花、生石膏、地骨皮、葶苈子、黄芩等清肺热，麻黄、款冬花、紫菀、前胡、百部、桔梗等镇咳，川贝、天竺黄、陈皮、半夏等祛痰，白及、仙鹤草、三七、茜草根、小蓟、丹参等止血消瘀，枸杞子、菟丝子、何首乌、山药、银耳等补肾，芫荽、砂仁、白术、红豆蔻、山药、神曲等健脾，而收良效。

肺结核病

病例1 张某，女，25岁，1959年2月25日初诊。

[病史] 咳嗽，吐痰，食欲不振，疲乏无力，逐渐消瘦已年余。有时略有胸痛，睡眠很差。月经周期每次后延10余天，近3个月来经闭。赴医院检查，经胸部X片发现为浸润型肺结核，现已休息，口服异烟肼近1个月，自觉疗效不显。

[检查] 身体消瘦，舌质略红、苔薄白，脉沉细。

[辨证] 脾肺两虚，血瘀痰结。

[治法] 益肺健脾，行瘀化痰散结。

[处方]

（1）沙参9g、紫菀12g、桔梗9g、炙甘草6g、炒杏仁9g、百部9g、夏枯草12g、陈皮9g、半夏9g、白及15g、山药24g、白术9g、鸡内金12g、白豆蔻9g、当归9g、炒酸枣仁18g、炙桑皮9g，水煎2遍，分2次温服。

（2）夏枯草240g、益母草90g、当归45g、桔梗90g、丹参60g、沙参90g、陈皮45g、百合45g、半夏45g，水煎两三遍，过滤取汁，加白及150g、柿霜60g、红糖120g，文火收膏。每次服20ml，每日3次。

嘱其注意休息，加强锻炼，增加营养。

1959年5月9日随访：诊后间断服药30余剂，流膏两料，配服异烟肼，每日400mg。饮食大增，自觉有力，体重增加，咳嗽、吐痰等症已消失。月经已来，周期近正常，已恢复工作半月余。效不更方，嘱仍以原方继配服。

1959年9月中旬其父来称：又服流膏两料，七月份复查结核病灶已吸收。月经也已恢复正常。

病例2 王某，男，33岁，1959年1月13日初诊。

[病史] 乏力，出虚汗，饮食不振月余，咳嗽，吐少许白痰，日前在医院检查发现有肺结核，并有空洞形成，已用异烟肼治疗中。

[检查] 面色黄，舌质红、苔薄白，脉虚数。

[辨证] 脾肺不足，气阴两虚，痰气郁结。

[治法] 补肺健脾，益气养血，化痰散结。

［处方］

（1）白及 180g、柿霜 77g、三七 46g、沙参 93g、人参 46g、白术 62g、胎盘粉 46g。共为细粉，每次服 6g，每日 3 次，蜜调服。

（2）夏枯草 372g、桔梗 155g，水煎 2 遍，过滤取汁，加冰糖 250g、蜂蜜 250g、阿胶 372g。文火煎熬，浓缩成膏。每次 20ml，每日 3 次，与药粉同服。

二诊（1959 年 9 月 23 日）：间断服上药五料，配服异烟肼、对氨基柳酸钠，自觉症状消失。复查肺部病灶已纤维化，空洞闭合，体重增加 10 余斤。嘱其继服原方以资巩固。

病例 3 于某，男，34 岁，1958 年 8 月 6 日初诊。

［病史］患肺结核病 1 年多。2 个月前因咳血，到医院复查，胸部透视发现有空洞形成。经服中西药物治疗，至今仍有下午发热、咳嗽、吐痰，有时痰中带血，气短，略活动则感气喘，伴有食欲不振、疲乏无力、失眠、烦躁等症状。

［检查］面黄体瘦，舌质红、苔白，脉虚数。

［辨证］气阴两虚，阴虚火旺。

［治法］补肺健脾，益气养阴，清热化痰，止血。

［处方］

（1）白及 180g、三七 77g、柿霜 93g、沙参 77g、人参 31g、冬虫夏草 93g、生白术 46g、红豆蔻 37g，共研细，每次 4.5g，日服 3 次。

（2）沙参 9g、白及 9g、夏枯草 9g、百合 9g、橘络 12g、地骨皮 9g、桂圆肉 9g、菟丝子 18g、山药 15g、白术 9g、鸡内金 12g、银柴胡 5g、炒酸枣仁 31g、淡豆豉 9g、仙鹤草 9g，水煎 2 遍，分 2 次温服。

二诊（1958 年 10 月 30 日）：服药 40 余剂，药粉两料，低热、烦躁已除，饮食睡眠均见好转，近日复查空洞已闭合。仍咳嗽、吐痰，痰量较多，时有黄痰，未再带血，活动后气短。舌苔薄白，脉细，较前有力。原汤药方去豆豉、银柴胡、地骨皮、龙眼肉，加麻黄 5g、生石膏 15g，以清宣肺气。

三诊（1960 年 6 月 11 日）：服汤药 20 余剂，药粉在继服中。咳嗽、吐痰、气短等症状均逐渐减轻，近日复查，结核病灶已纤维化，空洞闭合。

按语：肺结核是最常见的一种结核病。临床表现可多种多样，以慢性缓发的咳嗽、咳痰、倦怠乏力、食少纳呆、盗汗、进行性消瘦等症最为多见，妇女常伴有月经周期紊乱。

中医称本病为"痨瘵""肺痨"，所述症状多与肺结核的症状吻合。如明代王纶即有"睡中盗汗，午后发热，哈哈咳嗽，倦怠无力，饮食少进，甚则痰涎带血，咯吐出血，或咳血……身热……肌肉消瘦，此名痨瘵"的记述。关于本病的病因，乃是在正气虚损，气血不足的基础上，外感"痨虫"所致。中医过去由于历史条件的限制，虽不能发现结核杆菌的存在，但远在宋代医籍中即指出，"痨虫"传染是痨病的重要致病因素，提出"痨证有虫，患者相继"，甚至造成如《世医得效方》记述的"骨肉亲属，绵绵相传，以至于灭族"的危险。然而身体健康，气血旺盛之人，多不易受染，即便受染，也不能成疾，诚如徐春圃所说："凡人平素得养元气爱惜精血，瘵不可得而传。"充分认识到外因与内因在致病方面的辩证关系。本证治疗方面也不外祛邪扶正的原则，而以扶正为重点，采用补虚杀虫的方法，如《医学正传》中即有"一则杀其虫以绝其根本，一则补其虚以复其真元"的论述。

刘老根据《理虚元鉴》"理虚有三本，肺脾肾是也……知斯三者治痨之道毕矣"的论述，认为本病的虚象主要表现于脾、肺、肾三脏，且以阴虚火旺或气阴两虚为主，故主张补虚的重点应从此三脏入手，采用补肺、健脾、滋肾、养阴、益气等方法。此外本病常有痰热郁结表现，故在补虚的同时，也常用清热、化痰、散结的方法。他常喜用柿霜、沙参、百合、山药、白芍等养阴，人参、冬虫夏草、紫河车等益气，山药、菟丝子等补肾，白术、山药、砂仁等健脾，陈皮、半夏、夏枯草等清热化痰散结，有咳血者则常用白及、仙鹤草、茜草、三七等药，在杀虫方面，百部、夏枯草已经经人实验证明，对结核杆菌有很好的抑制作用，因此也常采用。由于本病的基本病机是正虚，在补虚诸法中前人又向有"药补不如食补"之论述，故他主张治疗本病除应用补虚药外，应特别强调劳逸适度，营养充足，否则不能收到良好效果。每遇此病，他多不厌其烦的谆谆告诫病人，除服药外，应增加营养，加强锻炼，以增强机体的抗病能力。

肺气肿及慢性肺心病

病例1 董某，男，42岁，1958年4月3日初诊。

［病史］自幼患哮喘病，经常发作，平时也常感憋气，气短，心慌，乏力，曾经某医院检查，诊为哮喘病、肺气肿、肺源性心脏病。近来感冒后，又觉心慌，胸闷，气喘加重，医院检查诊断为肺源性心脏病，心力衰竭，采用抗生素、激素、毛地黄、氨茶碱等治疗，症状略减，但仍咳嗽，吐痰，痰量多、色白，有时发黄，不易咳出，胸闷，憋气，严重时需吸氧后始能缓解，时觉口干，自汗，头晕，烦躁，大便干结，三四天1次，小便短涩，睡眠不宁，食欲不振。

［检查］面部浮肿、色晦暗，唇舌青紫，舌苔黄而少津，下肢浮肿，呼吸短促，语音低微，脉虚弱。

［辨证］心肾不足，气阴两虚。

［治法］补肾养心，益气滋阴，肃肺化痰。

［处方］炒酸枣仁24g、柏子仁9g、桂枝3g、生石膏6g、紫菀4.5g、枸杞子9g、白前3g、陈皮6g、半夏4.5g、远志3g、石斛6g、沙参9g、肉苁蓉9g、当归9g、熟地9g、白豆蔻6g、桂圆肉10枚，水煎2遍，分2次温服。冬虫夏草2g、蛤蚧粉2.5g、琥珀0.5g，共研细粉，分2次冲服。

二诊（1958年4月7日）：服药3剂，睡眠好转，心慌、气喘略减，浮肿未轻。仍咳嗽，吐黄痰，食欲仍差，大便偏干，舌脉同前。原方加桑皮9g、葶苈子15g、芦荟0.3g、橘络9g、天门冬9g、麦门冬9g、茯苓皮9g、大腹皮9g、川贝9g、白术9g、神曲9g、鸡内金9g，水煎服。煎服法同前。

三诊（1958年4月28日）：又服药10余剂，心慌、憋气、气短等症均有好转，已不用氧气，尿量增多，浮肿减轻，食欲、睡眠也有改善，大便已正常。原方略行加减，继服，以资巩固。

病例2 刘某，女，40岁，1959年6月28日初诊。

［病史］咳嗽、吐痰、胸闷、气短10余年。2年前患肺炎，病情逐渐加剧，时觉胸闷，憋气，冬季、清晨以及活动后更重，并时有心慌、心跳，曾在医院检查，诊断为慢性支气管炎，肺气肿，轻度肺心病。平时食欲欠佳，睡眠多梦，大便时干时稀。

［检查］体形较瘦，面色苍白，舌苔白，脉沉细涩。

［辨证］脾肺气虚，心肾不足。

［治法］益气健脾，润肺化痰，补肾养心。

［处方］炒酸枣仁45g、柏子仁9g、山药24g、沙参9g、紫菀9g、川贝12g、炒杏仁9g、桔梗9g、生菟丝子30g、当归12g、珍珠母24g、石斛9g、白术12g、砂仁12g、鸡内金15g，水煎2遍，分2次温服。人参1.5g、天竺黄2g、琥珀1.2g，研细粉，分2次冲服。

二诊（1959年7月7日）：服药6剂，咳嗽、憋气略减。痰量仍多，大便稍溏。舌苔、脉象同前。原方去当归，加桑叶9g、款冬花9g、神曲9g、炙甘草6g，水煎服。煎服法同前。

三诊（1959年7月10日）：药后诸症略减，大便近正常，睡眠好转。仍咳嗽，痰多，色略黄。舌苔薄黄，脉沉细。原方加葶苈子3g、大枣3枚，水煎服。煎服法同前。

1959年7月28日随访：服药10余剂，痰量减少，咳嗽、憋气减轻，睡眠、饮食、消化均近正常。

病例3 冯某，男，成年，1963年10月10日初诊。

［病史］咳嗽、吐痰、气喘10余年。冬季或阴雨天尤重，痰多，黏而不易吐出，时觉胸闷，气喘，甚则自汗，极易感冒、咽痛，但不发热，饮食尚好，二便正常，医院检查诊断为慢性哮喘性支气管炎，肺气肿。

［检查］面黄消瘦，气短促，舌苔白，脉沉细。

［辨证］肺肾气虚，痰湿内阻。

［治法］补肾益气，肃肺祛痰。

［处方］麻黄36g、生石膏54g、山药60g、陈皮42g、冬虫夏草45g、蛤蚧2对、半夏42g、黄芪36g、川贝36g、射干42g、桂枝36g、白芍42g、五味子30g、炙甘草42g、何首乌45g。上药共为细粉，以阿胶60g，溶水打小丸。每次服6g，每日3次。以鸡蛋一枚，开水冲熟，送药。

服药一料，自觉症状减轻，又服一料，诸症大减。

病例4 谭某，男，52岁，1966年8月10日初诊。

［病史］患气管炎、肺气肿多年，每逢春、冬加重，不能坚持工作，走路也气短、咳嗽，甚则气喘、咳吐黏痰。伴有失眠，多梦，烦躁。时有腹胀，大便常稀，每日3次。

1961 年发现高血压，最高达 230/170mmHg，常觉头晕、头痛。此后气管炎症状加重。现经常咳嗽，时有黄痰，动则气短，胸闷。

［检查］中等身材，体形略胖，舌苔白滑而厚，脉象弦细滑，血压 230/120mmHg。

［辨证］脾肾两虚，痰湿壅肺，肝阳上亢。

［治法］先以健脾补肾，化痰平喘之法以治肺。

［处方］麻黄 6g、杏仁（炒）12g、知母 12g、生石膏 18g、山药 30g、补骨脂 9g、神曲 9g、煨草果 9g、五味子 9g、远志 9g、干姜 9g、炙甘草 6g、酸枣仁（炒）24g、生姜 3 片、大枣 4 枚，水煎 2 遍，兑在一起，下午三时、晚睡前各服 1 次。

二诊（1966 年 9 月 29 日）：服药数剂，咳嗽、憋气、胸闷均减轻，痰已不多，睡眠好转，烦躁已除，头晕、头痛、腹胀等也减。大便仍稀，日 2 次。舌苔白、略厚，脉弦细滑。

原方加沙参 9g 继服，另处方配丸药常服。

丸药方：麻黄 36g、炒杏仁 42g、知母 42g、青果 42g、射干 42g、山药 45g、生石膏 84g、沙参 36g、干姜 42g、五味子 42g、款冬花 36g、生莱菔子 36g、麦门冬 45g、远志 36g、补骨脂 48g、神曲 30g、泽泻 36g、炙甘草 30g、陈皮 36g、清半夏 36g、酸枣仁 90g。共为细粉，用生姜 100g，大枣 5 枚，煎水 2 遍取汁，打小丸，干燥装瓶。每次服 9g，日 3 次，饭前以姜汤送下。服药 1 周，休药 1 天。

三诊（1966 年 12 月 30 日）：又服汤药 10 余剂，丸药一料，今冬未发喘咳，痰也很少，睡眠好转，前一阶段头痛、头晕已除。近 20 多天来，头痛、头晕又发。舌苔薄白，脉弦滑，血压 180/110mmHg。喘咳病可配丸药继服，另以补肾清肝为法处方以平肝。

［处方］桑寄生 15g、炒槐实 12g、牛膝 24g、海藻 15g、白芷 12g、苍耳子 3g、菊花 9g、桑叶 9g、夏枯草 15g、蔓荆子 9g、黄精 12g、沙参 12g、藁本 6g，水煎服，煎服法同前。

按语：阻塞性肺气肿及慢性肺源性心脏病，是临床上极为常见，且有密切联系的两种疾病，也可视为同一病症的两个不同发展阶段，多先有慢性肺部及支气管疾病（以慢性支气管炎最多见），经久不愈，产生肺气肿，最后发生慢性肺源性心脏病，病程发展缓慢，但如不及时治疗，病情多逐渐加剧，终至呼吸、循环代偿失调。

刘老根据本类疾病的共同表现（如咳嗽、吐痰、气喘等）认为，应概括于中医学的"痰饮""水气""咳喘""水肿"等病证中，而这些病证的发生，与脾、肺、肾三脏气虚有极为密切的关联。三脏气虚日久，则必然导致心阳不足，血流失畅。因此，他认为本类疾病的基本病机是阳气不足、痰湿内盛，痰湿阴盛是标，阳衰是本。故治疗时除应用宣肃肺经、止咳化痰、利湿行水等一般治法外，特别重视助阳益气法则（包括补肺气、健脾气、温肾阳、纳肾气、养心气等）的应用，并认为这是治本的措施，常用的药物如冬虫夏草、蛤蚧、人参、黄芪、菟丝子、白术、山药之类。临床应用多能收效。

高血压病

病例1 胡某，男，23岁，1966年3月28日初诊。

[病史] 头晕、头痛、耳鸣、失眠2年，时有心慌、心跳，饮食尚可，睡眠较差，大便秘结。经医院检查，诊断为高血压病，血压持续于130~140/90~100mmHg，住院治疗2个月，血压未降，来诊。

[检查] 体形肥胖，面色红润，舌质略红，苔薄白，脉弦略数，血压140/100mmHg。

[辨证] 肾阴虚弱，肝火亢盛。

[治法] 滋肾平肝，清热降火。

[处方] 川芎3g、马兜铃3g、炒槐实9g、夏枯草9g、生杜仲12g、怀牛膝15g、代赭石12g、山药12g、菟丝子9g、肉苁蓉6g、生地6g、天麻9g、生龙齿9g，水煎2遍，分2次温服。

白羊角尖1.5g、琥珀0.6g，共为细粉，分2次冲服。

二诊（1966年4月20日）：服药10余剂，头晕、头痛明显减轻，睡眠大有好转，大便已不干，血压降至110/70mmHg。舌质、舌苔已正常，脉弦细。原方加何首乌9g，继服。

3个月后随访：诊后一直间断服药，血压正常，诸症未发。

病例2 贾某，男，44岁，1964年6月10日初诊。

[病史] 患高血压病已五六年，经常头晕，头昏，睡眠很差，时感胸闷、气短，性情烦躁，易激动，左颊时有麻木感。血压持续于

160/120~130mmHg，曾服多种降压药不效。

[检查] 面色黯红乏泽，舌质淡红，苔白，脉弦细。

[辨证] 肝肾阴虚，肝火旺盛，痰热内阻。

[治法] 滋补肝肾，平肝降火，清热化痰。

[处方] 炒槐实9g、夏枯草12g、生杜仲18g、桑寄生12g、石斛12g、山药24g、枸杞子15g、菟丝子12g、菊花15g、覆盆子9g、陈皮9g、半夏9g、炒酸枣仁37g、山栀6g、淡豆豉12g、钩藤12g、丹皮6g，水煎2遍，分2次温服。

水牛角尖5g、琥珀0.6g，共研细粉，分2次冲服。

二诊（1964年6月14日）：服药3剂，睡眠好转，头脑较前清爽，血压150/110mmHg，精神转佳，舌脉同前。原方加牛膝24g、胆南星6g，继服。

三诊（1964年6月21日）：药后，头晕、烦躁明显减轻，睡眠基本正常，血压150/108mmHg，舌脉同前。原方去陈皮、半夏、丹皮，加代赭石12g、橘络12g、白术9g、何首乌12g，水煎继服。

四诊（1964年7月5日）：服药6剂，头晕已愈，睡眠如常，血压降至140/100mmHg。舌苔、脉象已近正常，嘱其原方继服。另以海带（烘干）研细粉，每次服4.5g，每日3次。

1年后随访：服药数10剂后，血压稳定于140/90mmHg，睡眠如常，头晕、头痛、烦躁等症也未复发。

病例3 冯某，男，51岁，1965年10月9日初诊。

[病史] 经常头昏、头晕、头部胀痛、失眠、多梦已10余年。近3年未发现血压增高，一般持续于160~170/100~110mmHg，最高达190/120mmHg，用降压药治疗不效。时觉鼻孔发热，心慌，气短，舌根发硬，夜尿略频，饮食乏味，大便干结，医院检查诊断为高血压，动脉硬化。

[检查] 体形较胖，面色黯红，舌质略红，苔薄白，脉弦。

[辨证] 肝肾阴虚，肝火旺盛，心脾虚弱。

[治法] 滋阴补肾，平肝降火，佐以养心健脾。

[处方] 生地18g、牛膝24g、山药24g、海藻12g、槐实12g、石决明37g、夏枯草24g、代赭石12g、枸杞子12g、白芍15g、白芷9g、天麻

12g、益智仁 9g、柏子仁 9g、何首乌 12g、白豆蔻 6g，水煎 2 遍，分 2 次温服。

1965 年 11 月 10 日随访：服药 10 余剂，头晕、头痛明显减轻，睡眠大有好转，余症均有减轻，血压已逐渐下降至 140/90mmHg。

半年后随访：半年来间断服上药，血压一直持续在 140~150/90mmHg，余症也很轻微，一直坚持正常工作。

病例 4 王某，女，54 岁，1965 年 3 月 5 日初诊。

［病史］发现血压高已 2 年，经常持续于 160/100mmHg 左右，最高达 210/130mmHg。时有头晕，耳鸣，心跳，失眠，多梦，烦躁，易激动，有时上腹闷塞不畅，口苦乏味。查血胆固醇 6mmol/L，诊断为高脂血症，高血压病。

［检查］体胖，两颧赫红，舌质红，苔薄黄，脉弦紧。血压 160/110mmHg。

［辨证］心肾阴虚，肝阳亢盛，肝郁脾虚。

［治法］滋肾养心，清肝潜阳，佐以疏肝健脾。

［处方］何首乌 9g、黄精 12g、枸杞子 12g、桑寄生 15g、杜仲 18g、槐实 12g、豆豉 12g、炒酸枣仁 46g、山栀 9g、白芍 12g、石决明 37g、桑叶 9g、香附 9g、橘络 12g、延胡索 9g、白术 12g、砂仁 12g、生甘草 6g，水煎 2 遍，分 2 次温服。

天竺黄 2.4g、琥珀 1.5g，共研细粉，分 2 次冲服。

另用血得平，每服 20ml，每日 3 次。

二诊（1965 年 4 月 6 日）：服药 10 余剂，血得平 1000ml，血压已降至 130/86mmHg，头晕、心慌大见好转。仍烦躁，耳鸣，口干，饮食欠佳。舌苔薄白，脉弦细。原方加玉竹 9g、天门冬 12g、龙齿 12g，水煎继服。

于 3 个月后、8 个月后、1 年后随访 3 次，平时血压正常，劳累或工作过于紧张时，血压略有升高，服上药 6~9 剂即可降至正常。

病例 5 黄某，男，45 岁，1959 年 12 月 9 日初诊。

［病史］血压偏高，经常头痛、头晕已数年。多年来常头昏，头痛，两太阳穴部位有血液上冲和血管跳动感，眼球胀痛，怕光，睡眠欠佳，多梦，有时烦躁，记忆力减退。两拇趾及右手食指麻木。

［检查］中等身材，体略胖，舌尖红，苔薄白，脉象弦细，血压

172/120mmHg。

［辨证］肾水不足，肝阳亢盛。

［治法］滋肾清肝，养心安神。

［处方］炒酸枣仁45g、柏子仁9g、生菟丝子30g、女贞子12g、桑叶9g、石斛12g、淡豆豉12g、栀子皮9g、生杜仲24g、桑寄生15g、炒槐实9g、海藻15g、牛膝24g、珍珠母36g、橘络12g、川芎9g、知母15g、竹茹9g，水煎2遍，早晚各服1次。服药3剂，休药1天。

玳瑁2.1g、天竺黄3g、羚羊角骨12g，共研细粉，分2次冲服。

1960年2月16日来信：服药24剂，头痛消除，头晕大减，睡眠好转，食量增加，血压最高160/100mmHg。要求改方巩固。

［处方］炒酸枣仁48g、柏子仁9g、生菟丝子30g、女贞子12g、桑叶9g、石斛12g、淡豆豉12g、栀子9g、生杜仲30g，牛膝24g、生珍珠母36g、橘络12g、白豆蔻6g、天竺黄9g、川芎9g、知母15g，水煎服。煎服法同前。

玳瑁2.4g、冬虫夏草3g、琥珀1g，共为细粉，分2次冲服。

按语：高血压病是以动脉血压增高为主要临床表现的一种多发病、常见病。除血压增高外，常伴有程度不等的头昏、头胀、颈项强痛、眩晕、耳鸣、烦躁、肢麻、失眠、多梦，有的尚可伴有心悸、胸闷、尿频等症状。

中医文献中对本病虽无专题论述，但对上述症状（如眩晕、耳鸣、头痛、肢麻等）的记载则屡见不鲜，异常详尽。对其病因，历代医家有风、火、痰、虚等多种学说。近人比较一致的看法，多认为本病的基本原因乃是阴阳失调，阴虚阳盛，甚则阴阳两虚，其病在肝，其根在肾，故治疗多从肝肾二经入手，以益阴抑阳。

刘老认为，本病多属本虚标实，本虚指肝肾阴虚或心脾不足，标实指肝阳亢盛，甚至化火、生痰、动风，进一步加剧阴虚，更甚则可损及肾阳，导致阴阳两虚。故治本病，多在补虚治本的同时兼顾治标，采用滋补肝肾、平肝潜阳、清肝降火、养心和血、健脾豁痰等治法，标本同治。常用《杂病证治新义》天麻钩藤饮、《医学衷中参西录》建瓴汤、《景岳全书》左归丸、右归丸、《医学心悟》半夏白术汤等方义综合化裁成方，再根据病情，随症加减。用生地、枸杞子、杜仲、桑寄生、何首乌、牛膝、黄精、菟丝子、覆盆子、石斛等滋补肝肾，用水牛角尖、白羊角尖、钩藤、天麻、珍珠母、石决明、磁石、代赭石、龙齿、菊花等平肝潜阳，用槐实、夏枯草、马兜铃、青木香、山栀、龙胆草、丹皮等清肝降火，用陈皮、半夏、茯苓、橘络、胆南星、天竺黄、海藻等清热豁痰，用当归、白芍、丹参、川芎、琥珀、柏子仁、酸枣仁等养心和血，用山药、白术、砂仁、豆蔻等健脾调胃，常能取得满意的疗效。

闭塞性脑血管病

病例 孙某，男，64 岁，1972 年 9 月 13 日初诊。

[病史] 语言謇涩，左侧半身不遂 20 天。自 1956 年起血压偏高，偶有阵发性心前区刺痛，有时伴有背部皮肤麻木、发紧、微痛，发作时不能活动，持续数分钟可自行缓解。1971 年后，面部及下肢有时浮肿，心跳加快，110 次 / 分，手指发麻，活动多时胸闷气短，有时头晕，耳鸣，睡眠多梦，看书稍久则视物不清，时觉口黏、痰多，血压 160/110mmHg，胆固醇 7.76mmol/L，心电图提示有冠状动脉供血不足。今年 8 月 21 日晚，突感舌根发硬，说话吐字不清，次日，自觉步态不稳，左手持物不紧，有时自行落地，口中流涎，舌稍向左偏。在某医院检查，诊为闭塞性脑血管病。用血管舒缓素、烟酸、针灸等治疗，病情略有好转。

[检查] 体形稍胖，右侧眼裂较小，鼻唇沟变浅，口角略向左侧歪斜，左手握力较差。伸舌向左偏斜，舌苔根部稍厚，脉弦紧。

[辨证] 肝肾阴虚，风痰阻闭经络。

[治法] 滋补肝肾，息风平肝，养心，通经活络。

[处方] 白何首乌 12g、枸杞子 12g、桑寄生 15g、生杜仲 18g、远志 12g、柏子仁 15g、五灵脂 12g、全蝎 12g、合欢皮 15g、磁石 15g、延胡索 12g、夏枯草 15g、鸡血藤 12g、白术 12g、白豆蔻 9g，水煎 2 遍，早晚各服 1 次。

二诊（1972 年 10 月 9 日）：服药 12 剂，病情逐渐好转，服药六七剂后，舌根觉灵活，说话也渐清楚，口中流涎减少，仍觉发黏，痰多，黏稠，睡眠尚可。血压 150/100mmHg，心率 84 次 / 分，胆固醇 5.82mmol/L，舌苔薄白，脉弦。

[处方] 白何首乌 15g、枸杞子 15g、桑寄生 18g、生杜仲 21g、远志

12g、柏子仁 15g、当归 12g、延胡索 12g、郁金 12g、夏枯草 18g、合欢皮 18g、全蝎 12g、鸡血藤 15g、磁石 15g、白术 15g、白豆蔻 15g，水煎 2 遍，分 2 次温服。

田三七 2.4g、琥珀 2.4g、天竺黄 2.4g、冬虫夏草 3g，共研细粉，早晚各服 1 次，服后 10 分钟再服煎药。

三诊（1972年11月7日）：服药 15 剂，病情继续好转，手指已不发麻，食纳、睡眠均好。有时呼吸尚感急促，胸前区有时隐痛，说话多时有些口吃。心率不快，心律整，胆固醇 4.09mmol/L，血压 152/98mmHg。舌苔薄白，脉略弦。

[处方] 白何首乌 15g、枸杞子 15g、桑寄生 18g、杜仲 24g、夏枯草 18g、远志 12g、柏子仁 12g、当归 12g、延胡索 12g、全蝎 12g、合欢皮 18g、鸡血藤 15g、生石决明 30g、天麻 12g、白术 15g、白豆蔻 12g，水煎服。再服法同前。

田三七 2.4g、琥珀 2.4g、天竺黄 2.4g、冬虫夏草 3g，共研细粉，早晚各服 1 次，服后 10 分钟，再服煎药。

另配丸药一料，常服，以巩固疗效。

[处方] 白何首乌 90g、枸杞子 60g、远志 60g、柏子仁 60g、当归 60g、延胡索 60g、全蝎 75g、合欢皮 75g、浙贝 60g、白术 95g、白豆蔻 75g、三七 30g、琥珀 24g、天竺黄 24g、冬虫夏草 45g、鸡血藤 60g、生石决明 75g、天麻 60g、陈皮 75g、百合 75g，共研细粉，用生杜仲 250g、桑寄生 150g、夏枯草 210g，煎水 2 遍，取汁打小丸。

服法：每次服 12g，早晚各服 1 次，中午服 6g，温开水送服。服药 1 周，休药 1 天。

1975 年 4 月 6 日随访：服丸药一料，症状逐渐消除，疗效显著，至今已两年半未再复发。

按语：脑血管病属中医学"中风"范畴。中风以突然昏仆、不省人事，或口眼歪斜、语言不利、半身不遂为主症。因起病急，病情变化迅速，与自然界之风行善变近似，故古人类比为中风，与《伤寒论》之中风同名而实异。中风证的记载，最早见于《灵枢·刺节真邪篇》，曰："营卫稍衰，则真气去，邪气独留，发为偏枯。"以后各代医家均有所发挥阐述，特别在金、元以后，更强调"心火暴盛"（刘河间）、"正气自弱"（李东垣）、

"湿热内生"（朱丹溪）等内因为其发病的主要因素。清代叶天士进一步指出："精血衰耗，水不涵木，木少滋荣，故肝阳偏亢"的发病机制，较先更为全面。肾水下亏，风火上亢，肝风内动，上扰清窍，风阳挟痰，阻闭经络，导致气血流行不畅，轻者出现经络证候，如手足麻木、突发口眼㖞斜或语言不利，或半身不遂。重者则神气无根，突然昏仆，不省人事，甚至死亡。

本例患高血压、动脉硬化多年，素有头晕、耳鸣、失眠、肢体麻木等肾水不足、肝阳上亢表现，且兼见口黏、痰多、胸闷、刺痛等痰湿内阻、气血不畅的表现，此为其发病内因。偶受外因影响，致使肝风内动，痰湿阻闭经络，发为中风，而见口眼歪科、语言不利、肢体不仁等症，故治疗宜滋肾养肝以求治本，息风化痰通络而兼治标，从而不仅治愈了中风诸症，而且对因肾水不足，肝阳亢盛所致之高血压病，疗效亦佳。

冠状动脉粥样硬化性心脏病

病例 1 王某，男，53 岁，1974 年 1 月 3 日初诊。

[病史] 1960 年发现血压偏高，一般持续在 140/90mmHg 左右。1962年查体发现动脉硬化。1963 年心电图检查诊断为慢性冠状动脉供血不足。1964 年 4 月曾因突然胸闷，憋气，心前区痛，诊断为心绞痛，住院治疗 3个月，此后病情稳定。1973 年 12 月初及 12 月底，曾因劳累后发作 2 次。每次发作均较突然，胸闷，憋气，心窝疼痛难忍，经吸氧或服用硝酸甘油后，逐渐缓解。目前仍有胸闷、气短、心窝部不适、心跳较快、饭后脘腹闷胀不适、烦躁、失眠等症。

[检查] 舌质红、苔薄白，脉沉涩略数。

[辨证] 心肾阴虚，气血瘀滞。

[治法] 补肾养心，活血通络，佐以行气健脾。

[处方]

（1）何首乌 15g、山药 24g、杜仲 12g、桑寄生 12g、当归 12g、白芍12g、生熟地各 9g、薤白 12g、瓜蒌 15g、远志 12g、橘络 9g、大腹皮 12g、麦门冬 9g、白术 15g、煨草果 12g、炒酸枣仁 30g，水煎 2 遍，分 2 次温服。

三七粉 2.4g、川贝 3g、朱砂 0.6g、琥珀 2.4g，共研细粉，分 2 次冲服。

（2）三七粉 31g、冬虫夏草 24g、红花 31g、川芎 18g、当归 18g、薤白

18g、橘络 15g，上药共捣粗末，用白酒一斤，浸泡 2 周，过滤，药酒加冰糖 90g，溶化，再加水半斤稀释即成。每次服 5ml，每日 2 次。

二诊（1974 年 1 月 11 日）：服药 6 剂，胸闷、憋气大减，心前区痛未发，心跳较前减慢。入晚仍觉腹胀，睡眠不宁，血压较前有波动，为 160/100mmHg。舌苔白，脉沉细，数象已减。原汤药方加枸杞子 15g、夏枯草 15g、厚朴 12g，水煎服。煎服法同前。

三诊（1974 年 11 月 19 日）：药后心率已恢复正常，腹胀已轻，入晚仍偶觉胸闷，心口处阵发性灼热，血压 150/100mmHg，舌苔白，脉沉细。原方去何首乌、厚朴，加山栀 9g、珍珠母 37g、黄精 12g、菟丝子 31g，水煎服。煎服法同前。

1975 年 2 月 20 日随访：诊后服汤药 10 余剂，配服药酒，胸闷、心前区痛、憋气等症状大有减轻，精神、睡眠均好。目前仍在继续服药中。

病例 2 毕某，女，42 岁，1958 年 4 月 21 日初诊。

［病史］3 年前发现血压高，一般持续在 140/90mmHg 以上。1 年前，因突然心前区痛、心慌、气短赴医院检查，诊为高血压病，动脉硬化病，冠状动脉供血不足，经治疗后好转，但经常于体力活动、情绪激动时发作胸痛，气短，呼吸困难，甚至需吸氧后上述症状才能逐渐缓解。近日来发作频繁。平时时感头晕，乏力，烦躁，失眠，大便稍干。

［检查］面色黯黄，体形肥胖，舌苔薄黄，后部微厚，脉沉细弱。

［辨证］心肾不足，痰浊瘀血阻闭经络。

［治法］养心补肾，健脾豁痰，行血活络。

［处方］炒酸枣仁 24g、茯神 9g、天门冬 9g、莲子 9g、远志 9g、薤白 12g、当归 9g、红花 15g、石斛 12g、橘络 9g、白术 9g、鸡内金 9g、生杜仲 12g、海藻 9g，水煎 2 遍，分 2 次温服。

银耳 2.1g、西洋参 1.2g、琥珀 0.6g，共研细粉，分 2 次冲服。

二诊（1958 年 4 月 30 日）：服药 6 剂，心前区痛明显减轻，仍略胸闷。舌脉同前。原方加瓜蒌 12g、半夏 9g，水煎服。煎服法同前。

三诊（1958 年 5 月 27 日）：上药服用 20 余剂，症状明显减轻，已有 10 余天未发病。平时略感胸闷，睡眠仍欠佳，舌苔正常，脉沉细。原方加山栀皮 6g、白豆蔻 6g，水煎服。煎服法同前。

病例 3 陈某，男，37 岁，1961 年 2 月 21 日初诊。

[病史]几年来常感心前区闷痛不适，时轻时重，经医院检查诊断为冠状动脉粥样硬化性心脏病、心绞痛。近来发作较频，疼痛较前加剧，时觉心前区隐痛不适，有时左下肢也疼痛。口干而苦。

[检查]面色黯红，舌质红、苔白，脉沉细涩。

[辨证]脾胃阴虚，心血不足，瘀血痰浊阻闭经络。

[治法]养阴和血，豁痰行瘀开窍，通经活络除痹。

[处方]炒酸枣仁18g、柏子仁9g、黄精9g、半夏9g、枸杞子9g、豆豉9g、石斛9g、天花粉9g、橘络9g、薤白9g、延胡索12g、千年健9g、白芍9g、合欢皮9g、石菖蒲9g、麦门冬15g、全瓜蒌12g，水煎2遍，分2次温服。

西洋参1.8g、琥珀0.6g，共为细粉，分2次冲服。

二诊（1961年3月9日）：服药6剂，口干、胸闷、心前区痛、腿痛等症状均较前减轻，近日口角发炎糜烂。舌尖红、苔白，两口角轻微糜烂，上唇有小水疱一簇，脉同前。原方加山栀12g，水煎服。煎服法同前。

三诊（1961年3月27日）：服药6剂，口角糜烂及口唇疱疹均消，胸前闷痛已除，腿痛已减轻，但走路略多仍感疼痛。舌苔正常，脉沉细。原方去山栀，加鸡血藤12g、当归9g、虎骨胶5g、丹参9g，水煎服。煎服法同前。

另综前法配丸药一料服用。

[处方]炒酸枣仁37g、山栀31g、石斛37g、柏子仁62g、黄精37g、枸杞子42g、麦门冬31g、天门冬31g、淡豆豉37g、红花24g、橘络31g、千年健31g、半夏24g、薤白24g、当归37g、虎骨胶37g、冬虫夏草31g、白术37g、茯神31g、菟丝子37g、白豆蔻24g、西洋参31g、琥珀18g、三七粉31g、炙乳香31g、炙没药31g、银耳37g、十大功劳叶37g、血竭31g、冰片1.2g、细辛1.5g。上药共细粉，用豨莶草62g、鸡血藤93g、丹参93g、桑椹124g，熬水，取浓汁，与药粉共打小丸。每次6g，每日3次，饭后服。

四诊（1961年6月24日）：服汤药数十剂及丸药两料后，心前区痛未再发作，腿痛也愈。舌脉已正常。嘱继服丸药，以资巩固。

病例4 王某，男，54岁，1973年12月13日初诊。

[病史]阵发性胸闷，憋气三四年，劳累、上楼时更加明显。1年前开

始，常在阵发性胸闷的同时伴有剧烈疼痛，有时休息后可自行缓解，有时需含服亚硝酸甘油后能缓解，1年来曾发作二三次，医院检查诊为冠状动脉粥样硬化性心脏病，急性冠状动脉功能不全。病后自觉心情烦躁，睡眠不宁，多梦，有时阵发性出汗，饮食一般，消化尚好。

[检查]体胖，面色红润，舌苔薄白，脉沉细涩。

[辨证]心气虚弱，血瘀痰浊阻闭经络。

[治法]益气养心，行瘀豁痰通络。

[处方]炒酸枣仁43g、黄芪15g、枸杞子15g、柏子仁12g、薤白12g、瓜蒌15g、远志12g、百合15g、五灵脂15g、延胡索12g、豆豉12g、橘络12g、生牡蛎18g、白术15g、砂仁12g，水煎2遍，分2次温服。

三七3g、琥珀1.5g、天竺黄1.5g、冬虫夏草1.5g，共为细粉，分2次冲服。

药酒方：当归15g、川芎15g、人参15g、红花12g、冬虫夏草18g、橘络15g、薤白15g、三七24g，共捣粗末，以好白酒500ml，浸泡2周（每天振荡数次），过滤后，药酒加冰糖90g，溶化，再加水稀释一倍，放瓶中。每次服5ml，每日3次，饭后服。

半年后随访：服用上药10余剂后，症状减轻，继之服用药酒，并配合体育锻炼。半年来心前区痛未发作过，现仍在继续服药酒。

病例5 雷某，男，53岁，1972年6月22日初诊。

[病史]患高血压病3年多，血压一般持续在160/90mmHg左右。于2个月前的某日中午，突然胸闷，头晕，目眩，面色苍白，冷汗淋漓，继之失去知觉，急送医院，经心电图检查诊断为急性后壁心肌梗死，入院治疗月余，好转出院。现仍时感心慌，胸闷，活动略多则下肢浮肿，近日复查心电图，诊断为亚急性后壁心肌梗死。

[检查]面色红润，体胖，舌苔薄白，脉沉弱细涩。

[辨证]心肾两虚，血瘀痰浊阻闭经络。

[治法]补肾养心，行瘀豁痰通络。

[处方]生地15g、丹皮12g、山茱萸12g、桑寄生18g、川牛膝15g、夏枯草15g、珍珠母31g、远志12g、瓜蒌15g、薤白12g、陈皮12g、山药24g、丹参15g、当归12g、鲜玉米须31g，水煎2遍，分2次温服。

二诊（1972年9月6日）：服药20余剂，活动量较前增加，胸闷、心慌减轻，下肢浮肿也有好转，饮食、睡眠如常。目前除略感轻微头晕外，无明显不适。舌苔脉象如前。原方去山茱萸，加枸杞子 12g、海藻 15g、菊花 15g，水煎服。煎服法同前。

三诊（1972 年 12 月 25 日）：又服药 30 剂，胸闷疼痛已消失，血压较前下降，饮食，睡眠均好，近日复查心电图为陈旧性后壁心肌梗死。血压为 150/80mmHg，舌苔薄白，脉沉弦细。仍守原法略行加减，配丸药一料，以资巩固。

［处方］当归 77g、远志 77g、柏子仁 77g、五灵脂 62g、山药 93g、丹皮 74g、生熟地各 46g、枸杞子 62g、何首乌 93g、延胡索 62g、海藻 77g、麦门冬 93g、红花 62g、鸡血藤 62g、陈皮 77g、薤白 93g、瓜蒌 124g、白术（土炒）93g、砂仁 62g、白芍 77g、女贞子 77g、菊花 74g、桂圆肉 77g、炒酸枣仁 93g、莱菔子（炒）74g、炙甘草 62g，上药共为细粉，用玉米须 93g、桑寄生 248g、夏枯草 248g，水煎 2 遍，过滤取浓汁与上药粉共打小丸。每次 9g，每日 3 次，温开水送服。

按语：冠状动脉粥样硬化性心脏病简称冠心病，是由于冠状动脉病变引起管腔狭窄或闭塞，产生冠状动脉循环障碍、心肌供血不足而引起的心脏病变，冠状动脉粥样硬化是本病最常见的原因。根据病程的长短、病情的轻重及临床表现的不同，本病可分为隐性冠心病、心绞痛、心肌梗死、心肌硬化等四个类型，其中以心绞痛、心肌梗死为最多见。其主要临床特征为阵发性或持续性心前区或胸骨后剧痛或压榨感，重者可伴有休克、心律紊乱。不典型者尚可表现为胃痛、恶心、呕吐等消化道症状。

中医文献对本病的记述多散见于"心痛""胸痹""心口痛"等病证中。《诸病源候论》中对本病的病因、病机、症状、预后等叙述的甚为具体，指出本病的发病原因是由于"风冷邪气乘于心也。"并有"其痛发有死者，有不死者"两种情况，前者是由于邪伤正经，所以"朝发夕死，夕发朝死，不暇展治。"后者由于心之支别络脉"为风冷所乘"，故"不死"，但有"乍间乍甚""经久不瘥"的特点，其后许多医籍也有类似描述。目前比较普遍的看法，多认为本病乃由于寒邪内侵，导致气滞血瘀或痰浊内生、阻闭经络，经脉不通所引起，故治疗多用活血化瘀、通阳理气、化痰通络等以"痛"为主的治法。

刘老认为，本病应属本虚标实的病证，气滞血瘀，痰浊内阻，经络闭塞等皆为病之标，而其本则为心、肾、脾等脏的虚弱。因此，主张本病除采用上述诸治标法则外，甚为强调补虚治本，认为这是取得疗效的关键。常用何首乌、生地、熟地、枸杞子、山茱萸、菟丝子、女贞子、石斛、黄精、天门冬、麦门冬、银耳、冬虫夏草、杜仲、桑寄生等以滋阴、补肾、培元，用酸枣仁、柏子仁、茯神、远志、珍珠母、琥珀、桂圆肉、当归、白芍等补心养血，用白术、山药、砂仁、鸡内金、黄芪等健脾益气，用川牛膝、赤芍、川芎、红花、鸡血藤、三七、丹参、延胡索、五灵脂、白酒等活血行瘀通络，用橘络、半夏、海藻、天竺黄、贝母等化痰，用瓜蒌、薤白、百合等温中通阳，理气宽胸，并根据具体病情随证加减，多能取效。

阵发性心动过速

病例 李某，男，52 岁，1955 年 12 月 18 日初诊。

[病史] 于 1934 年某日突感心慌，胸闷，心跳加速，脉快 160~180 次 / 分，经用毛地黄治疗后好转。此后上述症状经常发作，时间长短不定，多于紧张、劳累，气候变化等情况下诱发。1949 年曾有一次发作，持续 6 天之久，经用奎尼丁后始得控制，但其后仍时有发作，曾作心电图检查，确诊为室上性阵发性心动过速。近日来发作逐渐频繁，有时一天即可发作数次，时感心烦，失眠，食欲欠佳，血压偏高，来诊。

[检查] 面色赭红乏泽，两目下发青，舌质淡红，舌苔白厚，气息短浅，脉濡细。

[辨证] 心肾虚弱，痰瘀内阻。

[治法] 滋肾养心，温阳健脾，益气豁痰，通络开瘀。

[处方] 炒酸枣仁 30g、枸杞子 12g、菟丝子 9g、橘络 9g、白术 9g、鸡内金 9g、槐实 9g、海藻 9g、麦门冬 9g、钩藤 9g、豆豉 9g、柏子仁 9g，水煎 2 遍，分 2 次温服。

另以猪心（烘干）1 具、琥珀 2.5g、朱砂 19g、三七 31g、人参 12g、麝香 0.9g、蛤蚧 19g，共研细粉，每日 3 次，每次 1.5g，以蜜调服。

二诊（1955 年 12 月 31 日）：服药 10 剂，并配服药粉，睡眠略好，心慌发作次数较药前减少，发作时间也较前缩短，血压已正常。仍有时烦躁不适。舌苔厚而略黄，脉诊同前。原汤药方加龙齿 9g、山栀皮 6g、灯心 1.5g，水煎服。煎服法同前。继服药粉。

1956 年 7 月 4 日随访：又服汤药数十剂，配服药粉，烦躁逐渐减轻，阵发性心悸已数月未发，偶于疲劳、紧张时小发，极轻微，不用药物短时可自行缓解。目前仍间断服用汤药，持续服用药粉中。嘱原汤药方去山栀、豆豉、灯心。药粉方去麝香，继服。

按语：阵发性心动过速，是由于一系列快速接连出现的过早搏动所构成的一种心律失常，以突发突止的心跳加速为特点，发作持续时间长短不定，短者数分钟，长者可数日，发作时除心慌外，尚可伴有恐惧、紧张、心前区不适等症状。本病可见于各种病因的心脏病患者，但室上性心动过速也常发生于没有器质性心脏病的人，且较心室性的远为多见。

刘老根据本病以突发心悸为主的临床表现认为，阵发性心动过速应包括在中医"怔忡""惊悸"的范畴中，两者只是程度不同。惊悸较轻，怔忡较重。有关"怔忡""惊悸"的病因，他认为与心血不足，心气虚弱，水饮内停，肾阴亏耗等多种因素有关，故治疗也多根据病因不同，分别以养心血，补肾阴，益气血，祛痰湿等方法治疗。本例患者除心肾阴虚外，还伴有面色赭红、目下发青、舌苔白厚、气息短浅等阳气不足，痰瘀内阻之证，故在用猪心、枸杞子等药滋肾养心的基础上，用蛤蚧温阳纳气，人参、白术、鸡内金等益气健脾，三七、麝香活血通窍，橘络、海藻、槐实等豁痰通络，而收良效。

风湿性心脏瓣膜病

病例 1 张某，男，42 岁，1959 年 5 月 18 日初诊。

[病史] 自幼经常两膝关节肿痛，但未经治疗。五年前开始，活动后即觉心慌、气短，劳累时则下肢轻微浮肿。2 年前曾因心慌、浮肿等症诊为风湿性心脏病、心力衰竭而住院治疗，好转后出院。近 2 个月来，又觉心慌、气短加剧，夜间不能平卧，上腹胀闷，按之则痛，心前区阵发性闷痛，心律不整等，医院检查仍诊断为风湿性心脏病、心力衰竭、心房纤颤。曾用过毛地黄治疗。平时饮食尚可，近来由于上腹胀闷，不欲多食，消化不良，大便稀溏，每日两三次，多至六七次，睡眠不宁，时在睡中惊醒，有时头痛、头晕。

[检查] 面色黯黄，眼周发青，舌苔白厚，脉沉细结代。肝大剑突下三指，有触痛。

［辨证］心血不足，脾肾阳虚，气血瘀滞。

［治法］补养心血，温肾健脾，活血行瘀。

［处方］炒酸枣仁45g、柏子仁9g、菟丝子25g、山药25g、五灵脂6g、薤白9g、瓜蒌15g、远志9g、红花6g、生白术12g、石斛12g、桂圆肉9g、山栀9g、补骨脂9g、神曲9g、半夏9g、白芍9g、煨草果9g、生蒲黄（包）4.5g，水煎2遍，分2次温服。

西洋参2.4g、三七2.1g、琥珀1.5g、沉香1.8g，共研细粉，分2次冲服。

二诊（1959年5月23日）：药后饮食好转，腹胀减轻，大便较前成形。仍感心慌。舌脉如前。原方加茯神12g，煎服法同前。

另配药粉一料，与汤药配服。

［处方］猪心（干燥）1具、白术46g、天麻62g、白芷31g、细辛24g、红花31g、血竭31g、乳香37g、没药37g、银耳37g、冬虫夏草37g、琥珀31g、天竺黄31g、红豆蔻37g、西洋参46g、朱砂1.8g、麝香0.6g，共研细粉。每次2.5g，每日三次，温开水送服。

三诊（1959年6月18日）：服汤药10余剂，配服药粉，自觉心慌、心前区痛等症均见减轻，睡眠好转，心跳仍不规则，大便次数明显减少，但还不成形，有时仍腹胀。舌苔薄白，脉沉细，仍有结代。原汤药方去蒲黄、五灵脂、石斛、桂圆肉，加炙甘草9g、麦门冬9g、泽泻9g、砂仁9g，煎服法同前。药粉继服。

1959年6月25日随访：药后腹胀、心慌均减，大便正常。仍守原方义加减，嘱继服，以资巩固。

病例2 夏某，男，50岁，1955年5月31日初诊。

［病史］患心脏病已八九年，活动后即感心慌、气短。近年来症状加剧，经常咳嗽、咳血，医院检查诊为风湿性心脏病、心力衰竭、心房纤颤，曾多次应用毛地黄治疗。近日又觉心慌，气短，咳嗽，吐白色痰，时感胸闷，夜间尤甚，有时不能平卧，饮食减少。

［检查］面颊潮红，舌苔白而略厚，气息短促，脉细弱结代。

［辨证］心肾不足，痰饮内阻。

［治法］补益心肾，蠲饮化痰。

［处方］石斛6g、五味子6g、干姜3g、橘络9g、菟丝子9g、枸杞子

9g、炒酸枣仁 15g、柏子仁 5g、远志 9g、麦门冬 9g、何首乌 9g、桑寄生 6g、炙甘草 3g、麻黄 1.5g、钩藤 3g、灯心 1.5g，水煎 2 遍，分 2 次温服。

另用猪心（干燥）1 具、朱砂 18g、琥珀 24g、川贝 6g，共研细粉。每次 3g，每日 2 次，蜜调服。

二诊（1955 年 6 月 9 日）：药后咳嗽、吐痰、心慌、气短等症均见减轻。近觉胸胁不适，舌脉同前。原方加柴胡 3g、白芍 6g、桔梗 9g、白豆蔻 5g，煎服法同前。

三诊（1955 年 6 月 15 日）：药后咳嗽、吐痰已基本消除，气喘减轻，胸胁已舒。舌苔薄白，脉细。拟停服汤药，改用健脾益气、补肾培元之法，配丸药继服，以资巩固。

［处方］蛤蚧（去头足）两对、人参 77g、冬虫夏草 46g、何首乌 46g、枸杞子 62g、白术 46g、鸡内金 62g、红豆蔻 37g、橘络 15g、鹿茸 15g、胆南星 31g、当归 37g、鸡胚 93g、川贝 46g。

上药共研细粉，用炒酸枣仁 375g、枸杞子 250g，水煎两三遍，取浓汁，浸药粉中，干燥，再研细，水泛为小丸。每次 4.5g，日服 3 次。

1955 年 10 月 14 日随访：服药丸至今，心跳间歇大减，气喘减轻，已能参加工作，仍在继续服药中。

按语：风湿性心脏瓣膜病，简称风湿性心脏病，乃是急性风湿病后遗的心瓣膜病变，受累瓣膜以二尖瓣或合并主动脉瓣最多见，由于瓣膜狭窄及闭锁不全，久之造成相应心房、心室的肥厚、扩大，代偿功能失调，产生心力衰竭。本病早期（心功能代偿期）除咳嗽、咳血，活动后心慌、气短外，多无其他特殊表现，晚期（心功能代偿失调期）则多产生心力衰竭的各种表现。

刘老医生根据本病的临床表现认为，风湿性心脏瓣膜病与中医学中"心悸""怔忡""喘息""水肿"等证密切关联，其病机甚为复杂，涉及的脏腑病变极为广泛，除心血虚少之外，由于脾、肺、肾三脏阳虚而造成水湿内停、心阳虚弱，风湿之邪阻闭经络而造成气血瘀滞等，也是导致本病的重要因素。故他治疗本病强调从补肾养心，益气健脾，祛瘀通络，蠲饮化痰等方面着手。病例 1 心前区痛，肝大、压痛等，气血瘀滞之证较为突出，且有脾肾阳虚腹泻的表现，故用五灵脂、蒲黄、红花、血竭、乳香、没药、麝香等活血祛瘀通络，用补骨脂、神曲、白术、山药、砂仁等温肾健脾而收效。病例2咳嗽、咳血、胸闷、心律不齐之症较为明显，乃肺气失宣，痰饮内阻，心肾阳气不足的表现，故应用麻黄以通阳，远志、橘络、五味子、干姜、川贝等药以止咳、蠲饮、化痰，用冬虫夏草、人参、鸡胚、蛤蚧、鹿茸等药益气培元，而收效。

胃 痛

病例1 王某，男，37岁，1956年4月8日初诊。

[病史] 上腹部疼痛7年，多在饥饿、饮食不当、进食生冷或吃不易消化的食物、劳累、气候变化等情况下疼痛加剧，重时并向背部放射，饮食较差，时有吐酸，腹胀，矢气较多，大便正常，尿色黄。胃肠透视检查诊为胃小弯部溃疡。

近3年来，时觉咽干而痛，经检查诊为慢性咽炎。

[检查] 体质瘦弱，面色黯黄，舌质红，苔白，微厚，咽红，脉沉细。

[辨证] 肝气郁滞，脾胃失和，少阴虚火上炎。

[治法] 疏肝和胃，健脾温中，清少阴虚火。

[处方] 香附45g、丹皮30g、延胡索36g、川楝子42g、公丁香36g、白及120g、炒白术75g、砂仁45g、百合45g、远志42g、何首乌48g、陈皮42g、清半夏42g、茯苓42g、枳壳36g、煨草果36g、乌贼骨48g、浙贝45g、黄柏36g、鸡内金（炙）60g。上药共为细粉，用生姜90g，煎水打小丸。每次饭后服9g，每日3次。服1周休药1天。

二诊（1956年5月23日）：服上药一料，腹痛、腹胀、咽痛等症均见减轻。饥饿时仍觉轻微胃痛，吐酸，劳累后加重，大便偏干。舌、脉同前。原方去远志，加当归36g、厚朴42g，研细粉，姜水打小丸。服法同前。

三诊（1956年8月23日）：又服药两料，诸症均见好转，钡餐透视，溃疡较半年前明显缩小，饭后上腹部仍轻微疼痛，食欲仍差，四肢乏力，大便已正常。舌质正常，苔薄白，咽已不红，脉沉细。原方去黄柏、丹皮，加党参60g、黄芪60g、木香42g、神曲48g、泽泻45g，共研细粉，姜水打丸，服法同前。

1956年10月10日来函述：又服药一料，症状大减，钡餐透视溃疡面较前又明显缩小，已近愈合。嘱配原方继服，以巩固疗效。

病例2 孙某，男，37岁，1956年9月18日初诊。

[病史] 上腹部经常疼痛，伴有胀满、嗳气、吞酸、嘈杂等不适已多年，饭前疼痛较重，食欲不振，矢气多，大便略干，钡餐透视诊为胃幽门部溃疡，长期服用小苏打、氢氧化铝等药无效。近来常失眠，多梦，烦躁，易惊，腰酸，乏力。

[检查] 体瘦，面黄而黯，舌质淡红，苔薄白，脉弦细，沉取弱。

[辨证] 脾气虚弱，肝胃失和，心肾不足。

[治法] 健脾和胃，补益心肾，佐以疏肝。

[处方] 酸枣仁（炒）45g、柏子仁12g、枸杞子15g、山药24g、黄精12g、白及15g、乌贼骨15g、浙贝15g、厚朴9g、白术12g、鸡内金15g、砂仁9g、吴茱萸9g、黄连4.5g、陈皮9g、半夏9g、甘草6g，水煎2遍，分2次温服。

1956年12月15日患者来函述：服药数十剂后，上腹疼痛减轻，食欲好转，体力增强。天凉或阴天时仍有胃痛、吐酸及腹胀感，睡眠仍差。原方加木香9g、党参15g、远志9g，水煎服。煎服法同前。

十个月后来函述：前方继服数十剂，吞酸、腹胀、嗳气等症已消失，余症也有好转，两三个月前经钡餐透视复查，溃疡已愈合。

病例3 姜某，男，35岁，1957年2月26日初诊。

[病史] 上腹部经常疼痛5年，时轻时重，饥饿时重，进食则缓，有时吞酸、嘈杂、胃部胀闷，大便时干时稀，经检查诊断为胃溃疡。近两三年来时有失眠，多梦，有时心慌，头晕。素有慢性支气管炎，每到冬天常咳嗽，吐白色黏痰，重时则喘。

[检查] 面黄无华，舌边红、苔薄、微黄，脉沉弦。

[辨证] 肝胃不和，脾气虚弱，心肾不足。

[治法] 疏肝和胃，益气健脾，补养心肾。

[处方]

（1）汤药方：炒酸枣仁45g、柏子仁12g、山药18g、菟丝子18g、香附9g、山栀9g、神曲12g、厚朴9g、白及12g、乌贼骨15g、浙贝12g、炒白术9g、炙鸡内金12g、红豆蔻9g、桔梗9g、沙参12g、陈皮9g、半夏9g，水煎2遍，分2次温服。

（2）药粉方：乌贼骨45g、瓦楞子30g、浙贝36g、甘草30g、白及

60g、陈皮 36g、半夏 36g、人参 45g、白术 36g、鸡内金 54g、沉香 24g、红豆蔻 30g、鸡胚粉 90g、龙胆草 24g、琥珀 9g，上药共研细粉，每次服 6g，每日 3 次，饭后服。

半年后随访：诊后服药粉数料，汤药数十剂，效果甚好，诸症大减，嘱其继服，以资巩固疗效。

病例 4 刘某，男，42 岁，1958 年 4 月 20 日初诊。

［病史］胃口痛七八年。经常饭后上腹部发闷，有阻塞感，重时即痛，嗳气，呕吐清水，饮食一般，大便时干时稀，曾到医院检查，诊断为胃黏膜脱垂症并发溃疡病。病后睡眠不好，时有遗精。

［检查］体瘦，面色黯黄，舌质淡红，苔薄白，脉沉细而弱。

［辨证］肝胃不和，脾肾两虚。

［治法］疏肝和胃，补肾健脾。

［处方］炒酸枣仁 42g、覆盆子 15g、山药 24g、黄芪 15g、莲子 12g、锁阳 12g、白术 15g、鸡内金 18g、青皮 9g、香附 9g、砂仁 12g、党参 12g、百合 12g、白及 12g、浙贝 15g，水煎 2 遍，分 2 次温服。

二诊（1958 年 4 月 28 日）：服药 5 剂，睡眠好转，胃部胀、闷、痛等症均轻，大便偏干。舌苔黄，脉象同前。证属肝经郁热，宜暂用清肝泻热、养阴润便、养心健脾、理气和胃之剂。

［处方］炒酸枣仁 42g、菟丝子 24g、女贞子 12g、当归 9g、肉苁蓉 15g、熟地 15g、芦荟 0.6g、草果仁 12g、大腹皮 12g、神曲 9g、青皮 9g、山栀 9g、木香 9g、百合 12g、白术 9g、鸡内金 12g，水煎服。煎服法同前。

沉香 1.5g、天竺黄 2.1g、琥珀 0.6g，共研细粉，分 2 次冲服。

三诊（1958 年 5 月 5 日）：药后，腹胀、胃痛明显减轻，大便已正常。舌苔、脉象已正常。郁热已清，仍以初诊方略行加减继服。

病例 5 李某，男，42 岁，1959 年 6 月 13 日初诊。

［病史］上腹疼痛 10 余年。痛无定时，饭前较剧，得食则缓，伴有嗳气、腹胀、痞闷、食欲不振等，大便干结，经钡餐透视诊断为十二指肠溃疡。病后睡眠不好，烦躁，多梦，记忆力差，疲乏无力。

［检查］面黄体瘦，舌质红、有裂纹，舌苔黄、略厚，脉沉细而弱。

［辨证］肝经郁热，脾胃失和，心肾不足。

［治法］滋肾清肝，理气和胃，佐以养心安神。

［处方］炒酸枣仁 45g、柏子仁 9g、茯神 12g、菟丝子 24g、枸杞子 12g、当归 12g、肉苁蓉 12g、厚朴 9g、砂仁 9g、淡豆豉 12g、山栀 9g、青皮 9g、白芍 9g、丹皮 9g、白术 12g、橘络 12g、芦荟 0.6g、鸡内金 6g、藿香 9g，水煎 2 遍，分 2 次温服。

琥珀 1.2g、沉香 1.5g，共研细粉，分 2 次冲服。

二诊（1959 年 8 月 31 日）：服上药 10 余剂后，胃痛、脘腹胀闷等症均轻，食欲增加，大便已不干，睡眠好转，体重增加 2 公斤。有时仍有上腹部烧灼感。面色较前红润，舌质淡红、苔薄白，脉象缓和。上方去淡豆豉、丹皮、芦荟、茯神，继服，煎服法同前。

药粉方：浙贝 60g、乌贼骨 75g、白及 90g、白术 54g、黄柏 45g、沉香 24g、琥珀 24g、红豆蔻 36g、人参 36g、甘草 36g、三七 36g，共研细粉。每次 3.6g，每日 3 次，饭后服。服 1 周休药 1 天。

2 年后患者来函述：服上药数料后，食欲大见好转，胃痛、腹胀等症基本消失，大便正常。

病例 6　田某，男，35 岁，1960 年 4 月 3 日初诊。

［病史］胃脘痛多年，夜间及早晨较重，每遇情绪改变、饮食不当或天气寒凉，则疼痛加剧，甚则呕吐清水，经常泛酸，食欲尚可，大便时干时稀，经医院检查诊断为十二指肠球部溃疡。平时常有头晕、失眠、多梦。

［检查］面色黯黄，舌质淡红，苔薄白，脉虚弱。

［辨证］脾胃虚寒，心肾不足。

［治法］健脾理气，温中和胃，养心补肾。

［处方］炒酸枣仁 36g、白术 12g、鸡内金 15g、吴茱萸 6g、乌贼骨 15g、白及 12g、浙贝 12g、厚朴 9g、砂仁 9g、神曲 12g、枳壳 9g、炙甘草 6g、补骨脂 9g、肉苁蓉 12g、菟丝子 9g、高良姜 6g，水煎 2 遍，分 2 次温服。

二诊（1960 年 6 月 5 日）：药后胃痛减轻，睡眠好转，因工作劳累，于 2 天前出现黑色柏油样大便一次，并觉头晕、心慌、烦躁，到医院检查诊为溃疡病出血，舌质淡红，舌苔薄白，脉虚弱而细。原方加山药 30g、党参 12g、淡豆豉 12g、山栀 9g、仙鹤草 12g，水煎服。煎服法同前。

另以三七 2.1g、琥珀 1.5g，共研细粉，分两次冲服，以补气摄血。

三诊（1960 年 6 月 14 日）：服上药 6 剂，大便色已转黄，成形，胃痛减，有时略感上腹发胀，走路时有下坠感。吐酸较多，头晕，活动即气短。舌苔白，脉象同前。原方去补骨脂，加吴茱萸 3g、黄连 4.5g、香附 9g、人参 1.8g，水煎服。煎服法同前。

四诊（1960 年 7 月 15 日）：服药 15 剂，头晕已好，大便正常，饮食好转，腹痛减轻，体力增加，胃部仍偶有不适感，睡眠略差，脉沉取仍弱。原方略行加减，配粉剂继服，以资巩固疗效。

病例 7 魏某，男，32 岁，1965 年 3 月 16 日初诊。

［病史］经常上腹疼痛，伴有吐酸、嘈杂等不适。7 年前，因溃疡病曾做胃大部切除手术，术后不久，腹痛、吐酸等症又发，饮食差，食量少，经检查诊断为溃疡病复发（吻合口溃疡）。时有失眠，烦躁，头痛，头晕，记忆力差，体倦乏力。

［检查］面黄，体瘦，舌质红、苔黄而滑，脉细弱。

［辨证］脾气不足，肝经郁热。

［治法］健脾益气，清热化痰，佐以补肾安神。

［处方］白术 60g、生鸡内金 90g、白及 45g、人参 36g、山茱萸 36g、天门冬 36g、红豆蔻 30g、淡豆豉 36g、山栀 30g、天麻 36g、天竺黄 36g、橘络 36g、炒酸枣仁 54g、胆南星 18g、琥珀 18g、胎盘粉 150g，共研细粉。每次服 4.5g，日 3 次，饭后服。

服药 3 个月后来函述及：效果明显，吐酸、胃痛等症已消失，饮食消化已正常，体力也有恢复，现仍在继服上药。

病例 8 赵某，男，39 岁，1959 年 3 月 20 日初诊。

［病史］饭后上腹疼痛 20 年，时轻时重，劳累、受凉、情绪不快及进食生冷等，均可引起发作，时有吐酸、腹胀，食欲渐减，大便稀薄，每日 2 次，去医院检查诊断为十二指肠溃疡。

［检查］舌苔薄白，脉象细弱。

［辨证］脾胃虚弱，肝气不舒。

［治法］温中健脾，理气和胃，佐以疏肝。

［处方］炒白术 60g、白及 75g、乌贼骨 90g、浙贝 54g、厚朴 30g、砂仁 45g、木香 45g、公丁香 36g、川楝子 30g、陈皮 36g、清半夏 36g、神曲 36g、黄连 30g、炮姜 42g、甘草 30g。共研细粉，以生姜 30g，煎水打小丸。

每服 9g，每日 3 次，饭后服。

二诊（1959 年 12 月 20 日）：服上药粉效果很好，诸症均见明显减轻，已无明显自觉不适。三天前因工作劳累，饮食不当，突然上腹部剧烈疼痛，难以忍受，全身出汗，烦躁不安，局部热敷痛可略减，但疼痛不止，到医院检查诊断为膈裂孔疝，十二指肠球部溃疡。病后不能进食，干呕，吞酸，大便数日未行。

[检查] 面黄，痛苦表情，舌苔黄厚，脉沉紧。证属阳明燥实。宜以大承气汤为主方，佐以疏肝健脾之剂治之。

[处方] 厚朴 9g、香附 9g、乌贼骨 15g、浙贝 12g、肉豆蔻霜 9g、木香 12g、炮姜 12g、白术 15g、鸡内金 12g、酒大黄 6g、枳实 12g、炙甘草 6g、神曲 9g、玄明粉（冲）9g，水煎 2 遍，分 2 次温服。

三诊（1959 年 12 月 22 日）：服药 1 剂，腹痛轻，出汗止，大便已行，仍干。脉象细弱，已有缓象。原方加桃仁 9g，水煎服。煎服法同前。

四诊（1959 年 12 月 24 日）：又服药 1 剂，诸症均除，大便正常，上方略行加减以调和胃气，嘱其继服，以资巩固。

病例 9 刘某，男，40 岁，1960 年 3 月 6 日初诊。

[病史] 5 年前曾因饮酒，突然上腹疼痛，伴有恶心、呕吐，经治疗数日而愈。此后，上腹疼痛经常反复发作并逐渐加重，犯病时不能进食，重时伴有恶心、呕吐，有时腹泻。发病多在饭后或饥饿时，吃辛辣等刺激食物易引起犯病，每次发作持续数小时，上腹部热敷可减轻。平时食欲不佳，大便时稀，时有失眠、多梦、头晕、头痛。医院检查诊为慢性胃炎。

[检查] 体瘦，面黄，舌质淡红，舌苔薄黄，脉细弱。

[辨证] 肝气郁滞，脾胃不和。

[治法] 疏肝理气，健脾和胃，固涩止痛。

[处方] 炒酸枣仁 45g、覆盆子 9g、罂粟壳 9g、醋香附 9g、五灵脂 9g、生蒲黄（包）6g、柴胡 6g、生白术 9g、生鸡内金 15g、厚朴 6g、砂仁 9g、吴茱萸 6g、黄连 4.5g、茯苓 9g、神曲 9g、白及 12g，水煎 2 遍，分 2 次温服。

沉香 1.8g、琥珀 0.9g，研细粉，分 2 次冲服。

二诊（1960 年 3 月 9 日）：服药 3 剂，胃痛减轻，食欲、睡眠均有好转。仍感头晕、发木，记忆力差，疲劳无力，大便每日 1 次、略干。舌苔、脉象同前。以前法略加益气之品，配药粉继服。

［处方］生白术45g、生鸡内金60g、香附45g、五灵脂45g、生蒲黄45g、柴胡45g、厚朴45g、砂仁36g、红豆蔻36g、吴茱萸45g、黄连60g、白及45g、罂粟壳45g、茯苓45g、神曲45g、沉香18g、琥珀24g、冬虫夏草45g、白芷36g、人参36g，共研细粉，装瓶。每次4.5g，每日3次，饭后姜汤送服。

1960年8月10日来函称：上药一直服用，效果很好，已恢复工作，胃痛病未再犯，有时略吐酸水，大便仍有时稀，要求改方。原方加制酸止痛之品继服。

［处方］生白术60g、鸡内金90g、白及60g、罂粟壳45g、香附45g、五灵脂45g、延胡索45g、厚朴45g、砂仁45g、党参45g、冬虫夏草45g、红豆蔻45g、沉香24g、乳香36g、黄连30g、吴茱萸42g、甘草45g、乌贼骨90g、浙贝45g、木香45g。共研细粉，装瓶。每次服9g，每日3次。

1960年11月20日来函：服上药粉两料，胃痛已痊愈，食欲大增，腹痛、吐酸等症均消除，大便已正常，每日1次。

病例10 张某，男，20岁，1961年7月14日初诊。

［病史］1年前，因生气后饮食不节，引起胃痛，呕吐，经治疗好转。此后，常有胃中灼热感，伴有腹胀，嗳气，胃中嘈杂不适，进食后尤甚。半年前，因心情不快，胃脘痛又发作。平时睡眠不好，常失眠，多梦，记忆力减退。经医院检查诊为慢性胃炎。

［检查］面色黄，舌质淡红、苔白、中部略厚，脉弦细。

［辨证］肝郁气滞，脾胃失和。

［治法］疏肝理气，健脾和胃，清胃制酸，佐以养心益肾。

［处方］炒酸枣仁45g、夜交藤12g、菟丝子24g、竹茹12g、厚朴9g、砂仁9g、乌贼骨15g、浙贝12g、吴茱萸6g、黄连3g、生白术12g、木香9g，水煎2遍，分2次温服。

二诊（1961年8月5日）：服上药9剂，胃痛减轻，胃脘灼热、嘈杂等不适也减轻，睡眠好转，仍略觉恶心，脘腹发闷，大便溏薄。舌苔白厚，脉象滑细。此系脾虚痰湿之邪阻于中焦，治宜重加健脾化湿之品。原方加山药24g、藿香6g、半夏9g、神曲9g，水煎服。煎服法同前。

三诊（1961年10月20日）：服药后诸症大减，胃已不痛，嘈杂、嗳气、胀闷等不适也有明显减轻，大便已正常，睡眠有所好转。舌苔正常，脉缓和。仿原法配药粉一料，嘱其继服，以资巩固疗效。

［处方］厚朴 24g、连翘 30g、川楝子 30g、神曲 36g、乌贼骨 60g、浙贝 45g、青皮 30g、砂仁 30g、炒莱菔子 30g、半夏 30g、吴茱萸 36g、黄连 24g、木香 30g、藿香 30g、白芍 36g、公丁香 24g、甘草 30g。共研细粉，装瓶。每次服 6g，每日 3 次，饭后姜汤送服。

病例 11 王某，男，48 岁，1964 年 11 月 9 日初诊。

［病史］胃口疼痛已多年，饥饿、饭后、受凉、生气等因素均使疼痛加剧。并时有嗳气、吐酸等不适，饮食一般，不敢进硬食，否则腹疼、胀饱更剧，大便常干燥。平时常有头痛、头晕、失眠、多梦等不适。医院检查诊断为慢性胃炎。

［检查］面色黯黄，舌质淡红，舌苔薄白，脉弦细。

［辨证］肝郁气滞，脾胃虚弱。

［治法］疏肝理气，健脾和胃，佐以安神。

［处方］香附 12g、柴胡 9g、陈皮 9g、半夏 9g、橘络 12g、吴茱萸 4.5g、炒酸枣仁 36g、人参 9g、神曲 12g、白术 9g、鸡内金 15g、厚朴 6g、大腹皮 6g、红豆蔻 6g、延胡索 9g，水煎 2 遍，分 2 次温服。

沉香 2.4g、琥珀 0.9g，共为细粉，分 2 次冲服。

二诊（1964 年 11 月 20 日）：服上药 6 剂，睡眠好转，胃痛、嗳气、吐酸等症也见减轻，大便仍干，舌苔薄、略黄，脉同前。原方去人参、半夏，加川楝子 6g、大黄 1.8g、百合 12g、木香 9g，水煎服。煎服法同前。

药粉方：白术 120g、鸡内金 150g、神曲 90g、川楝子 60g、香附 90g、红豆蔻 90g、公丁香 45g、沉香 39g、白及 60g、生蒲黄 60g、鸡胚 180g、大黄 30g、炒酸枣仁 180g、琥珀 24g、五灵脂 30g。共研细粉，每次服 6g，每日 3 次，饭后姜汤送服。

1 年后随访：服药后胃痛大见减轻，嗳气、吞酸等症已除，天凉或饮食不当时，仍觉胃部有轻微不适。

病例 12 黄某，男，28 岁，1955 年 9 月 21 日初诊。

［病史］7 年来经常上腹疼痛、闷胀、嗳气，饭后尤甚，食欲不振，消化不良，消瘦，无力，经作钡餐透视检查，诊断为胃下垂。

［检查］体瘦，面色黄，舌质淡红，苔薄白，脉沉细。

［辨证］脾胃虚弱，中气不足。

［治法］补中益气，健脾和胃。

［处方］人参 51g、生白术 90g、鸡胚粉 150g、鸡内金 120g、红豆蔻 45g，共研细粉，每 30g 药粉加精制马钱子粉 1.5g，研匀。每次 4.5g，每日 2 次，饭后服。

一个半月后来函称：服上药一料后，腹痛、腹胀、嗳气等症大减，食欲好转，体重增加 6 斤，作钡餐透视复查，胃较前明显上升。嘱其原方继服，以求彻底治愈。

病例 13 李某，男，37 岁，1957 年 4 月 15 日初诊。

［病史］食欲不佳，饭后上腹部饱胀、沉坠感已数年，伴有烧心、吞酸、嗳气等不适，腹中时有荡水音，劳累、天凉时症状加重。钡餐透视诊断为胃下垂（胃小弯下垂至脐下二指），十二指肠球部溃疡（冠部充盈不良，有压痛及激惹现象）。下腹常坠痛，大便时干时稀，重时带黏液及脓血，曾在大便中查到阿米巴滋养体，诊断为慢性阿米巴痢疾。多年来常有头痛、头晕、失眠、多梦，记忆力减退，遗精，怕冷，身体逐渐衰弱。

［检查］面色黯黄，消瘦，舌质淡红、苔白略厚，脉细弱。

［辨证］脾肾阳虚，中气不足。

［治法］补肾健脾，益气和胃。

［处方］

（1）药粉方：白术 75g、生鸡内金 60g、人参 45g、白及 45g、红豆蔻 45g、公丁香 30g、乌贼骨 54g、浙贝 45g。共研细粉，每 30g 药粉加精制马钱子粉 1.2g。每次服 3g，每日 3 次，饭后服。

（2）汤药方：炒酸枣仁 48g、生黄芪 18g、生白术 24g、鸡内金 15g、乌贼骨 15g、浙贝 12g、金樱子 12g、锁阳 12g、砂仁 12g、淡豆豉 12g、柏子仁 9g、薏苡仁 18g、白头翁 9g、熟附子 7.5g、谷芽 9g、青皮 9g、菟丝子 30g、藿香 9g，水煎 2 遍，分 2 次温服。

人参粉 3g，分 2 次冲服。

1957 年 7 月 16 日来函称：服汤药及药粉后，胃痛、腹胀、吞酸、嘈杂、嗳气等症均较前明显减轻，食欲好转，腹泻、便干情况也有好转，唯多梦、失眠、遗精等症未见减轻。钡餐透视检查，胃已较 3 个月前上升二横指，十二指肠球部溃疡同前。原汤药方加莲须 12g，药粉方加陈皮 36g、半夏 36g，继服。

1957 年 9 月 15 日来函称：服上药后诸症继续好转，胃痛已轻，腹胀、嘈杂、吞酸等症也明显减轻，钡餐透视十二指肠溃疡较前也有好转（球部充盈良好，稍压痛，无激惹现象）。嘱上药粉继服，以资巩固疗效。

病例 14 王某，男，48 岁，1959 年 8 月 20 日初诊。

［病史］食欲不振，消化不良，饭后饱胀感已多年，经常上腹坠痛不适，口干，胸闷，大便时干时稀，身体逐渐衰弱，经医院检查，诊断为胃下垂。多年来常有失眠、多梦、头痛、头晕、记忆力减退等症状。

［检查］体瘦，面黄，舌质淡红、苔薄黄，脉细弱。

［辨证］脾肾两虚，心神不宁。

［治法］益气健脾，补肾养阴，清心安神。

［处方］炒酸枣仁 48g、柏子仁 12g、茯神 15g、生菟丝子 24g、覆盆子 12g、生白术 15g、鸡内金 24g、红豆蔻 9g、石斛 12g、黄芪 12g、天竺黄 9g、山栀 9g、黄精 12g、夜交藤 9g，水煎 2 遍，分 2 次温服。

药粉方：生白术 105g、鸡内金 90g、人参 45g、鹿茸 18g、蛤蚧粉 36g、红豆蔻 36g、砂仁 30g、胎盘粉 60g、天麻 45g、银耳 45g、琥珀 9g。共研细粉，每 30g 药粉加精制马钱子粉 1.5g，研匀。每次服 4.5g，每日 2 次，饭后服。

二诊（1959 年 10 月 4 日）：服药后，食欲、睡眠明显好转，饭后饱胀、上腹坠痛也有减轻，大便正常，体重较前增加 1 公斤。舌苔薄白，脉同前。嘱其原方继服，以资巩固疗效。

病例 15 文某，女，35 岁，1956 年 8 月 12 日初诊。

［病史］失眠、多梦、头痛、头晕、耳鸣已多年。近几年经常呕吐，与饮食无明显关系，多在食后及工作繁忙或劳累时加剧，严重时呕吐物可呈血性。西医诊断为胃神经官能症。

［检查］营养尚好，面色红润，舌质略红，苔薄黄，脉沉细。

［辨证］痰热内阻，脾胃失和，心肾不足。

［治法］清肝化痰，健脾和胃，补肾养心。

［处方］天麻 9g、白术 9g、陈皮 9g、姜半夏 9g、橘络 9g、炒酸枣仁 36g、山栀 9g、淡豆豉 12g、胆南星 3g、竹茹 9g、枸杞子 15g、菟丝子 12g、石斛 9g、覆盆子 9g、龙齿 15g、钩藤 9g、槐实 9g、灯心 1.5g、羚羊

角骨 9g，水煎 2 遍，分 2 次温服。

琥珀 0.9g，分两次冲服。

1 周后复诊：服药 4 剂，呕吐轻，食欲好转，舌苔、脉象同前，原方继服。

3 年后随访：共服药 20 余剂，呕吐已愈，饮食好转，睡眠也正常，停药后一直未再复发。

病例 16 黄某，女，45 岁，1956 年 12 月 4 日初诊。

［病史］3 年前某日，因生气后进食，当即觉胃部胀闷不适，继之发生呕吐，吐出食物和黏液，不恶心，吐后胃部稍舒适。此后，进食即感上腹部不适，呕吐，吐出物多为所进饮食，甚则吐出黄水，晨起较轻，午晚饭后加重，因恐饭后呕吐而不敢多进饮食，时有嗳气，有时胃中发热，口干，大便干结，四五天 1 次，经常失眠，烦躁，医院检查，诊断为胃神经官能症。

［检查］体瘦，面黄无华，舌苔薄黄、中部略厚，脉弦细。

［辨证］痰热郁结，肝胃失和，脾阴不足。

［治法］清胃豁痰，降逆止呕，养阴生津。

［处方］当归 9g、熟地 12g、肉苁蓉 9g、陈皮 9g、半夏 9g、代赭石 9g、吴茱萸 4.5g、黄连 3g、枳壳 9g、天花粉 12g、麦门冬 12g、炒酸枣仁 36g、淡豆豉 9g、竹茹 9g、灶心土（包）6g、橘络 9g，水煎 2 遍，早晚各服 1 次。

二诊（1956 年 12 月 8 日）：服药 3 剂，呕吐止，嗳气、饭后腹胀等症也明显减轻，口已不干，大便仍略干，仍觉乏力，时出虚汗，进食少。舌苔、脉象同前。原方加浮小麦 9g、人参 9g、鸡内金 9g、麦芽 9g、红豆蔻 6g，继服。煎服法同前。

三诊（1956 年 12 月 15 日）：服药后出汗少，呕吐已止，饮食基本正常，自觉衰弱无力，大便略干，睡眠差，烦躁。舌苔薄白，脉沉细，原方去降逆止呕药，继服，以巩固疗效。

按语：胃痛，中医称胃脘痛，是以上腹部或剑突下慢性疼痛为主要表现的病证，可见于食道下端、胃或十二指肠的慢性炎症或溃疡，胃黏膜脱垂，膈肌食道裂孔疝，胃下垂，胃神经官能症等多种疾病。并经常与嗳气、吞酸、嘈杂、呕吐、呃逆、脘腹胀闷等症状兼见。由于体表部位的相近，我国古代多将心痛与胃痛混称，朱丹溪曾有"心痛即胃脘痛"之说。后世医家在实践中逐渐将此二者区别，《医学正传》指出："古方九种心痛，详其所由皆在胃脘而实不在心。"《证治准绳》有"心与胃各一脏，其病形不同，因胃脘痛处在心下，故有当心而痛之名，岂胃脘痛即心痛者哉，历代方论将二者混同叙于一门误自此始……"的论述。

对于本证的成因，中医多认为与情志忧郁、肝郁气滞、肝胃失和，或饮食不调、损伤脾胃，或脾肾不足、寒自内生，或气血虚弱、中气下陷等引起脾失健运、胃失和降有关。并一向有"不通则痛"的理论，认为疼痛的基本病机是脏腑经络气血"不通"之故，胃痛病也是如此。故治疗时常在辨证的基础上，突出一个"通"字。

对这个"通"字，需加全面的理解，绝不是单纯指泻下之意。如常用调气加活血，或者活血加调气，是通的意思，上逆的调之下行，中结的散之旁达，也是通的意思；素寒的治疗以温散使通，素虚的补助使通，这些都是以"通"的手段使痛止病愈的。正如《医学新传》中所记述的："夫通则不痛，理也。但通之之法，各有不同。调气以和血，调血以和气，通也；上逆者使之下行，中结者使之旁达，亦通也；虚者助之使通；寒者温之使通；无非通之之法也。若必以下泄为通则妄矣。"

刘老治疗本症多采用疏肝理气、健脾和胃等法则。并根据兼证的不同，分别配以清热、豁痰、温中、降逆、益气、培元、滋肾、养肝、安神养心等法。取《金匮翼》柴胡疏肝汤，《统旨方》清中汤、补气运脾汤，《圣惠方》金铃子散，《景岳全书》化肝煎，《丹溪心法》左金丸，《张氏医通》沉香降气散，《沈氏尊生书》香砂养胃汤，《伤寒论》理中汤、旋复代赭汤，《医统》丁香散，《本事方》竹茹汤，《证治准绳》养心汤，《局方》失笑散、二陈汤、香砂六君汤、镇心丹等方义，化裁应用，也不离中医"以通为主"的治疗原则。方中多以柴胡、香附、白芍、青皮、郁金、川楝子等疏肝解郁；厚朴、木香、枳壳、红豆蔻、陈皮、白术、鸡内金、神曲、山药等理气健脾；金银花、黄柏、黄连、山栀、龙胆草、黄芩、丹皮等清热；丁香、炮姜、生姜、吴茱萸、草果等温中；半夏、橘络、胆南星、天竺黄、茯苓等豁痰；人参、党参、黄芪、胎盘粉、鸡胚粉、蛤蚧、冬虫夏草、鹿茸、炙甘草等补气培元；代赭石、灶心土、竹茹、半夏、生姜等降逆止呕；菟丝子、覆盆子、何首乌、黄精、枸杞子滋肾养肝；酸枣仁、柏子仁、珍珠母、龙齿、茯神、远志、百合、琥珀、朱砂等养心安神。并结合见症，随症加减，如疼痛重者用沉香、三七、乳香、没药、蒲黄、五灵脂、延胡索等；腹胀甚者用大腹皮、莱菔子、枳实、槟榔等；吐久伤阴用天花粉、麦门冬、玉竹、石斛、百合等；便秘者用肉苁蓉、当归、熟地、芦荟、玄明粉、大黄等；出血用仙鹤草、三七等；乌贼骨、白及、浙贝、瓦楞子等药，既可制酸止痛，又可生肌止血，故在治疗溃疡病时多喜用。马钱子含番木鳖碱，既能增强胃肌张力，又能促进消化液的分泌，故治疗胃下垂时经常应用。此外，刘老治疗胃脘痛也常参考西医学之诊断，采用相应的治疗重点，如溃疡病者重用制酸止痛之品，胃下垂者重用补中益气，升提之法，胃神经官能症则重降逆止呕等。他所治疗的胃脘痛病例，病程多长达数年，除胃脘部症状外，多兼有头晕、失眠、记忆力衰退等心肾虚弱的见症，且他认为此种病者心情常有多疑善感，情志易于怫郁，容易导致肝郁气滞，肝胃不和而致胃脘痛证，说明心肾虚弱与胃脘痛关系密切，互为因果，故他治疗胃脘痛时，常配用补肾安神养心等法。

最后应指出的是：由于胃痛病型复杂，临床上往往寒热错综，虚实兼见，因此，刘老用药也往往寒热并用，攻补兼施，以达到虚实兼顾，标本兼治之效。

慢性腹泻

病例1 秦某，男，44岁，1957年2月3日初诊。

[病史] 4个多月前，因疲劳及饮食不当，引起腹泻，大便每天六七次，呈水样，便前伴有腹鸣，轻微腹痛，赴医院检查，诊断为急性肠炎，经治疗好转，但一直未愈，大便每日少则二三次，多则四五次，不成形，便前时有腹痛。病后饮食一般，但自觉体力日渐衰弱。

[检查] 面黄体瘦，舌质淡红，苔薄白而润，脉濡细而弱。

[辨证] 脾肾虚弱，泄泻（慢性肠炎）。

[治法] 补肾健脾，利湿涩肠。

[处方] 山药31g、补骨脂9g、白头翁6g、罂粟壳9g、白术9g、鸡内金12g、煨草果仁9g、泽泻12g、神曲12g、菟丝子15g、何首乌9g、五味子6g、茯苓12g、橘络12g，水煎2遍，分2次温服。

二诊（1957 年 2 月 20 日）：服药 9 剂，大便已恢复正常。偶有腹胀，仍疲劳乏力。舌苔薄白，脉细。原方加黄精 12g、红豆蔻 12g，两倍量，共研细粉。每次服 9g，每日 3 次，饭后服。

三诊（1957 年 9 月 4 日）：服药粉两料，饮食增加，腹痛，腹胀已除。于 2 个月前，又因疲劳受凉，饮食不当，旧病复发，每日大便两三次，不成形，时觉腹鸣、腹痛，食量减少，疲乏无力，气短，喜暖恶寒，心悸不宁，舌苔薄白，脉沉细而弱。乃久泻导致脾肾两虚之证，宜健脾补肾固肠，重加助阳补气养心之品治之。

[处方] 炒酸枣仁 31g、神曲 24g、山药 24g、白芍 9g、诃子肉 9g、补骨脂 9g、人参 6g、泽泻 9g、白术 9g、鸡内金 12g、红豆蔻 9g、茯神 9g、白头翁 1.5g、煨草果 6g、石菖蒲 9g、橘络 6g，水煎 2 遍，分 2 次服。

另以鸡胚粉 62g、胎盘粉 62g、人参 45g、鹿衔草 12g、银耳 24g、何首乌 62g，共研细粉。每次服 3g，每日 2 次。

四诊（1957 年 12 月 15 日）：服汤药 20 余剂，粉剂两料，饮食增进，大便正常，体力较前增强。仍有疲劳感。舌苔白，脉沉细。原方加覆盆子 12g、黄芪 12g，水煎 2 遍，分 2 次服。并配服原药粉，以资巩固。

病例 2 王某，男，56 岁，1958 年 8 月 14 日初诊。

[病史] 患痢疾后，腹泻已三四个月，大便每天四五次，稀、黄色、有黏液，每日晨起即需入厕，便前轻微腹痛，便时有下坠感，有时腹胀，病后饮食逐减，体重减轻 20 余斤。曾到医院检查，诊断为慢性痢疾，治疗不效。

[检查] 面色黧黄，舌质淡红、苔薄白，脉濡细。

[辨证] 脾肾阳虚，泄泻（慢性痢疾）。

[治法] 补肾健脾，理气行滞，利湿固肠。

[处方] 补骨脂 15g、神曲 12g、白头翁 9g、山药 37g、诃子肉 9g、茯苓 6g、生白术 12g、红豆蔻 9g、生鸡内金 15g、白芍 9g、厚朴 6g、罂粟壳 9g、草果仁 12g、黄连 3g，水煎 2 遍，分 2 次温服。

二诊（1958 年 8 月 27 日）：服药 10 余剂。腹泻已止，腹胀已除，饮食好转，大便每日 1 次。仍感体弱乏力。舌苔薄白，脉细弱。原方去黄连，加莲肉、覆盆子、胎盘粉、鸡胚粉、党参、菟丝子、冬虫夏草等补肾益气药，配药丸一料服用，以资巩固疗效。

丸药方：补骨脂 90g、神曲 77g、白头翁 43g、泽泻 49g、罂粟壳 49g、山药 80g、诃子肉 43g、茯苓 43g、生白术 55g、生鸡内金 77g、草果仁 46g、白芍 43g、厚朴 31g、莲子肉 46g、红豆蔻 37g、胎盘粉 93g、鸡胚粉 93g、党参 46g、生菟丝子 62g、冬虫夏草 62g、覆盆子 62g。上药共研细粉，水泛为丸。每服 9g，每日 2 次，饭后服。

1963 年春随访：服丸药一料后痊愈，精神良好，体力增加，未再复发。

病例 3 李某，男，36 岁，1957 年 4 月 6 日初诊。

[病史] 腹泻 7 年，大便每日 4~6 次，有时带鲜血，便后肛门坠痛。时有阵发性腹痛，痛后即欲大便，但也有时便秘，食欲不振，身体日渐衰弱，乙状结肠镜检查，发现结肠黏膜表面散在多数深浅不等的溃疡，诊为慢性非特异性溃疡性结肠炎。

[检查] 面色黯黄，舌苔薄白，脉沉细。

[辨证] 脾肾虚弱，久泻（溃疡性结肠炎）。

[治法] 健脾补肾，涩肠止泻。

[处方] 覆盆子 12g、白术 9g、生菟丝子 18g、鸡内金 12g、罂粟壳 6g、神曲 12g、白芍 24g、白头翁 12g、肉苁蓉 12g、当归 12g、木香 9g、补骨脂 15g、地榆 12g、乌梅 9g，水煎 2 遍，分 2 次温服。

二诊（1957 年 4 月 14 日）：服药 6 剂，食欲进步，大便基本正常，仍带有黏液，未再便血。腹痛未减。舌苔白，脉沉细。原方加鸡内金 3g、白头翁 3g、罂粟壳 3g、生菟丝子 6g、白芍 6g，水煎服，煎服法同前。

1957 年 8 月 6 日随访：服药数十剂，诸症渐除，未再窥肛复查。

病例 4 高某，男，35 岁，1956 年 10 月 17 日初诊。

[病史] 腹泻 5 年，大便稀软不成形，每日一两次，多则四五次，饮食不当或情绪激动时，大便次数可达每日七八次，带黏液，时腹胀、腹痛，有时大便干结几天后再泻。病后食欲不振，疲劳乏力，并时觉四肢发凉，腰脊酸冷，失眠，多梦，烦躁，体力日渐衰弱，经医院检查诊为过敏性结肠炎。

[检查] 面黄，体瘦，舌质略红，苔薄白，脉沉细弱。

[辨证] 脾肾虚寒，心肾不足（过敏性结肠炎）

[治法] 温阳健脾、滋肾养心。

[处方] 炒酸枣仁 46g、菟丝子 15g、覆盆子 12g、白术 9g、鸡内金 12g、补骨脂 15g、神曲 12g、白头翁 5g、当归 6g、肉苁蓉 9g、山药 18g、茯神 9g、红豆蔻 6g、淡豆豉 12g、熟附片 5g，水煎 2 遍，分 2 次温服。

人参 1.5g、鹿茸 1.2g、琥珀 0.9g。共研细粉，分 2 次冲服。

二诊（1957 年 2 月 22 日）：服药 30 余剂，大便已恢复正常，余症均轻，希继续服药巩固。舌苔同前，脉仍细弱。原方加山茱萸 12g、枸杞子 12g，三倍量，共研细粉。每次服 4.5g，每日 3 次，饭后服。

1963 年 10 月 25 日随访：服上药两料，痊愈，至今再未复发。

按语：慢性腹泻是临床经常见到的症状，可见于慢性肠炎、慢性痢疾、过敏结肠、非特异性溃疡性结肠炎等多种疾病，主要表现为大便次数增多，粪便溏薄，甚至水样或含有黏液，多数病人可伴有不同程度的腹痛、腹胀等症状，病程缠绵不易痊愈，或虽一时好转，但遇体力疲劳、饮食不当、情绪变化等情况，极易复发。常此日久，每致病者精神萎靡，体力日趋衰弱，对健康影响极大。

中医对腹泻称为"泻""下痢""泄泻"，对经久不愈的慢性腹泻称为"久泻"。腹泻的原因虽比较复杂，但关键乃在各种因素引起的脾胃失调。故张景岳有"泄泻之本无不由于脾胃"的论述。然而"暴泻多实，久泻多虚"。慢性腹泻多由于脾胃之虚弱，正如《诸病源候论》中所说："夫久水谷痢者，由脾胃大肠虚弱。"此外，张景岳说："泄泻不愈，必自太阴传入少阴。"说明久泻不愈，必伤及肾，肾阳与脾阳关系密切，肾阳虚弱则不能温运脾土，而影响脾胃对水谷的腐熟，导致或加重腹泻。如《济生方》中所说："饮食不进，胸膈痞塞，或不食而胀满，或已食而不消，大腑溏泻，此皆真火衰虚，不能蒸蕴脾土而然。"说明在慢性腹泻的病机上，除了脾胃虚弱之外，肾阳虚弱，命火不足，也是一个重要因素。

对于腹泻的治疗，明人李中梓在《医宗必读》一书中总结为九法：淡渗、升提、清凉、疏利、甘缓、酸收、燥脾、温肾、固涩。基本上反映了中医治疗本病的概貌。

刘老治疗慢性腹泻在前人经验基础上继有发挥，常用主要方法如下。

（1）温肾健脾。根据张景岳"久泻无火，多因脾肾虚弱也"，以及《济生方》治泄"补脾不如补肾，肾气若壮，丹田火经上蒸脾土，脾土温和，中焦自治"的论述，最常以温肾健脾两法并用，以白术、山药等健脾，补骨脂、覆盆子、菟丝子、何首乌、枸杞子、鹿茸、附子等补肾助阳。

（2）淡渗利湿，分利清浊。《难经》中即有"湿多成五泻"的记载，历代医家也多以利湿之品治泻，如张景岳说："凡泄泻之病多由于水谷不分，故以利为上策"，"治泻不利水非其治也。"因此刘老也常用茯苓、泽泻等药以分利清浊。

（3）理气和胃行滞。《景岳全书》载："脾胃受伤则水反为湿，谷反为滞""脾健胃和则水谷腐熟而化气化血以行营卫"，可知腹泻多兼有滞，故刘老治泻多于温肾健脾利湿药中配以厚朴、草果、豆蔻、砂仁、枳壳、神曲、鸡内金等理气行滞和胃之品，且仿李东垣枳术丸"寓消于补"之意，以补骨脂、神曲同用，一补一消，补不碍滞，消不伤正，使滞去胃和则泻可止。

（4）益气固肠。久泻病人多伤脾肾，故久泻多兼气虚滑脱之症。张景岳说："脾弱者因虚所以易泻，因泻所以愈虚，盖关门不固则气随泻去。"故终致"愈利愈虚""元气下陷"之后果，因此他主张"若久泻元气下陷，大肠虚滑不收者，须于补剂中加乌梅、五味子、罂粟壳之属以固之。"朱丹溪也有"脾泻已久，大肠失禁，此脾气已脱，宜急涩之"的主张，因此刘老也常用诃子、肉豆蔻、莲须、罂粟壳等以固肠止泻，用人参、党参、黄芪、胎盘粉、冬虫夏草、鸡胚粉等以补气培元。

此外，刘老治疗本证最喜用白头翁一药，系根据《本草备要》云："白头翁，苦坚肾""肾欲坚，急食苦以坚之，痢则下焦虚，故以纯苦之剂坚之"，以及《医学衷中参西录》载："白头翁……其性寒凉，其味苦而兼涩，凉血之中大有固脱之力也。"重在取其坚肾涩肠固脱之性，而非用其凉血之功。

总之，刘老治疗慢性腹泻，系在上述治疗法则下，结合临床见证，借鉴《局方》四神丸，《医学衷中参西录》天水涤肠汤、益脾饼，李东垣的诃子散，缪仲淳的资生丸，罗谦甫之真人养脏汤，邵应节的七宝美髯丹，朱丹溪的五子衍宗丸，《济生方》补真丸，及《沈氏尊生书》鹿茸补涩丸等方义，灵活加减，故多能收到优异效果。

便　秘

病例1　李某，男，41岁，1964年3月24日初诊。

［病史］便秘已 4 年，6~7 天大便 1 次，甚则 10 余天 1 次，便干难解，时有腹胀，曾服导泻药无效。右下肢麻木，走路多或劳累则有针刺样疼痛。自述因战争时期受潮湿所引起。

［检查］舌苔薄黄、少津，脉弦涩。

［辨证］肝肾阴虚，风湿阻络。

［治法］滋肾养肝，理气导滞，润肠通便，佐以祛风湿，通经络。

［处方］当归 62g、肉苁蓉 93g、熟地 124g、枳实 46g、橘络 62g、大黄 93g、木香 46g、菟丝子 62g、枸杞子 62g、鸡血藤 62g、千年健 62g、狗脊 46g、秦艽 46g、酸枣仁（炒）62g、玄明粉 46g、炒杏仁 46g。上药共研细粉，炼蜜为丸，每丸重 9g。每日 3 次，每次 1 丸，饭前开水送服。服药 1 周，休药 1 天。

随访：服上药一料，便秘愈。肢体木痛减轻。2 年后又复发，再服上药仍效。

病例 2 张某，女，31 岁，1959 年 5 月 5 日初诊。

［病史］大便秘结数年，经常五六天大便 1 次，干而难解。时有口干、口渴，食欲差，夜间下腹发胀，有时阵发性眩晕、恶心、吐酸。

［检查］面色正常，舌质红、苔薄黄，脉弦细。

［辨证］肾阴不足，肝阳偏盛，脾胃蕴热。

［治法］滋肾平肝，润肠通便，清理脾胃。

［处方］当归 15g、肉苁蓉 15g、熟地 18g、芦荟 1.5g、木香 12g、生石决明 46g、天麻 12g、菊花 9g、枸杞子 12g、桑叶 12g、天花粉 12g、生甘草 9g、乌贼骨 15g、竹茹 15g、黄柏 9g、藿香梗 6g，水煎 2 遍，分 2 次温服。

半年后随访：共服药 15 剂，痊愈。

病例 3 郑某，女，37 岁，1960 年 6 月 24 日初诊。

［病史］大便秘结八九年，3~7 天大便 1 次，食欲不振，食量少，口腔黏膜时常发炎，疼痛起疱。

［检查］面黄，体瘦，舌质淡红，苔黄稍厚，脉弦细。

［辨证］肾虚肝郁，脾胃蕴热。

［治法］滋肾清肝，润肠通便。

［处方］当归 18g、熟地 24g、肉苁蓉 18g、大黄 3g、芦荟 0.9g、木香 15g、全瓜蒌 18g、生甘草 6g，水煎 2 遍，分 2 次温服。

二诊（1960年6月30日）：服药2剂，大便较稀，食欲好转，食量增加。近3天未服药，又无大便。素日月经量多，有血块，经期2天，伴有腰酸、乏力等不适，舌苔脉象同前。原方加理气调经之药继服。

[处方] 当归18g、熟地24g、肉苁蓉18g、大黄3g、芦荟0.5g、木香15g、全瓜蒌9g、生甘草6g、枸杞子12g、厚朴9g、续断12g、茜草12g、山栀9g、铁树皮12g、益母草9g、竹茹9g，水煎服。煎服法同前。

2个月后三诊：服上药10余剂，食欲转佳，大便正常，每日1次。月经病也有好转。原方略作加减继服，以资巩固疗效。

病例4 晁某，男，65岁，1959年8月7日初诊。

[病史] 便秘五六年，经常四五天大便1次，便干难解，有时大便虽不干，排便也感困难，需常服泻药或灌肠方能大便。近一两年症状加重，食欲不振，食量少，时感腹胀不适，医院检查诊断为习惯性便秘。

[检查] 舌质红，苔白厚，中部黄，脉弦细。

[辨证] 脾肾阴虚，胃失和降。

[治法] 滋阴润肠，理气通便。

[处方] 桃仁37g、神曲46g、莱菔子37g、鲜胡桃仁62g、玄明粉42g、大黄36g、木香36g，共为细粉。每日3次，每服9g，饭后以枯莱菔（炒）30g，煎水送服。

半月后随访：服药后效果良好，食欲增进，食量增加。大便基本正常，每天1次。

按语：便秘系指粪便在肠腔内滞留过久，排便间隔超过48小时，或有便意但不易排出而言。除习惯性便秘外，多与其他疾患并发。患者可伴有食欲不振，上腹饱胀不适，嗳气，恶心，腹痛，左下腹胀，里急后重，矢气，或精神不振，头晕乏力，耳鸣等症状。中医认为本症与脾、胃、肺、肾、大肠诸脏腑有密切关系，肠胃积热，耗伤津液，肺气失降，肝脾郁结，气机壅滞，传导失职，肾阴虚弱，津液不足，血虚津少不能润滑肠道，气虚脾弱，健运无权，输布无力，精微不化等，均可导致大便秘结。在治疗上，除实证应用下法外，历代医家更有全面精辟的论述，如《东垣十书》提到治疗本证时说："大抵治病，必究其源，不可一概用巴豆、牵牛之类下之，损其津液，燥结愈甚。"《石室秘录》则谓："盖大肠居于下流，最难独治，必从肾经以润之，从肺经以清之。""凡久病之后，或大便一日不通，不必性急，只补其真阴，使精足以生血，血足以润肠，大便自出。"使对本证的治疗方法更加完备。

刘老治疗本病，吸取了前人丰富的经验，多以益气、补肾、养血、养阴、生津、润燥等所谓"增液行舟"之法为主，并仿"急下存阴"之意，佐以清热顺气行滞为辅，取当归承气汤、《景岳全书》通幽汤、《证治准绳》益血润燥丸等方，综合加减。肾虚、血虚，不能润滑肠道者，以菟丝子、枸杞子、肉苁蓉、熟地、当归补肾养血；阴虚津少以天花粉、天门冬、全瓜蒌养阴生津；脾胃蕴热，肝火偏亢者，以竹茹、山栀、大黄、生地、黄柏、芦荟清热泻火；气虚者，以黄芪、白术益气；气滞者，以木香、枳实、厚朴顺气行滞；并根据症之兼杂而加减，多能应手取效。

急性黄疸型肝炎

病例1　刘某，男，4岁，1957年3月11日初诊。

[病史]七八天前，家长发现患儿性情烦躁，睡眠不沉，易惊悸，发热，不愿进食，厌油腻，闻油味即恶心欲呕，尿色深黄似茶。赴医院检查，肝大肋下一指，有压痛。化验肝功，脑磷脂絮状试验（+++），麝香草酚浊度试验10U，黄疸指数30U，诊断为急性黄疸型肝炎，住院。采用保肝治疗。1957年3月11日邀刘老会诊。

[检查]白睛轻微黄染，舌苔黄而略厚，脉细略数。

[辨证]肝胆郁热，脾为湿困。

[治法]清热利湿，疏肝健脾。

[处方]柴胡3g、茵陈9g、赤小豆6g、龙胆草1.5g、苦参3g、山栀3g、淡豆豉6g、橘络6g、钩藤6g、白术6g、白豆蔻3g、茯苓皮3g、神曲6g、灯心1.5g，水煎2遍，分2次温服。

二诊（1957年4月5日）：服药10余剂，体温正常，烦躁、惊悸等症消失，恶心、干呕减轻，饮食仍差。近日复查，黄疸已不明显，肝肋下刚触及，脑絮（++），黄疸指数10U，舌苔薄白，脉细、数象已减。热象减轻。原方去山栀、豆豉、钩藤，加山茱萸6g、大枣3枚，水煎服。煎服法同前。

三诊（1957年4月17日）：又服药10余剂，饮食睡眠均恢复正常。检查，白睛黄疸已退清，肝肋下已触不到，化验肝功恢复正常。舌苔薄白，脉缓细。原方加党参 6g，继服数剂，以巩固疗效。

病例 2 刘某，男，6 岁，1957 年 3 月 8 日初诊。

[病史] 病儿于 10 余天前，自觉疲惫无力，不欲进食，特厌油香，恶心干呕，心烦不宁。在医院检查，肝大肋下两指，脑磷脂絮状试验（+++），麝香草酚浊度试验 10.8U，黄疸指数 13U，诊断为急性黄疸型肝炎，入院治疗。于 1957 年 3 月 8 日邀刘老会诊。

[检查] 面色略黄，舌质稍红，苔白厚，根部微黄，脉弦细。

[辨证] 肝胆湿热，脾为湿困。

[治法] 清热利湿，理气健脾。

[处方] 茵陈 9g、丹皮 4.5g、神曲 6g、赤小豆 6g、苦参 1.5g、龙胆草 2.4g、橘络 6g、钩藤 6g、淡豆豉 6g、山栀 4.5g、白术 6g、白豆蔻 3g、知母 6g，水煎 2 遍，分 2 次温服。

二诊（1957 年 3 月 30 日）：服药 10 余剂，食欲好转，复查肝功，脑絮（++），黄疸指数 2U，麝浊 6.6U。舌苔薄白，脉仍弦。原方去山栀，加山萸肉 4.5g、茯苓 1.5g，水煎服。煎服法同前。

三诊（1957 年 4 月 17 日）：又服药 10 余剂，自觉症状消失，饮食消化如常。复查，肝肋下已不能触及，肝功已恢复正常，原方加红枣 3 枚，嘱继服数剂，巩固疗效。

病例 3 毛某，女，11 岁，1961 年 3 月 9 日初诊。

[病史] 9 天前开始发热、头晕、疲乏无力，右肋胀闷不适，近两三天热退，但白睛及全身逐渐发黄，食欲更差，精神疲惫。医院检查，肝大二指，压痛，肝功化验不正常（数字不详），诊断为急性黄疸型肝炎来诊。

[检查] 面色黄，白睛轻度黄染，舌苔黄微厚，脉弦细。

[辨证] 肝胆湿热，脾为湿困。

[治法] 清热利湿，健脾理气和胃。

[处方] 茵陈 12g、大青叶 15g、茯苓 9g、白豆蔻 9g、山栀 6g、淡豆豉 12g、竹茹 12g、青皮 9g、生白术 9g、小麦苗 60g、灯心 1.5g，水煎 2 遍，分 2 次温服。

二诊（1961 年 3 月 22 日）：服药 10 余剂，食欲明显好转，黄疸渐退。近日复查，黄疸指数 4U，肝仍略大，有压痛，右肋仍略感不适。舌苔薄白，脉弦细。原方去茵陈、小麦苗，加田基黄 15g、山萸肉 12g、当归 9g、白芍 9g、橘核 12g、砂仁 6g。继服。

4月下旬家长来信述及，诊后又服药 10 余剂，症状全除，复查，肝已不大，肝功恢复正常。

病例4 张某，男，37 岁，1956 年 4 月 1 日初诊。

［病史］1956 年 3 月 25 日，自觉全身酸软乏力，恶寒发热，胸胁胀满，不欲饮食，恶心，厌油腻气味，小便深黄似浓茶。医院检查，诊断为急性黄疸型肝炎。

［检查］面色黧黑面瘦，白晴及皮肤呈橘黄色，舌苔薄黄，脉弦略数。

［辨证］肝胆湿热蕴积。

［治法］清热解毒，健脾利湿。

［处方］茵陈（布包）60g、大枣 250g、绿豆 125g。加水煎煮，至枣及豆稀烂为止，去茵陈，吃枣及豆，并取汤频饮。

二诊（1956 年 4 月 4 日）：服药 3 剂，小便增多，身黄及睛黄明显消退，自觉较前舒适，饮食略好转。舌苔薄白，脉弦细，已无数象。嘱其原方继服。

1956 年 4 月 9 日随访：又服药 4 剂，黄疸全消，饮食恢复正常，自觉无明显不适，未再到医院复查。

按语：急性传染性黄疸型肝炎，是一种由肝炎病毒引起的经消化道传染的疾病。临床上以黄疸，疲乏无力，食欲不振，厌油，恶心干呕，食后饱胀，消化不良等症状较为多见。有的病人可有程度不同的发热，检查可有肝脏肿大，触痛，肝功异常等发现。轻者经及时治疗多能恢复健康，重者或延误治疗，常可迁延不愈，演成慢性，或病情急骤加剧，发生急性黄色肝坏死而危及生命。

中医典籍早在《内经·平人气象论》中即有关于黄疸的描述，如"溺黄赤……目黄者曰黄疸"，此后，历代医家也屡有述及，但分类锁碎繁杂，至元代罗天益氏将其分为阳黄、阴黄两大类，执简驭繁，为黄疸的辨证治疗提供了清晰的纲领。此后各医家多宗此分类论治。

近代医家多数认为，急性黄疸型肝炎应属阳黄范畴。有关阳黄的病机，历代医者都认为是由于湿热蕴蒸所致，如《内经》有"湿热相交民病瘅也"。《伤寒论》曰："瘀热在里身必发黄。"《丹溪心法》更进一步提出："诸五疸不必细分同是湿热。"近人余听鸿氏也在其《诊余集》中指出：

"诸疸皆从湿热始。"因此，历来中医治疗本病均以清热利湿为基本方法，并根据湿及热的偏重而决定利湿清热的主辅关系。

刘老认为急性黄疸型肝炎，其温热之邪主要蕴积于肝胆脾胃，故常用柴胡、茵陈、龙胆草、山栀、苦参、田基黄、大青叶、绿豆、小麦苗等，以清利肝胆湿热，用赤小豆、茯苓皮、白豆蔻、白术、红枣等药，利湿补气健脾。再结合临床见证灵活加减，如用青皮、陈皮、橘络、神曲等理气和胃，豆豉、钩藤、灯心等清热镇惊等，常收良效。他还认为，本病患者的脾胃症状主要是由于湿热之邪困扰脾运，即所谓"脾为湿困"所致。而清热利湿即有利于醒脾，使脾运恢复，脾胃健运则更有助于利湿、泻热，热随湿去，黄疸始能消退，肝功才能逐渐恢复。但清热利湿与健脾和胃两法是相辅相成，相互为用的，因此，他治疗本病，多喜在清热利湿的基础上，少佐健脾和胃之药。如是用药，还具有防止疾病传变的寓意，正如《金匮要略》中所指出的"见肝之病，知肝传脾，当先实脾"。

迁延型肝炎及慢性肝炎

病例 1 高某，男，32 岁，1961 年 10 月 4 日初诊。

[病史] 1960 年 12 月查体发现肝大，但肝功正常，无自觉症状。今春开始，感觉全身无力，食欲减退，肝区疼痛，腹胀，复查肝功不正常，诊断为无黄疸型传染性肝炎，经休息治疗好转，肝功恢复正常，于 4 个月前恢复工作。不久前，上述症状又发，复查肝功，转氨酶 142U，麝香草酚浊度 16U，脑磷脂絮状沉淀（+），用保肝药和激素等治疗月余，效果不显。目前仍感肝区痛，腹胀，时有恶心，消化不良，大便每天 1 次，软、不成形，失眠，多梦，烦躁，手足心发热，偶有心慌。

[检查] 舌质红，苔薄白，根部稍黄，脉弦细。手掌鱼际赭红。肝于右肋下 2cm 可及，质韧，有压痛，脾未扪及。

[辨证] 肝郁气滞，脾肾两虚。

[治法] 疏肝解郁，补肾健脾，佐以养心安神。

[处方] 香附 12g、青皮 9g、木蝴蝶 9g、山栀 9g、丹皮 9g、川楝子 9g、红豆蔻 9g、砂仁 12g、田基黄 24g、炒白术 15g、神曲 9g、山药 18g、生菟丝子 30g、覆盆子 15g、淡豆豉 12g、泽泻 12g、天竺黄 12g、橘核 12g、炒酸枣仁 48g、夜交藤 15g，水煎 2 遍，分 2 次温服。

人参 2.4g、琥珀 0.9g，研细粉，分 2 次冲服。

二诊（1961 年 10 月 6 日）：服药 2 剂，食欲、睡眠均好转，腹胀减轻。仍有肝区痛、烦躁等不适。舌苔脉象同前。原方加生石决明 24g，水煎服。煎服法同前。

沉香（研细粉）1.5g，分 2 次冲服。

三诊（1961 年 10 月 13 日）：又服药 7 剂，诸症大减，食欲增加，除睡眠较差外，无其他不适。舌苔薄白，脉象中取缓和，沉取细弱。嘱原方继服。

另以大枣 480g、胡桃仁 120g、田基黄 120g、鸡骨草 45g，加水适量，用砂锅煮 2~3 遍，过滤，去渣，饮汤，吃大枣及胡桃仁。分多次服。2~3 天服 1 剂。

四诊（1961 年 11 月 8 日）：服胡桃方近 1 个月，诸症基本消失。复查，肝在肋下 1cm 触及，稍压痛，肝功好转，转氨酶 58U。嘱仍按原方继服，以资巩固。

病例 2 张某，男，41 岁，1958 年 11 月 5 日初诊。

[病史] 三月份开始食欲减退，全身无力，时有腹胀，饭后尤重，肝区不适，轻微作痛，大便稀。经检查肝肋下一指，质软，有压痛，脾可触及，诊断为无黄疸型传染性肝炎，经休息及保肝治疗，效果不显。时有失眠、烦躁、嗳气、口苦等症状，体重逐日下降。近日查肝功，麝香草酚浊度 7.5U，脑磷脂絮状沉淀（±）。

[检查] 舌质绛红，苔白微厚，脉沉细而弦。

[辨证] 肝肾不足，气滞血瘀，心脾虚弱。

[治法] 滋肾养肝，理气活血，养心健脾。

[处方] 山茱萸 12g、延胡索 9g、补骨脂 9g、覆盆子 12g、白术 12g、山药 24g、鸡内金 15g、神曲 12g、红豆蔻 9g、鳖甲 9g、龙胆草 6g、泽泻 12g、红花 4.5g、淡豆豉 12g、柏子仁 12g、炒酸枣仁 45g，水煎 2 遍，分 2 次温服。

三七 2.1g、西洋参 2.4g、天竺黄 3g，共研细粉，分 2 次冲服。

二诊（1958 年 11 月 13 日）：服药 5 剂，肝区痛、腹胀、失眠等症均减轻。舌苔脉象同前。原方加三棱 9g、黄豆饼 24g，水煎服。煎服法同前。

沉香 1.8g，研细粉，分 2 次冲服。

三诊（1958年11月21日）：又服药11剂，症状继轻，仍感乏力，饭后腹胀。舌脉同前。原方去泽泻、三棱，加黄芪15g、草果12g，水煎服。煎服法同前。

另以鳖甲90g、生桃仁45g、莱菔子45g、神曲30g，共为细粉，每次服3.6g，每日3次。

四诊（1959年1月14日）：服汤药32剂，药粉两料。睡眠、食欲、大便均已正常，仅偶有肝区不适，复查，肝、脾肋下均已扪不到，麝香草酚浊度5.5U，脑磷脂絮状沉淀（－），舌苔薄白，脉象缓和。

[处方] 覆盆子15g、山药30g、山茱萸15g、补骨脂18g、神曲24g、延胡索9g、鳖甲36g、红花6g、苦参9g、黄芪18g、远志9g、海藻12g、厚朴9g、白术18g、鸡内金15g、草果仁12g、黄豆饼30g，水煎服。煎服法同前。

三七2.4g、西洋参3g、沉香2.1g、琥珀1.2g，共为细粉，分2次冲服。

五诊（1959年3月17日）：又服药24剂，诸症均减，体重增加6斤。肝区仍有时不适。舌脉如常。配药丸继服，以资巩固。

[处方] 何首乌90g、当归45g、巴戟天45g、生菟丝子45g、神曲45g、覆盆子45g、山药45g、补骨脂60g、泽泻45g、三棱45g、桃仁45g、红花45g、鳖甲60g、龙胆草45g、黄芪60g、远志45g、厚朴45g、三七45g、红豆蔻45g、砂仁45g、白术90g、鸡内金60g、草果仁45g、人参45g、沉香30g、琥珀45g、车前子45g、炒莱菔子45g、石斛45g、麦冬45g、羊肝250g，上药共为细粉。用桑寄生250g、炒酸枣仁750g、大腹皮180g、枸杞子250g、生杜仲180g、黄豆饼500g，煎水2~3遍，过滤取汁，与上药粉共打小丸。每日服3次，每次服4.5g。

病例3 杨某，男，39岁，1960年2月3日初诊。

[病史] 自去年五月开始食欲减退，全身无力，右肋部胀痛，检查肝肋下两指，触痛，脾未触及。检查肝功，麝香草酚浊度11U，脑磷脂絮状试验（++）。诊断为无黄疸型肝炎。用保肝疗法及中药治疗1个月效果不显，肝功无明显改善。近来除原有症状外，又有腹胀，大便较稀，每日1~2次，睡眠不佳，烦躁，五心烦热等不适。

[检查] 面色黄黯，舌质暗红，舌苔薄白，脉象细弦。

[辨证] 肝郁血滞，脾肾虚弱。

［治法］疏肝行气，活血消瘀，补肾健脾，养阴清热。

［处方］青皮 9g、香附 9g、砂仁 9g、生菟丝子 24g、山药 18g、补骨脂 9g、神曲 12g、泽泻 9g、三棱 9g、桃仁 6g、红花 9g、生鳖甲 15g、银柴胡 6g、丹皮 9g、山栀 9g、白术 9g、生鸡内金 12g、沙参 9g、酸枣仁（生、炒各半）21g，水煎 2 遍，分 2 次温服。

三七 2.4g、西洋参 2.1g、沉香 1.5g，共研细粉，分 2 次冲服。

二诊（1960 年 2 月 9 日）：服药 6 剂，肝区痛减，劳累时仍痛，睡眠仍差。舌苔脉象同前。原方酸枣仁改用 36g，水煎服。煎服法同前。

三诊（1960 年 2 月 17 日）：又服 6 剂，肝区基本不痛，腹胀大减，睡眠好转，有时头晕。舌苔薄白，脉弦。原方加生珍珠母 24g，水煎服。煎服法同前。

四诊（1960 年 3 月 5 日）：又服药 12 剂，除睡眠稍差外，各症均见好转。肝功检查，麝香草酚浊度 8U，脑磷脂絮状试验（－）。嘱再继服原方数剂，以资巩固。

病例 4 高某，男，54 岁，1973 年 11 月 1 日初诊。

［病史］1973 年 1 月开始自觉腹胀，食欲不振，食量减少，全身无力，小便黄如浓茶，两眼白睛发黄，经检查黄疸指数 60U，转氨酶 400U，诊为急性黄疸型肝炎，住院治疗半月，黄疸消退，一个多月后转氨酶降至正常，出院后一直很好。近十几天来又觉肝区疼痛，腹部胀气，食欲不振，食量减少，大便稀，每天三四次，于 10 月 25 日化验肝功，转氨酶 96U，麝香草酚浊度 10U，锌浊度 12U。

［检查］舌苔白厚，脉细弱，左关弦。

［辨证］肝郁气滞，脾胃失调。

［治法］疏肝理气，健脾调胃。

［处方］柴胡 12g、生黄芪 12g、大腹皮 12g、延胡索（捣）12g、郁金（捣）12g、神曲（炒）12g、枳壳（麸炒）12g、青皮 12g、白术（土炒）15g、莱菔子（炒捣）12g、补骨脂（捣）12g、泽泻 12g、怀山药 24g、白扁豆（炒捣）15g、生滑石（捣）15g，水煎 2 遍，兑在一起，早晚各服 1 次。中午服三煎。

1976 年 7 月 10 日随访：连续服药 18 剂，肝痛逐渐减轻，食欲增加，肝功恢复正常，至今再未复发。

按语：慢性肝炎和迁延型肝炎，都是传染性肝炎的不同临床类型，多由于急性肝炎，特别是无黄疸型肝炎患者未彻底治愈，其病程超过半年以上，病情未见明显好转所致。临床上以食欲减退、腹胀、胁痛、疲乏无力、肝大、肝区叩痛等表现较为多见，有时可有发热，慢性者并有脾脏肿大。肝功能可完全正常或有程度不同的减退。

中医学中类似本病的记载，多散见于"肝郁""胁痛"等证候中，如《内经》有"邪在肝则两胁中痛""肝病者两胁下痛引少腹令人善怒"之说，并认为引起胁痛的主要原因有肝气郁结、瘀血停滞及肝阴不足等。肝气郁结则胸胁胀痛，并因情志的变动而增减，瘀血停滞则胁痛如刺，固定不移，夜间加剧，或胁下有痞块；肝阴不足者，胸胁隐痛，持续不休，可伴有口干、心烦等症。基于以上认识，刘老治疗本病的基本方法如下。

（1）疏肝理气：肝属刚脏，性喜疏泄条达，情志不遂，肝气郁滞，则两胁胀痛。故常取《丹溪心法》越鞠丸、《圣惠方》金铃子散、《济生方》橘核丸等综合加减，以川楝子、香附、青皮、沉香、橘核、木蝴蝶、田基黄、山栀等疏肝解郁，理气止痛。

（2）活血化瘀：肝气久郁，常致血凝，故取《卫生宝鉴》和血通经汤、《金匮要略》鳖甲煎丸、《医林改错》膈下逐瘀汤等综合加减，用郁金、延胡索、桃仁、红花、三棱、莪术、鳖甲、三七，以活血化瘀，消积软坚。

（3）滋阴清热，补肾养肝：肝气久郁易于化火，火旺则易伤阴，而致阴虚。久患此病者多有精血亏损，肝肾不足，血不养肝之见症。故多用《小儿药证直诀》六味地黄丸、《局方》青娥丸、《景岳全书》右归丸、七宝美髯丹（邵立节方）、《圣济方》地骨皮汤、《张氏医通》石斛清胃汤等方综合加减，以何首乌、菟丝子、覆盆子、补骨脂、当归、山茱萸、泽泻、胡桃肉、白芍、续断、杜仲、羊肝、熟地等养血柔肝，滋补肝肾，用丹皮、银柴胡、地骨皮、鳖甲、西洋参、石斛等滋阴清热，以达补肾水，涵肝木之目的。

（4）健脾和胃：肝病日久，必伤及脾，故肝炎患者常有食欲减少、腹胀、消化不良等消化道症状。常用《证治准绳》健脾丸随症加减，以白术、茯苓、山药、大枣、党参、砂仁、白豆蔻、神曲、鸡内金等药益气健脾，消食和胃。

内蒙古自治区某厂职工，包某，男，40 岁，于 1976 年 8 月发现肝病，时有胁痛、疲劳乏力、消化不良、失眠、多梦等不适，曾于当地及上海等地服药治疗，均无显效。1977 年 3 月份开始按病例 2 五诊方配丸药服用，效果佳良，逐渐痊愈。

肝硬化腹水

病例 1 张某，男，30 岁，1961 年 1 月 30 日初诊。

[病史] 2 年来常有口苦、食欲不振、饭后腹胀、右胁胀痛等症状，大便溏稀，每日 1~5 次，有时午后低烧，且伴有头晕，眼花，两耳失聪，失眠，乏力等不适。近日来，腹胀加剧，尿量减少，下肢浮肿，食纳大减，到医院检查，脾大肋下 3cm，质硬，腹水征阳性，两下肢凹陷性浮肿，黄疸指数 12U，诊断为肝硬化合并腹水。

13 年前曾患急性传染性肝炎，经住院治疗后好转，但十多年来常有肝区不适，消化不良，饭后腹胀，有时低烧。3 年前曾经作十二指肠引流、胆道造影及肝穿刺等检查，诊断为肝硬化，慢性胆囊炎。

[检查] 身体消瘦，面色黯黄无华，舌质红，苔薄黄，脉弦涩。

[辨证] 脾肾阳虚，肝气郁滞，湿热内蕴。

[治法] 补肾健脾，疏肝理气，清热利湿。

[处方] 炒酸枣仁 30g、生菟丝子 24g、山药 18g、青皮 9g、山茱萸 9g、生鳖甲 15g、香附 9g、仙鹤草 9g、鸡骨草 9g、田基黄 9g、砂仁 9g、生杜仲 9g、生白术 12g、龙胆草 3g、橘核 9g、补骨脂 9g、茯苓皮 12g、延胡索 9g、银柴胡 9g，水煎 2 遍，分 2 次温服。

二诊（1961 年 2 月 5 日）：服药 4 剂，小便明显增多，腹胀、浮肿均减轻，食欲好转，肝区痛较前轻，睡眠正常，大便每日 1 次，已不稀。舌苔薄白，脉细弱。原方加鸡内金 9g，继服。

三诊（1961 年 3 月 1 日）：服药 10 多剂，腹水已消，体温正常。仍稍感腹胀，右胁隐痛，余无不适。舌苔脉象同前。原方加郁金 12g、生黄芪 12g，水煎服。煎服法同前。

1961 年 12 月 2 日来函称：服药数十剂，病情日渐好转，未再发生腹水。已恢复工作半年多。

病例 2 于某，男，51 岁，1959 年 6 月 29 日初诊。

　　［病史］1947年曾发现肝脾大，经治疗好转。近半年来常感头晕，身重，出虚汗，恶风，失眠，食欲差，腹胀甚，下肢浮肿，腹部逐渐胀大，小便短赤。经医院检查，诊断为肝硬化合并腹水。腹围99cm。

　　［检查］面部及下肢均有浮肿，腹部膨隆，讲话气短。舌苔白厚腻，脉浮弦。

　　［辨证］肝气郁，脾肾虚，伴有风水之象。

　　［治法］疏肝解郁，健脾益气，补肾，佐以祛风宣肺行水。

　　［处方］麻黄6g、生石膏24g、生姜9g、大枣9枚、汉防己9g、白术15g、黄芪18g、桂枝6g、白芍12g、炒杏仁9g、香附9g、丹皮9g、青皮9g、枸杞子15g、防风9g、甘草4.5g、山茱萸12g、砂仁12g、当归9g、茯苓皮12g，水煎2遍，分2次温服。

　　二诊（1959年7月10日）：服药10余剂，尿量增多，腹围缩小，浮肿渐消，恶风轻，虚汗止。仍感头晕，身重。舌苔同前，脉浮象已去。前方去麻黄、石膏、防风、桂枝、杏仁，继服。煎服法同前。

　　随访：服上方70余剂，腹水、浮肿全消。

　　病例3　刘某，男，42岁，1958年12月3日初诊。

　　［病史］从去年开始自觉腹胀，腹部膨隆，西医诊断为肝硬化合并腹水。曾放水数次，随即又生，症状逐渐加重。后经中医治疗半年多好转。1周前（11月26日）突然发冷发热，体温高达40℃，持续4天，经治疗，体温渐退，现仍感恶寒身冷，不欲饮食，胸胁胀闷、微痛，尿少，腹胀，大便稀溏，经常失眠、多梦。

　　［检查］身体消瘦，面色枯黄而黯，巩膜轻度黄染，口唇焦黑，面部及手背有蜘蛛痣数枚，腹部膨隆，腹围105cm。舌质紫红，苔白少津，脉沉细而弱。

　　［辨证］脾肾阳虚，寒湿内阻，气滞血瘀。

　　［治法］健脾益气，活血化瘀，温肾利湿，疏肝理气。

　　［处方］柴胡4.5g、山茱萸12g、山药15g、槟榔9g、红花4.5g、桃仁6g、鳖甲18g、砂仁9g、党参12g、茵陈15g、大腹皮9g、茯苓9g、附子片6g、生白术12g、生鸡内金12g、大枣3枚、黄豆饼15g，水煎2遍，分2次温服。

　　三七粉2.1g、沉香1.5g、琥珀0.9g、西洋参2.4g，共研细粉，分2

次冲服。

二诊（1958年12月13日）：服药9剂，恶寒身冷已除，腹胀减，小便增多。大便还稀，右胁尚痛，食欲、睡眠仍差。舌苔薄白，脉沉细弱。

［处方］炒酸枣仁42g、柴胡3g、山茱萸9g、山药15g、枳壳9g、桃仁4.5g、鳖甲15g、黄芪12g、大腹皮9g、何首乌9g、巴戟天6g、草果9g、茵陈15g、赤小豆9g、三棱4.5g、生白术12g、鸡内金15g、大枣3枚，水煎服。煎服法同前。

西洋参3g、三七2.1g、沉香1.8g、琥珀1.2g，共为细粉，分2次冲服。

药粉方：鳖甲90g、神曲45g、鸡胚粉120g、红花36g、生桃仁45g、莱菔子45g、生白术45g、鸡内金45g，共为细粉，装瓶中。每次服4.5g，每日3次，生姜汤调服。

三诊（1958年12月23日）：服药6剂及药粉，食欲增加，腹胀减轻，小便量多，睡眠好转，大便日3次，稍稀，仍有少量腹水，舌苔薄白，脉沉细弱。原方去茵陈，加青皮9g、冬瓜皮15g、茯苓皮12g、海藻12g，水煎服。煎服法同前。

四诊（1959年1月7日）：服汤药11剂，尿量多达每日4000ml，食欲好转，腹水基本消失。舌苔脉象同前。原汤药方加白芍9g、厚朴6g、黄豆饼12g，继服。

1959年2月5日随访：上方共服20余剂，食欲正常，右胁已不痛，大便稍稀，小便每日2000~3000ml，腹水全消，腹围77cm。

病例4　刘某，男，37岁，1957年6月6日初诊。

［病史］1951年开始自觉全身乏力，食欲减退，腹胀满，四肢浮肿，经治疗好转。1952年曾在上海某医院诊断为肝硬化、食管静脉曲张，肝功不正常，治疗3年多症状好转，恢复工作。近来又感乏力，食欲不振，四肢浮肿，3天前因受凉，恶寒发热，面部、全身及阴囊均浮肿，腹胀甚，食欲差，小便短赤，大便干。

［检查］面部及全身均浮肿，腹部膨隆，舌苔黄、略厚，脉细弱。

［辨证］脾肾阳虚，水湿内聚，气血郁滞，而兼外感。

［治法］先宜宣肺解表，行气利湿。

［处方］麻黄4.5g、炒杏仁9g、生石膏15g、防风9g、姜皮9g、陈皮9g、茯苓皮12g、茵陈9g、生姜9g、萝卜3片、山药18g，水煎2遍，分2

次温服。

二诊（1957年6月7日）：服药1剂，出汗多，热已退，大便仍干结难下，余症同前。表证已除，继以补肾健脾，利气通便，行水活血化瘀之法治之。

［处方］炒酸枣仁45g、枸杞子15g、三棱9g、黄芪15g、当归15g、肉苁蓉24g、枳实18g、木香12g、炒莱菔子12g、草果仁12g、大黄9g、芦荟3g、茯苓皮15g、甘遂3g、芫花9g、白术12g、姜皮9g，水煎服。煎服法同前。

胆南星1.5g、沉香3g、三七2.1g，共研细粉，分2次冲服。

三诊（1957年6月10日）：服药3剂，尿量增多，大便已行，稀，每日1次，腹胀，浮肿明显减轻。舌苔薄白，脉同前。

［处方］炒酸枣仁36g、山茱萸15g、三棱9g、黄芪15g、炒莱菔子15g、苏子9g、木香9g、草果仁9g、肉豆蔻6g、茯苓皮15g、姜皮9g、茵陈12g、大黄9g、芦荟3g、大枣2枚、白术12g、鸡内金15g，水煎服。煎服法同前。

沉香3.6g、三七2.1g、胆南星24g，研细粉，分2次冲服。

1957年8月7日随访：上方服40余剂，食欲好，大便每日1次，成形，浮肿及腹水均全消退。

按语：肝硬化合并腹水，多发生在肝硬化晚期，除腹水外，常合并有脾肿大、食管下端静脉曲张和腹壁静脉曲张等，治疗比较困难。根据本病的临床症状，与中医学文献记载的"臌胀""单腹胀"等证颇相似，如《内经·水胀篇》论臌胀说："腹胀身皆大，大与腹胀等也，色苍黄，腹筋起，此其候也。"

刘老认为，本病的病因甚为复杂，或因饮食不节，嗜酒过度，损伤脾肾；或因情志郁结，怒气伤肝，肝气横逆，克伐脾土，肝脾受病既久，必进而累及肾脏，肾阳不足无以温养脾土，肾阴亏虚，肝木不得滋荣，而使肝脾益愈，木土不和，肝、脾、肾三脏受病，导致气、血、水等运行失调，瘀积于腹内，以致腹部日渐胀大而成臌胀。刘老治疗本病的原则可归纳为以下几点。

（1）以固本为主，兼顾疏利通导：他认为本病多为虚证，或虚中挟实，故治疗应以补益为主，正如顾绪远在《医镜》中说："臌胀起于脾虚气损，治之当以大补之剂培其根本，少加顺气以通其滞，有挟积者，佐以消导去其积，有挟热者，加寒凉以清其热，如单用大补而佐使不明，则必致壅滞，而胀愈甚矣。"因此，他多采用补中健脾、滋养肝肾、温肾助阳诸法为主，佐以疏肝理气、活血化瘀、软坚、清热、宽中、渗湿利水、养心安神为辅的方法。常用菟丝子、山茱萸、附子、巴戟天、何首乌、肉苁蓉、补骨脂、枸杞子、熟地、黄精、杜仲补益肝肾，用白术、党参、黄芪、鸡内金益气健脾，防己、芦荟、甘遂、芫花利湿逐水，以柴胡、香附、青皮、木香、大腹皮、橘核、莱菔子疏肝理气，以延胡索、郁金、丹参、桃仁、红花、三棱活血去瘀，以田基黄、瞿麦、龙胆草、茵陈、鸡骨草、大黄利湿清热，以厚朴、砂仁、枳实、草果、沉香等理气宽中，以酸枣仁、琥珀养心安神。

（2）本病合并有周身浮肿者，或单用培本法治疗腹水不消者，多在《金匮要略》"腰以下肿当利小便，腰以上肿当发汗"的治则基础上，加以发展，采用发汗与利尿并用之方法，用越婢汤加减发汗，用防己黄芪汤、防己茯苓汤、五苓散、五皮饮等利尿。根据他的经验，单纯发汗或利尿常不显效。因此，他多两者并用，并少加宣通肺气的药物，多能取效。如病例2于某即属此。重者他喜配用单方，即鲫鱼或鲤鱼加陈皮、紫皮蒜、松罗茶、砂仁合用，清水煮食，以消肿利尿，消除腹水。

（3）少用逐水药。如前所述，本病以虚者或虚中挟实较多，而真正属实者较少，故用逐水药消水应当慎重，张景岳曾指出单用逐水之法的弊端说："凡今方士所用，则悉皆此类，故能晚服而早通，朝用而暮泻，去水斗许，肿胀顿消，效诚速也，但彼不顾人之虚实，不虑人之生死，唯以见效索谢而去，不知随消随胀，不数日而腹胀必愈甚……"故刘老治疗本证很少用攻泻之法。只在大便干结，脉症俱实时，才酌情少加大戟、芫花、甘遂、黑丑等逐水药，并且不忘"治肝当先实脾"之理，并用健脾补气之药。

（4）本病合并昏迷者，多系肝胆湿热，弥漫三焦，邪热上冲脑髓，热痰蒙闭清窍而致。治时当以清利湿热为主，佐以清化热痰，芳香开窍。常用熊胆、青黛、石膏、知母、玳瑁、羚羊角、牛黄、胆南星、天竺黄、石菖蒲等。热重伤阴者，常加西洋参、石斛、沙参、百合、麦门冬、天门冬、生地、玄参、天花粉等以滋阴降火，润燥止渴。

胆囊炎合并胆石症

病例 1　张某，男，53 岁，1972 年 11 月 10 日初诊。

［病史］阵发性右上腹绞痛，反复发作已 3 年。病初发于 1969 年 10 月某日，因开会劳累，突感右上腹绞痛，拒按，并向肩部放射，伴有恶心，呕吐，吐食物及黄水，不发热，也无黄疸，疼痛持续半天，服止痛药及针灸治疗均未奏效。到医院急诊，注射阿托品后方逐渐缓解。病后食欲不振，腹胀，消化不良，半月才逐渐恢复。此后，每隔 10~15 日发作 1 次。但从无发热及黄疸。

近 2 年来上述症状发作频繁，每当劳累、进食油腻或喝酒后，即引起发病，且疼痛日渐加重，持续时间延长，甚至用阿托品、度冷丁均不能止痛。有几次发作时查白细胞均升高，最高达 $18 \times 10^9/L$，转氨酶也明显升高，曾先后作胆囊造影 4 次，均显影不好，显示胆总管变粗，诊断为胆囊炎，并疑有胆总管下端结石。经中西医治疗后，症状减轻，发作间隔时间延长，但未痊愈。

半月前，又因劳累而先后反复发作 6 次，情况同前。于今年 11 月 3 日住院。查体，肝肋下未触及、剑突下 2cm，质软，有压痛，肝区叩痛，胆囊区压痛，胆囊触痛征（＋），右肩胛骨中点压痛，血胆固醇 3.31mmol/L，黄疸指数 5U 以下，肝功检查转氨酶 136U，其他项目正常，尿三胆（－），白细胞 $10.9 \times 10^9/L$，中性粒细胞 0.88。11 月 6 日胆囊造影，见胆囊较小，影像淡，内有豆粒大结石阴影多块，胆总管明显变粗，直径 1.5cm。诊断为胆囊炎合并胆结石，胆总管结石。

［检查］体胖，舌质红，边缘青紫，舌苔黄腻，脉弦细。

［辨证］肝郁血滞，肝胆湿热蕴结。

［治法］疏肝理气，清热利胆，行血祛瘀，佐以补肝肾，健脾胃。

［处方］何首乌 12g、枸杞子 15g、生鸡内金 18g、生滑石 24g、金钱草 21g、五灵脂 15g、生蒲黄（包）12g、郁金 15g、柴胡 12g、鸡血藤 12g、山茱萸 12g、白术 15g、砂仁 12g，水煎 2 遍，分 2 次温服。

三七 2.4g、琥珀 2.4g、天竺黄 2.4g、冬虫夏草 3g，共研细粉。早晚各服 1 次，于服汤药前冲服。

1973 年 3 月 16 日第一次随访：共服药 50 余剂，服药期间注意筛滤大便。服药 10 余剂后即开始陆续从大便中排石，先后排出结石碎块约 1g。此后自觉食欲好转，食量增加，已无腹胀、腹痛等不适。每次排石前均自觉如同犯病，但较前疼轻。本月 12 日胆囊造影显示，胆囊及胆总管显影满意，胆总管仍粗，胆囊内仍有数块豆粒大结石影，胆囊壁毛糙，收缩较迟缓，与 1972 年 11 月 6 日造影比较，胆囊内结石减少，胆囊功能好转。原方显效，嘱其继服，以观后效。

1973 年 7 月 24 日二次随访：又服药 50 余剂，在此期间又排石两次，排出结石约 2~3g，自五月份以后自觉症状全消，从未再犯腹痛，也未再到医院复查。

1974 年 11 月 20 日三次随访：先后共服药 100 余剂，现已停药 1 年，自停药后，再未发现右上腹剧烈疼痛，饮食消化正常，目前吃油腻食物和饮酒均不受影响。

按语：胆石是引起急腹症的常见原因之一，常与慢性胆囊炎并发，发作时右上腹绞痛或伴有阻塞性黄疸为主要临床特征，有的病人可有发热。

中医认为本症多是肝胆湿热蕴结所致。肝胆以疏泄通降为顺，肝胆湿热郁结，则可引起胆汁流通不畅，而发生疼痛，加之局部某些刺激因素，如胆道异物、寄生虫、细菌感染等，都可引起结石的形成。肝气横逆犯胃，则可产生腹胀、恶心等消化道症状，故治疗多以疏肝解郁，理气和胃，清热利胆为法。

本例患者体胖，舌质红，舌边青紫，舌苔黄腻，脉细弦，常因饮酒、食油腻之物或劳累而引起发病，肝郁血滞、肝胆湿热内蕴之象确在，本当清利。但病程漫长，反复发作，久病多虚，为虚中挟实之证，故用攻补兼施方法，以疏肝理气，清热利胆，活血行瘀为主，佐以补肝肾，健脾胃治疗而收效。

方中用柴胡、郁金、滑石、金钱草、天竺黄疏利肝胆、利湿清热，五灵脂、生蒲黄、三七、鸡血藤活血行瘀，何首乌、枸杞子、山茱萸、冬虫夏草、砂仁、鸡内金、白术补肝肾、健脾胃，琥珀、远志养心安神。

泌尿系统结石

病例 1 许某，男，4 岁，1964 年 5 月 7 日初诊。

[病史] 间断性血尿半年余。自 1963 年 8 月开始，时有阵发性尿血，

多于跑跳活动后出现，平时稍有尿频，尿色深而浑，腰不痛。曾赴医院作尿常规检查，蛋白（++），上皮细胞 0~1，红细胞（+++），白细胞（++），脓细胞少许。肾区摄片，左肾区有黄豆大小的致密阴影，诊断为左肾结石，来诊。

［检查］发育营养良好，活泼，无痛苦表情，舌质红，苔薄黄，脉虚稍数。

［辨证］肾虚，膀胱湿热蕴积（石淋）。

［治法］补肾益气，健脾利湿，清下焦蕴热。

［处方］山药 15g、菟丝子（捣）15g、鸡内金（捣）12g、生滑石（捣）15g、肉桂（捣）3g、仙鹤草 9g、金钱草 18g、白术（土炒）9g、川牛膝 9g、钩藤 6g、天竺黄（捣）6g、瞿麦 6g、知母 9g，水煎 2 遍，约煎 250ml，分 2 次温服。

三七 0.6g，研细粉，分 2 次冲服。

二诊（1964 年 5 月 14 日）：服药 6 剂，晨起尿色已清，化验尿中已无脓细胞，红细胞也减少。入晚尿色仍深，微浑，舌质红，苔薄白，脉象同前。原方改为山药 18g、肉桂 4.5g、仙鹤草 15g、金钱草 24g、白术 21g、钩藤 9g、瞿麦 9g，加炒车前子（包）9g，川草薢 6g，水煎服。煎服法同前。

另按原方义配药粉一料，同服。

鸡内金 36g、生滑石 48g、肉桂 12g、人参 18g、三七 9g、甘草 15g，上药共研细粉，每服 3.6g，日 3 次，饭后温水送服。

三诊（1964 年 5 月 22 日）：服汤药 6 剂，并服药粉，平日尿色已清，活动多时尿色仍略深、稍浑，近日有轻微咳嗽，舌质正常，苔薄白，脉已缓仍弱。上方改为鸡内金 24g、金钱草 30g、车前子 24g、薢 9g，加黄芪 9g、桔梗 9g，水煎服。煎服法同前。

另以金钱草每日 30g，煎水代茶饮。

四诊（1964 年 6 月 10 日）：服汤药 18 剂，药粉一料，并煎服金钱草水，咳嗽愈，尿频除。查尿蛋白（±），红细胞少许。活动量大时仍偶有短暂的尿血。最近摄片结石位置较前似有下移之象，舌脉已近正常。上方改为黄芪 12g、知母 12g，去桔梗，加玄明粉 2.4g、枸杞子 6g、萹蓄 9g、铺地锦鲜、干各 18g，水煎服。煎服法同前。继服药粉及金钱草水。

1964 年 10 月 4 日家长来诉：上次诊后一直持续服药，2 个多月后，经常在排尿时排出小的结石，先后达十余块，最大的有半个大米粒大。排石的同时，伴有轻微血尿及尿痛，嘱其继服原药观察。

五诊（1965 年 3 月 15 日）：服药期间有时腹痛，大便稍稀，次数略多，近 2 个月未发现尿血，摄片复查，左肾结石阴影已消失。查尿仍有红、白细胞各 0~2 个，舌、脉均已正常。改上方玄明粉为 0.9g，继服。原药粉方继配一料服用，以巩固疗效。

1965 年 5 月 10 日随访：患儿共服汤药 100 多剂，粉剂九料，停止尿血已有 2 个多月。多次查尿均完全正常。

病例 2 吴某，男，32 岁，1963 年 3 月 5 日初诊。

[病史] 腰酸、腰痛、间歇性尿血一个半月。患者于 1951 年曾患肺结核，经治疗后好转。自今年一月下旬发现尿血，伴有腰部酸痛，以左侧为重，轻微尿频、尿痛、四肢乏力，易出虚汗，睡眠差。尿液镜检，红细胞满布视野。经摄片检查，左侧输尿管下段有一 1×0.5cm 之致密阴影。诊为左侧输尿管结石。

[检查] 舌质红，苔黄稍厚，脉虚弱。

[辨证] 肺肾两虚，膀胱蕴热（石淋）。

[治法] 补肾益气，清热通淋。

[处方] 酸枣仁（炒捣）36g、生黄芪 30g、生滑石（研细）24g、鸡内金（炙捣）18g、海金沙 15g、金钱草 45g、知母 18g、仙鹤草 15g、茜草根 15g、生菟丝子（捣）30g、肉苁蓉 15g、甘草梢 6g、陈皮 9g、半夏 9g、白术（土炒）15g、木香（捣）12g、肉桂 9g、郁金（捣）9g、牛膝 24g，水煎 2 遍，分 2 次温服。

二诊（1963 年 3 月 22 日）：服药 12 剂，未再发现血尿，左侧腰仍微痛，疲乏无力。尿液镜检仍有少许红细胞，摄片复查左侧肾盂轻度积水，结石阴影较前下移 2.5cm。舌质稍红，苔薄黄，脉同前。上方改为黄芪 42g、滑石 30g、鸡内金 24g、郁金 15g、牛膝 30g，水煎服。煎服法同前。

三诊（1963 年 4 月 12 日）：服药 12 剂，已无明显自觉不适，摄片复查，结石阴影又下降 2cm，尿液镜检已无红细胞，舌质如常，苔薄黄，脉仍弱。按原方加减继服。

[处方] 生黄芪 36g、生滑石（捣）30g、炙鸡内金（捣）24g、浙

贝（捣）12g、海藻 12g、肉桂（捣）9g、茯苓皮 15g、海金沙 15g、金钱草 42g、川牛膝 24g、枸杞子 12g、肉苁蓉 15g、陈皮 12g、半夏 9g、瞿麦 12g、白术（炒）15g、木香（捣）12g，水煎服。煎服法同前。

四诊（1963 年 5 月 13 日）：服药 13 剂，尿镜检已正常，唯食欲略差。舌苔正常，脉仍弱。原方去茯苓皮、枸杞子，加泽泻 15g、山药 15g、党参 12g、狗脊 15g，水煎服。煎服法同前。

五诊（1963 年 6 月 19 日）：近日又觉左侧腰酸痛，并偶有血尿，精神疲惫，四肢乏力，舌苔正常，脉沉细而弱，考虑尿血复发，与结石继续下移，泌尿道黏膜损伤有关。再就原方加通淋、利湿、清热之药，继服。

［处方］生黄芪 48g、生滑石（捣细）30g、鸡内金（炙捣）24g、肉桂（捣）9g、仙鹤草 15g、浙贝（捣）15g、通草 9g、海金沙 15g、金钱草 45g、陈皮 12g、半夏 9g、川牛膝 24g、枸杞子 12g、萹蓄 12g、瞿麦 15g、肉苁蓉 15g、桔梗 9g、白术（炒）15g、带壳砂仁（捣）12g，水煎服。煎服法同前。

1965 年 8 月 20 日随访：自上次诊后一直服药，服 3 剂休药 1 天，至 30 余剂时，某日，突然于排尿时感觉尿道剧痛，继之排出花生米大的结石一块，此后诸症皆除。曾赴医院进行 X 线复查，结石阴影已消失。

按语：泌尿系统结石为临床常见的疾病，发病原因尚未完全清楚，有人认为可能与体内新陈代谢障碍或饮用成分不同的水有关。

根据结石发生部位，可分为肾结石、输尿管结石、膀胱结石、尿道结石等数种。肾和输尿管结石多以腰酸、腰痛（常沿尿路循行而放射至会阴部及股内侧）、间歇性腰腹绞痛、程度不等的血尿等为主要表现。发作性绞痛多在劳累、跳跃等剧烈活动后出现，重者可伴有恶心、呕吐、冷汗、虚脱，甚至休克。膀胱结石及尿道结石多见于小儿，平时可有尿频，下腹坠痛（排尿时加剧），并可向会阴部放射，常有排尿困难，尿流中断，或改变体位能继续排尿等症状。

中医文献将此病列属于"淋证"范畴，尤与其中之石淋、砂淋、血淋等证的关系更为密切。如《千金方》载："石淋之为病，茎中痛，溺不得卒出。"《证治要诀》曰："血淋尿中有血，石淋尿中有砂石之状，其溺于盆也有声……与溺俱出。"并认为本病的发生是由于平素多食肥甘酒热之品，或情志怫郁气滞不宣，或肾虚而膀胱气化不行，导致湿热蕴结下焦所致，如《金匮要略》云："热在下焦者，则尿血，亦令淋秘不通。"《丹溪心法》亦有"诸淋所发皆肾虚而膀胱生热也"的记述，故治疗多以宣通清利为大法。

刘老根据多年的临床经验认为，本病初起多属实热，治宜宣通清利；但如日久，则多见虚象或实中挟虚，故治宜兼用补法，以扶正祛邪。因此他治疗本病，多用补肾益气，利湿清（下焦）热为法，以八正散、通关滋肾丸、菟丝子丸、菟丝子散、肉苁蓉丸、海金沙散、朴硝散、胜金散、补中益气丸等方综合加减。用菟丝子、枸杞子、肉苁蓉、山药、黄芪、白术、党参或人参等补肾健脾益气，知母、车前子、萹蓄、瞿草、草薢、滑石、地锦草、海金沙、通草、甘草梢、茯苓、泽泻等清热利湿通淋，仙鹤草、三七、茜草根等清热止血消瘀，鸡内金、玄明粉化坚结、消瘀滞，肉桂化气行水，且其性下行，能引诸药入下焦，木香、郁金疏肝解郁，调理气机，与川牛膝之通利作用相伍，有利于结石下行。再结合病者具体情况，随症加减，每收良好效果。如病例1患儿具有尿色深，舌质红，脉数等心经热象，故采用钩藤、天竺黄等以清其心经之热。病例2因同时患有肺结核，故方中用陈皮、半夏以祛痰，浙贝、海藻以消结，因睡眠不好，故又用酸枣仁以补肝肾养心镇静等。

肾盂肾炎

病例1 田某，女，24岁，1959年7月4日初诊。

[病史] 半月前因腰痛、尿频、尿急、尿痛、小便短赤，发冷发热等症，经医院检查，诊为急性肾盂肾炎。尿培养（－）。用中西药治疗后，热退，尿频、尿痛等症稍轻。于1周前开始，晨起面部紧胀，入晚足部轻微浮肿，腰仍痛，小腹微痛，时感心慌，失眠，多梦，食欲差。

[检查] 面色苍白，下肢轻微浮肿，舌质淡红，苔薄白，脉弦数，沉取弱。

[辨证] 下焦湿热，脾肾不足。

[治法] 清热利湿，补肾健脾。

[处方] 瞿麦9g、生滑石15g、海金沙9g、姜皮9g、茯苓皮15g、知母18g、淡竹叶6g、山药24g、枸杞子12g、女贞子12g、天门冬12g、陈皮9g、白豆蔻9g、汉防己9g、白术9g、灯心1.5g、炒酸枣仁30g，水煎2遍，

分 2 次温服。

孩儿参 3g、琥珀 1.5g，共研细粉，分 2 次冲服。

二诊（1959 年 8 月 14 日）：服药 10 余剂，诸症全消，自动停药。近来因工作劳累，又感腰痛，腿肿，小便浑浊，验尿有微量蛋白及少许红细胞。舌苔正常，脉沉弱。原方加生菟丝子 24g、黄芪 12g，水煎服。煎服法同前。

三诊（1959 年 10 月 14 日）：服药 12 剂，症状消失，验尿蛋白（－）而停药。近日来前症又发，验尿仍有少许红、白细胞，舌苔、脉象同前。

改方：瞿麦 9g、生滑石 15g、海金沙 12g、茯苓皮 15g、知母 24g、山栀皮 9g、陈皮 9g、生菟丝子 30g、覆盆子 15g、狗脊 15g、山药 24g、黄芪 15g、生白术 12g、淡豆豉 12g、草果仁 12g、仙鹤草 12g，水煎 2 遍，分 2 次温服。

另以金钱草适量，开水冲，代茶饮。

1961 年 4 月随访：服上药数剂后，病愈，一年来未复发。

病例 2　张某，女，24 岁，1956 年 12 月 13 日初诊。

［病史］尿频、尿痛，反复发作 5 个月。有时发热，腰痛，小便短赤。尿常规检查，有蛋白及红、白细胞、脓细胞，尿培养有大肠埃希菌和产气杆菌，诊断为肾盂肾炎。曾住院用抗生素及磺胺药治疗 5 个月，效果不显。病后食欲差，腿稍肿，时有失眠，月经正常，白带多。

［检查］面黄，眼下青，下肢轻度凹陷性浮肿，语言低微，舌苔白，根部稍黄，脉沉细而数，血压 120/90mmHg。

［辨证］脾肾不足，下焦蕴热。

［治法］补肾健脾，清热利湿。

［处方］生菟丝子 15g、覆盆子 12g、枸杞子 9g、狗脊 12g、山茱萸 9g、益智仁 9g、乌贼骨 12g、海金沙 9g、土茯苓 9g、白术 9g、生鸡内金 12g、红豆蔻 9g、淡豆豉 12g、炒酸枣仁 42g、柏子仁 12g，水煎 2 遍，分 2 次温服。

人参 1.8g、琥珀 0.9g，共研细粉，分 2 次冲服。

另用金钱草 45g，煎水代茶饮。每日 1 剂。

二诊（1956 年 12 月 26 日）：服药 7 剂，饮金钱草茶 6 天，已无尿痛、尿频，腰痛减轻，睡眠、饮食均好转，小便化验正常，舌苔正常，脉象缓和。原方继服，以资巩固。

病例3 薛某，女，38岁，1962年3月21日初诊。

[病史] 2年来常有发作性腰痛，尿频，尿痛。每两三个月发作1次，多于工作劳累后发病。诊断为慢性肾盂肾炎。用抗生素治疗即可好转。今年二月又发病，全身无力，尿频，尿痛，小腹微痛。睡眠差，烦躁。白带多，色黄，味臭。验尿，蛋白少许，红细胞（++），脓细胞（+++）。至今未愈，来诊。

[检查] 面色黯红，眼下发青，舌质红，苔厚微黄，脉沉细。

[辨证] 肾气不足，脾失健运，下焦湿热。

[治法] 补肾健脾，清热通淋。

[处方] 枸杞子12g、生菟丝子24g、葫芦巴9g、蛇床子12g、生白术12g、白芍9g、砂仁12g、瞿麦9g、海金沙12g、金钱草12g、知母15g、黄柏9g、炒酸枣仁30g、淡豆豉12g、甘草6g、仙鹤草12g、橘核9g，水煎2遍，分2次温服。

1963年12月7日随访：诊后间断服药数十剂，症状逐渐消失，小便化验正常，至今未复发。

病例4 陈某，女，40岁，1962年2月3日初诊。

[病史] 1954年患过肾盂肾炎，经治疗好转。以后经常复发，发作时发冷发热，尿频、尿痛、小便浑浊，腰痛，劳累后加重。尿培养有大肠埃希菌。去年9月又发病，至今未愈。现失眠，烦躁，头晕，心慌，食欲差，全身无力，大便时干时稀。

[检查] 消瘦，面色苍白，气短，舌苔白稍厚，脉沉细而缓。

[辨证] 脾肾俱虚，下焦湿热。

[治法] 补肾健脾，清热利湿，佐以养心安神。

[处方] 生菟丝子30g、覆盆子12g、狗脊18g、熟附子6g、生黄芪12g、生白术15g、制何首乌12g、山药24g、炒酸枣仁48g、海金沙9g、泽泻12g、生地9g、瞿麦9g、金钱草24g、薏苡仁18g、天门冬15g、砂仁12g、橘络9g、玉竹9g，水煎2遍，分2次温服。

人参2.1g、琥珀1.2g，共研细粉，分2次冲服。

二诊（1962年2月23日）：服药12剂，腰痛轻，尿频、尿痛已消失，大便正常，食欲、睡眠好转，体力增加。劳累时仍腰痛。舌苔正常，脉象如前。按前方继服。

三诊（1962年7月26日）：上方继服30余剂，诸症消失，小便正常。每当气候改变时仍感腰痛。有时头痛，口干而苦。

［检查］面色稍红润，舌质淡红，舌苔白而少津，脉象缓和。原方去覆盆子，加丹皮9g、天花粉15g、知母18g、千年健15g，以滋阴养胃生津。

1965年4月22日随访：诊后服药40余剂，诸症逐渐消失，未再复发。

病例5 刘某，女，36岁，1963年12月17日初诊。

［病史］1958年患肾盂肾炎，尿培养有大肠埃希菌，经治疗好转。1960年患过肝炎。1个月前又感腰痛、尿频、尿痛、尿少，色如浓茶，腹胀，下肢有浮肿。验尿，蛋白（++），脓细胞（++），红细胞（+），白细胞（+），上皮细胞（+++），细粒管型（+），血浆总蛋白42g/L，白蛋白28g/L，球蛋白14g/L。用抗生素治疗后，小便化验好转。唯水肿日渐加重。腹围95cm，口渴，食欲不振，睡眠较差，大便正常。

［检查］体瘦，面黄，腹大如鼓，下肢有明显凹陷性浮肿，并有多处皮肤裂纹，流水，舌质红，苔薄白，根部微厚。血压112/76mmHg，脉沉细而涩。

［辨证］脾肾两虚，水湿泛滥。

［治法］补益脾肾，利水消肿。

［处方］黄芪15g、汉防己12g、生白术15g、枳实9g、车前子（布包）30g、生滑石24g、枸杞子12g、覆盆子15g、瞿麦18g、海金沙15g、姜皮12g、大腹皮12g、陈皮12g、茯苓皮15g、丹皮9g、砂仁12g、炒酸枣仁24g、橘络12g，水煎2遍，分2次温服。

另：鲫鱼（约半斤重，去鳞及内脏）1尾，将红皮蒜8瓣、砂仁18g、陈皮15g、红茶30g，用布包好，放鱼肚内，用线扎好，用白水煮烂，加白糖、米醋各少许，吃鱼饮汤，每日1剂，分3次服完。

二诊（1963年12月20日）：服药3剂，鲫鱼3条，小便由每日400ml增到2090ml，浮肿大消，仍感尿频，下肢皮肤裂纹痛。舌苔、脉象如前。原方加木通12g、金钱草24g，水煎服。煎服法同前。继服鲫鱼汤方。

三诊（1963年12月31日）：服药9剂，每天尿量达3000~3500ml，浮肿基本消退，腹围78cm，已能下床活动。睡眠较差，多虚汗，易惊，口渴欲饮，有时腰痛。验尿，蛋白（-），红细胞1~2/高倍镜，脉沉弦。原方去陈皮、茯苓皮、丹皮、橘络、瞿麦，加知母18g、天花粉15g、红花9g、当归12g、田基黄15g，黄芪加至24g，白术加至18g，水煎服。煎服法同前。

四诊（1964年1月9日）：上方共服8剂，尿量多，浮肿及腹水全消，腹围71cm。白带多。舌苔正常，脉沉细。近日手及臀部肌肉胸动，乃因气血两虚，筋脉失养所致。改方以补气血，益脾肾为主，佐以清热利水，以收全功。

［处方］生黄芪30g、汉防己15g、生白术18g、山药24g、枸杞子15g、当归15g、生地15g、生菟丝子24g、覆盆子24g、怀牛膝15g、海金沙15g、田基黄18g、知母24g、砂仁12g、金钱草24g、香附12g、吴茱萸9g、丹参18g、鸡血藤15g、红花12g，水煎服。煎服法同前。

1964年2月7日患者来信诉：服上药20余剂，诸症基本消失。有时感到全身乏力，验尿，蛋白（－），红细胞0~1/高倍镜，白细胞0~2/高倍镜。

按语：肾盂肾炎是由细菌感染引起的肾盂、肾间质或肾实质的炎性病变，是常见的泌尿系统疾病之一。根据临床症状及病程，分为急性与慢性两种。急性期一般用消炎药或抗生素等治疗，多在短期内治愈。如不及时治疗或治疗不彻底，则易转为慢性，反复发作，不易痊愈。

中医学无肾盂肾炎名称，但据其主要症状如腰痛、尿频、尿痛等表现，应属于"癃""淋""腰痛"等范畴。如《内经》曰："五气所病……膀胱不利为癃。有癃者，一日数十溲。"明人戴思恭云："不通为癃……小便滴沥涩痛者谓之淋。"《诸病源候论》云："诸淋者，由肾虚而膀胱热故也……肾虚则小便数，膀胱热则水下涩。数而且涩，则淋沥不宣，故谓为之淋。"

刘老认为，本病急性期多因湿热郁于下焦，造成气化不利，故使小便点滴而出，淋涩作痛。治疗当以清利湿热为主。慢性期多因久病，或过服清利寒凉之品，以致肾气虚惫，不能制水，导致脾肾俱虚，致使中下二焦不能发挥如枢如渎之能，遇劳即发，或时发时止，治疗当以补虚为主，清热利湿为辅。有浮肿者多根据脾、肺、肾的虚实情况，随症加减，标本兼治，方能收效。常用瞿麦、萹蓄、滑石、车前子、灯心、茅根、金钱草、知母、黄柏、土茯苓、淡竹叶、茯苓、泽泻、薏苡仁等药清热利湿（如病例1），用山茱萸、菟丝子、枸杞子、附子、葫芦巴、蛇床子、覆盆子、狗脊等药温补肾阳，何首乌、白术、黄芪、孩儿参、山药、砂仁、陈皮等药健脾益气（如病例2、3、4）。对本病合并全身浮肿及腹水者，单用利水药效果不佳，多配用健脾益气药，用防己黄芪汤、五皮饮、五苓散加减，配服鲫鱼汤，使脾气运，湿气化，下焦湿热有所宣泄，始能收到满意疗效。

慢性肾炎

病例1 邸某，男，14岁，1965年3月16日初诊。

[病史]5个月前因劳累后感冒，咽痛，鼻塞，咳嗽，并有面部浮肿。经治疗好转后不久，出现全身浮肿。曾服中药60多剂，及双氢克尿塞150mg/日治疗，浮肿不减，日渐加剧。现全身浮肿明显，腹胀大如鼓，腹围92cm。恶风，怕冷，尿频、量少，时感心慌，胸闷，全身乏力。化验，血浆总蛋白46g/L，白蛋白16g/L，球蛋白30g/L，非蛋白氮8.21mmol/L，胆固醇9.93mmol/L，尿蛋白（+++）。诊断为慢性肾炎（肾病型）。

[检查]面色苍白，全身严重浮肿，腹部膨隆。舌质红，苔白稍厚，脉浮，沉取虚弱。

[辨证]脾气不运，水湿泛滥。

[治法]健脾利湿，发汗消肿。

[处方]麻黄9g、生滑石15g、山药24g、防风9g、紫苏9g、汉防己9g、生黄芪12g、厚朴6g、枸杞子12g、草果仁9g、延胡索9g、车前子（布包）15g、生姜6g、大枣5枚，水煎2遍，分早晚2次温服。

另用鲫鱼1尾，约半斤重，去鳞及内脏，内装砂仁15g、松萝茶18g、陈皮12g、红皮蒜7瓣，清水炖熟，吃鱼喝汤，每日1剂。

二诊（1965年3月20日）：服上药及鱼方各3剂，上半身出汗较多，食欲进步，小便仍较少。原方去防风、延胡索、生姜、大枣，减麻黄为6g，加瞿麦12g、白术12g、大腹皮9g、砂仁9g，水煎服。煎服法同前。

三七1.2g，琥珀0.9g，共研细粉，分2次冲服。

继服鲫鱼方。

三诊（1965年3月25日）：服药2剂及卿鱼方3剂，小便增多，尿量由每日350ml增至700ml，近日又发热，口渴，腹痛，腹泻，大便每日4~8次，服西药后好转，现大便仍每天两三次，稀，有黏液，伴有恶寒，咳嗽，吐白痰，食欲减退，浮肿未减轻，今天体温 37.8℃。舌苔薄白，脉细数。

[处方] 麻黄 4.5g、炒杏仁 9g、山药 18g、炙桑皮 9g、炒神曲 9g、车前子（布包）18g、茯苓皮 12g、生黄芪 12g、陈皮 9g、生滑石 15g、瞿麦 12g、大腹皮 9g、汉防己 6g、砂仁 9g、柴胡 9g、金钱草 15g，水煎服。煎服法同前。

三七 1.2g、琥珀 0.6g，共研细粉，分 2 次冲服。继服鲫鱼方，服法同前。

四诊（1965 年 4 月 7 日）：服上方 5 剂，配服鲫鱼方，小便增加，每日尿量达 800ml，腹围较前缩小 3cm，体温降至正常，仍有口渴，大便每天 4 次，有黏液，已无腹痛。舌苔白，脉细。

[处方] 白术 15g、鸡内金 12g、补骨脂 15g、炒神曲 9g、生黄芪 12g、瞿麦 12g、萹蓄 12g、车前子（布包）18g、茯苓皮 15g、生菟丝子 24g、陈皮 12g、大腹皮 12g、知母①15g、煨草果 12g、藿香②4.5g、泽泻 12g、天花粉 12g、冬瓜皮 15g，水煎服，煎服法同前。

人参 1.5g、三七 1.2g、琥珀 0.9g，共研细粉，分 2 次冲服。

五诊（1965 年 4 月 13 日）：服药 5 剂，口渴、腹泻已轻，尿量增加，腹水明显减少，腹围 82.5cm，精神好转，食欲增进。酚磺红排泄试验 2 小时总量 62.5%，舌苔白，脉细弱。

[处方]

（1）生白术 15g、鸡内金 12g、补骨脂 15g、神曲 9g、黄芪 18g、泽泻 15g、汉防己 9g、远志 9g、青皮 9g、灯心 3g、炒酸枣仁 24g、木香 9g、菟丝子 30g、熟附子片 6g、煨草果 12g，水煎服，煎服法同前。

三七 1.5g、人参 1.5g、琥珀 0.9g，共研细粉，分 2 次冲服。

（2）陈皮 12g、车前子（布包）24g、茯苓皮 18g、大腹皮 15g、炒杏仁 9g、苍术 4.5g、枳壳 9g，水煎服，煎服法同前。

以上两方交替服用。

六诊（1965 年 5 月 7 日）：药后，尿量仍多，水肿明显消退，腹水继

---

① 据《神农本草经》载：知母"主消渴热中，除邪气，肢体浮肿，下水，补不足，益气"，故采用之。

②《别录》载：藿香"主风水肿毒，去恶气，止霍乱"，故采用之。

续减少，腹围81.5cm，近日又感冒，小便量又略少，腹部及手足心热，体温38.6℃，舌苔白，脉细略数。

［处方］麻黄9g、炒杏仁9g、生石膏24g、防风9g、紫苏9g、生滑石18g、车前子（布包）15g、大腹皮12g、茯苓皮15g、砂仁12g、山药18g、生姜3g、大枣4枚，水煎服。煎服法同前。

七诊（1965年5月8日）：服药1剂，汗出，体温降至37.6℃，小便增多。舌苔白，脉细、数象已减。

［处方］麻黄6g、炒杏仁9g、生石膏30g、防风9g、紫苏9g、生滑石18g、生黄芪15g、汉防己9g、天花粉15g、车前子（布包）18g、大腹皮15g、茯苓皮15g、陈皮9g、砂仁12g、瞿麦15g、姜皮6g、黄芩9g，水煎服，煎服法同前。

八诊（1965年5月24日）：又服上方2剂后，体温即正常，食欲好转，一般情况均转佳。近1周来小便量很多，大便成形，腹围71cm，唯臀部及下肢仍浮肿。舌苔白，脉细。

［处方］生黄芪24g、麻黄6g、炒杏仁9g、生滑石24g、汉防己12g、车前子（布包）30g、知母18g、大腹皮15g、猪苓12g、陈皮12g、木香9g、砂仁12g、瞿麦18g、菟丝子36g、姜皮9g、丝瓜络15g，水煎服，煎服法同前。

九诊（1965年6月22日）：服上方10多剂，小便每日量1500~2500ml，浮肿明显减退，腹围67cm，舌苔薄白，脉沉细。

［处方］生黄芪36g、炒杏仁12g、汉防己15g、知母18g、车前子（布包）24g、大腹皮18g、山茱萸12g、枸杞子12g、泽兰15g、白薇9g、生白术15g、草果9g、木香9g、瞿麦15g、熟附子9g、姜皮9g、砂仁12g、冬瓜皮24g、丝瓜络15g，水煎服，煎服法同前。

十诊（1965年7月8日）：服上方15剂，浮肿明显消退，腹围59cm。

［处方］人参30g、生地30g、赤芍30g、茯苓30g、神曲30g、木通30g、车前子30g、麦芽30g、泽泻30g、青皮30g、半夏30g、苍术60g、陈皮45g、补骨脂60g、当归60g、莪术24g、厚朴45g、白术75g、砂仁30g，共为细粉，用泽兰120g，煎水取汁，与药粉共泛为丸，干燥装瓶。每次服9g，早晚各服1次。

随访：1965年12月6日其父来称，服上药后浮肿痊愈，至今未犯。

病例2 周某，男，34岁，1956年5月24日初诊。

[病史] 今年三月份曾感冒，发热，嗓子痛，随后出现下肢浮肿，四五天后面部也浮肿，血压176/96mmHg，尿常规检查，蛋白（++~++++）。经住院治疗月余，浮肿消退。近20天浮肿又重，且伴有腹水及右侧胸水。近日头痛较重，食欲差，尿量减少，腹围85cm，化验，血浆总蛋白31g/L，白蛋白12g/L，球蛋白19g/L，医院诊断为慢性肾炎。其家属要求刘老处方。因未见病人，乃用消腹水外敷验方试治之。

[处方] 透骨草9g、通草9g、木通9g、蝼蛄7个、蟾蜍（烘干）9g、蟅虫7个、鸽子骨3个、鸽子粪3g、麝香0.3g、木香15g、雄黄3g，上药共研细粉，分7份，用猪膀胱（干的）1个，装药1份，加温白酒250ml，将口扎好，放脐部，待酒干后，可以再换1剂。

若小便仍少时，可配服木通9g、车前子（布包）9g、鳖甲（捣）15g、竹叶9g、灯心1.5g，水煎服，每天1剂。

来诊（1956年11月24日）：用外敷药2剂后（每剂可用四五天），小便增多，浮肿减轻。用药7剂后，尿量大增，全身浮肿基本消退，腹水消失，腹围减至73cm。现仍失眠，头痛，眼花，心慌，食欲差，腰痛，烦躁，遗精。验尿，蛋白（+），血压150/110mmHg，右侧阴囊肿胀，诊为"鞘膜积液"。

[检查] 面色黄黯，消瘦，舌苔白，略厚，脉虚弱。

[辨证] 脾肾两虚，心气不足，肝气不舒。

[治法] 健脾利湿，补肾安神，疏肝散结。

[处方] 炒酸枣仁48g、枸杞子12g、山茱萸12g、山药15g、大腹皮9g、橘络12g、茯苓皮15g、陈皮9g、黄芪12g、草果仁9g、枳壳9g、砂仁9g、海藻15g、延胡索9g、荔枝核9g、白术9g，水煎2遍，分2次温服。

沉香1.5g、琥珀0.9g，共为细粉，分2次冲服。

另用金钱草30g，煎水代茶饮，作一日之用量。

三诊（1961年9月14日）：服上方3个多月，失眠、心慌均大有好转，食欲增进，验尿常规一般均正常，偶有蛋白微量。有时腰痛，头晕，疲劳时尿量略少。血压130~140/90mmHg，右侧阴囊已消肿。舌苔薄白，脉细弱。

[处方] 炒酸枣仁45g、枸杞子15g、黄精12g、茯苓皮12g、菟丝子

30g、知母 15g、丹皮 9g、巴戟天 12g、何首乌 12g、柏子仁 12g、厚朴 6g、白术 12g、砂仁 12g、杜仲 24g、桑寄生 15g、炙甘草 6g、金钱草 18g、藿香 6g，水煎服。煎服法同前。

人参 2.4g、琥珀 0.9g，共研细粉，分 2 次冲服。

追踪观察至 1964 年底，未再复发。

病例 3 张某，男，37 岁，1965 年 2 月 19 日初诊。

[病史] 去年 12 月 28 日发现两下肢紫癜，伴有腹部绞痛，便血，31 日面部出现浮肿，当时诊断为过敏性紫癜、急性肾小球肾炎。经用激素治疗，紫癜消退，腹痛、便血停止。

今年一月发现全身浮肿，并伴有腹水、胸水，用激素、双氢克尿塞及中药治疗，小便量约每日 900ml，自觉全身无力，腹胀，平卧则气喘，手常抽筋，食欲尚可。验血，非蛋白氮 14.64mmol/L，胆固醇 10.53mmol/L。尿常规检查，小便浑，红细胞满布视野，白细胞 7~10 个 / 高倍镜，粗粒管型 0~3 个 / 高倍镜，蛋白（+++）。血压 150/100mmHg。诊断为慢性肾病型肾炎。

[检查] 面色黯黄，全身浮肿明显，舌苔白，根部较厚，脉虚弱而迟。

[辨证] 脾肾两虚，水湿内聚，肝阴不足，肺气失宣。

[治法] 补肾健脾，利湿行水，佐以宣肺养肝。

[处方] 生黄芪 15g、生白术 15g、山药 24g、汉防己 12g、车前子（布包）12g、生滑石 12g、枸杞子 15g、麻黄 6g、炒杏仁 9g、茯苓皮 12g、生石膏 15g、草果仁 12g、仙鹤草 12g、川楝子 9g、金钱草 18g、天麻 12g、钩藤 12g，水煎 2 遍，分 2 次温服。

三七 1.5g、琥珀 0.9g，共研细粉，分 2 次冲服。

另用鲫鱼 1 条，约半斤重，去鳞及内胆，内装红茶 24g、砂仁 18g、鲜橘皮 1 个，清水煮熟，加白糖 30g，米醋适量，吃鱼喝汤，作一日量。

二诊（1965 年 3 月 26 日）：服上方 6 剂，鲫鱼 6 条，小便量大增，每日 2000~3000ml，浮肿全消，腹水及胸水也消退，食欲增进，精神好转，平卧气喘及肢体痉挛等症已除。近日右胁微痛，大便略干，舌苔白，脉弦细。

[处方] 生黄芪 15g、生白术 15g、山药 24g、汉防己 9g、车前子（布包）12g、枸杞子 15g、当归 15g、肉苁蓉 15g、鸡内金 12g、砂仁 9g、生地 12g、仙鹤草 15g、川楝子 9g、金钱草 24g、胆南星 4.5g、柴胡 6g，水煎服。

煎服法同前。

三七 1.5g、琥珀 0.6g，共研细粉，分 2 次冲服。

三诊（1965 年 3 月 30 日）：服上方 3 剂，食欲好转，胁痛消失，尿量每日约 1600~1800ml。腰部不适，大便仍干，舌苔薄白，脉弦细。

[处方] 生黄芪 18g、生白术 15g、益母草 12g、海金沙 12g、枸杞子 15g、当归 15g、肉苁蓉 15g、鸡内金 12g、生地 12g、仙鹤草 15g、茜草根 15g、金钱草 24g、砂仁 6g、桑寄生 15g、萆薢 9g、海浮石 12g，水煎服。煎服法同前。

三七 1.5g、琥珀 0.6g，共研细粉，分 2 次冲服。

四诊（1965 年 4 月 5 日）：服药 3 剂，大便已畅，精神很好，体力增加，腰仍不适，舌苔白，脉虚弱。原方去金钱草，加党参 9g、菟丝子 24g，继服。煎服法同前。

另用：白术 12g、苍术 4.5g、陈皮 9g、清半夏 9g、茯苓 9g、厚朴 6g、炮姜 6g、熟附子 4.5g、狗脊 15g、丹皮 6g、金钱草 12g，水煎服。煎服法同前。

人参 3g，研细粉，分 2 次冲服。

以上两方，交替服用，每天服用 1 剂。

五诊（1965 年 4 月 19 日）：药后食欲增加，体力恢复，腰痛减轻，大便稍干，血压 120~130/80~85mmHg，舌苔薄白，脉同前。

黄芪方：加鸡内金 9g、狗脊 15g、桃仁 4.5g、骨碎补 12g、炒莱菔子 9g、生地改熟地 12g。

白术方继服。服法同前。

另用鲫鱼 1 条，去鳞及内脏，加苍术 24g、白术 24g、青盐 36g，放鱼腹中，焙干，研细粉装瓶。吃饭时服少许代盐用。

也可用海参 250g，去内脏，干燥，研细粉。每次服 6g，每日 3 次。

1965 年 5 月 22 日随访：病情一直稳定，精神、食欲均好，未再出现浮肿，嘱继服前方，以资巩固疗效。

病例 4 张某，女，11 岁，1962 年 4 月 12 日第一次处方。

[病史] 1963 年 3 月发现眼睑及腿微肿，验尿蛋白（+），经治疗数月，浮肿未消，尿中蛋白增加为（++）。今年一至四月曾住医院用激素治疗，饮食略有好转，但浮肿不消，尿中蛋白（+++）。停服激素后，食欲立即不

好，尿量减少，于4月12日出院。其家长来函向刘老索方。根据症状认为乃脾肾不足，肝气不舒，下焦蕴热，以补肾健脾，清热利湿，佐以疏肝调气之法，拟方嘱试服。

[处方]山药15g、泽泻9g、山茱萸6g、菟丝子18g、海金沙6g、萹蓄6g、瞿麦6g、白术9g、鸡内金9g、砂仁6g、大腹皮4.5g、使君子4.5g、槟榔6g、青皮6g、知母12g、灯心3g，水煎2遍，分2次早晚温服。

1963年5月5日来函称：服药9剂，精神很好，食欲大增，食量增加，小便量多，每日尿量1500~1600ml，尿色清，化验检查，蛋白微量。眼睑浮肿已消，腿仍轻微浮肿，请当地中医诊查，舌苔白，脉滑数。上方加滑石9g、钩藤9g，继服，以资巩固。

按语：慢性肾炎，全称慢性肾小球肾炎，是一种常见的以浮肿、蛋白或管型尿、高血压为主要表现的肾脏疾病，晚期多出现不同程度的肾功能损害。目前认为，本病的原因可能与机体的变态反应有关，且由于自身免疫的因素而致。病情缠绵，顽固难愈。

中医学无"肾炎"之名称，但在论及"水肿""肿胀""水气"等证时，有很多类似本病的记载。如《内经》曰："水始起也，目窠上微肿，如新卧起之状……"，"肾病者，腹大胫肿，喘咳身重，寝汗出憎风"等，与肾炎的临床表现颇为相似。对本病的发病机制，《内经》认为，"其本在肾，其末在肺"，"诸湿肿满皆属于脾"。后世医家也多宗此说，认为脾、肺、肾三脏各有所主，与水肿发病最为密切。如张景岳曰："凡水肿等证，乃脾肺肾三脏相干之病……肺虚则气不化精而化水，脾虚则土不制水而反克，肾虚则水无所主而妄行。"

关于本病的治疗，汉唐以前，主要以攻逐、发汗、利小便为大法，如《内经》有"开鬼门洁净府"之说，《金匮要略》提出，"诸有水者，腰以下肿，当利小便，腰以上肿，当发汗乃愈。"此后各医家在实践的基础上又进一步认识到，久病则伤及脾肾阳气，治当调整肾经水火，温补肾阳，健脾益气，以扶正祛邪，在治疗上又有新发展。

刘老医生认为，由于本病病情缠绵，多脾肾两虚，虚实互见，故治疗也多采用脾肾双补，固本为主，标本同治，汗利兼施的原则。

（1）发汗消肿：对水气泛滥，腰以上肿者，常用此法解表发汗利水，以越婢加术汤、麻黄汤为主方加减，药用麻黄、杏仁、紫苏、炙桑皮、防风、石膏发表宣肺，利水。对卫阳已虚者，宜助卫气，用防己黄芪汤益气固表，或与上方合用之，以扶正祛邪。正如尤在泾所说："风湿在表，法当从汗而解，乃汗不时发而自出，表尚未解而已虚，汗解之法不可宗矣。故不用麻黄出皮毛之表，而用防己驱肌肤之里，然非芪术甘草焉能使卫阳复振，驱湿下行哉。"

（2）利尿消肿：对水湿内聚，腰以下肿或全身尽肿者，多用此法利尿消肿，以五苓散合五皮饮为主方加减，若并见下焦湿热壅滞，小便短赤者，常加海金沙、萹蓄、瞿麦、萆薢、金钱草、木通、滑石、车前子等，以清热利尿消肿。

（3）健脾补肾：对脾阳不振，运化无力，脾虚水聚者，多治以温运脾阳，健脾化湿，以实脾饮、参苓白术散为主方加减，用党参、苍术、白术、山药、茯苓、黄精、白豆蔻、砂仁、厚朴等益气健脾和胃化湿。若肾气虚弱，以致膀胱气化不利，水湿内盛者，则温补肾阳"益火之源，以消阴翳"，药用巴戟天、杜仲、菟丝子、补骨脂、狗脊、附子、桑寄生、覆盆子等温肾助阳。若兼见肾阴不足者，用女贞子、熟地、枸杞子、山茱萸等，滋补肾水，调整肾经水火。

（4）对水肿甚者，常配用鲫鱼方，以健脾宽中，利尿消肿。此外，透骨草敷脐方有通经化瘀、利水消肿之效，多用作辅助治疗。

以上诸法，在病程各期，多交替或同时采用，常按症之轻重，有所侧重，在水肿期不单用汗、利法，在消肿后则尤重健脾补肾，对消除尿蛋白、改善肾功能及巩固疗效极为重要。正如张景岳指出："温补所以气化，气化而愈者，愈出自然，消伐所以逐邪，逐邪而暂愈者，愈由勉强。"

慢性阴茎海绵体炎

病例 陈某，男，49岁，1953年3月8日初诊。

[病史] 阴茎发现硬结月余。3年前每于阴茎勃起时则有局部牵扯性疼痛，冬季天凉时感觉尤为突出，平时会阴部也有下坠不适感，但未注意检查治疗。1个月前发现阴茎左右两侧各生一结节，左侧者略小，如黄豆粒大，右侧者如杏核大，均为圆形，质硬，重压则微痛，表面皮肤无改变。西医诊为慢性阴茎海绵体炎。

[检查] 面色略黄，舌苔薄白，脉弦细。

［辨证］痰核阻滞经络。

［治法］化痰软坚，通经活络。

［处方］橘红30g、半夏24g、橘络18g，共捣粗末，置白酒250ml中，密封，浸泡7天，每天震荡数次，过滤，取药液加蒸馏水500ml，入砂锅内煮沸数分钟，待冷后加入碘化钾5g，溶化装瓶。用时震荡，勿使沉淀。开始每次服2ml，加白水3ml稀释，于早晚饭后各服1次，服后多饮开水，服药1周休药2天，后可每天服3次。

服上药1瓶后，即觉硬结较前缩小，变软，触痛减轻。服完2瓶后，左侧硬结消失，右侧硬结也较原先缩小80%，已无触痛。继服至三瓶半后，阴茎硬结全消，会阴部不适感及阴茎勃起时痛觉全消，乃自行停药。

按语：慢性阴茎海绵体炎为较少见的疾病，多由淋病、痛风以及血栓静脉炎等所引起，主要特点是阴茎海绵体内尿道球或尿道海绵体内，出现索状或结节状硬韧或软骨样小结节。可单发或多发，有时尚可互相融合成厚板状。平时多无痛感，但于阴茎勃起时则因该部屈曲而疼痛。多发性者常致阴茎呈螺旋状弯曲，妨碍排尿及射精，给病人精神上造成极大痛苦。

中医书籍中对于本病虽无专门记载，但根据其上述表现特点，则应属于"痰证"范畴，与其中痰核阻滞经络诸证相似。刘老在本症的治疗中专用橘红、半夏、白酒等化痰通经活络之品，并配以少量西药碘化钾，碘离子有软化结缔组织的作用，有利于慢性炎症的消退，故能取得良好的效果。

血　尿

病例　董某，男，26岁，1973年6月26日初诊。

［病史］发作性血尿半年多。去年11月体育运动后发现尿发红，如血水样，排尿后小腹微痛，无尿频、尿痛、腰痛等不适，验尿，红细胞（++++），经用呋喃咀啶和青、链霉素等治疗七八天后，血尿消失。今年2月因走路过多劳累后，又发生血尿1次，持续七八天，治疗始愈。五月份参加麦收劳动后，又发生血尿，至今月余不愈。病后伴有乏力。腰痛以右侧为重，但无尿频、尿痛。去医院检查曾疑为泌尿系结石，但经肾盂造影及膀胱镜检查均未发现异常。欲服中药治疗，来诊。

［检查］身体较瘦，面色黄黯，眼圈略青，舌苔薄白，根部略黄，脉

沉细弱。

[辨证] 下焦火盛，迫血下行，脾肾两亏，摄纳失权。

[治法] 清利下焦，凉血止血，健脾益肾，补气培元。

[处方] 山药 30g、金钱草 15g、茜草根 15g、陈皮 12g、仙鹤草 12g、旱莲草 12g、生滑石 15g、生鸡内金 12g、当归 12g、肉苁蓉 12g、狗脊 15g、生杜仲 12g、蒲黄（包）9g，水煎 2 遍，分 2 次温服。

二诊（1973 年 8 月 2 日）：服药 10 余剂后，腹痛减轻，睡眠好转，余症也有改善。服药 3 剂后验尿，红细胞（++），6 剂药后红细胞少许，9 剂后红细胞消失，仅有白细胞数个。舌苔薄白，脉沉细弱。

[处方] 山药 30g、当归 12g、生地 15g、茜草根 15g、仙鹤草 15g、杜仲 15g、狗脊 15g、生黄芪 12g、生鸡内金 12g、肉苁蓉 12g、丹皮 9g、白术 12g、白豆蔻 9g、甘草 6g，水煎服。煎服法同前。

三诊（1973 年 9 月 18 日）：服药 25 剂，曾反复查尿两三次，除白细胞 0~2 个外，已无红细胞。现自觉周身无力，活动则出汗，有时腰痛，耳鸣，记忆力差，心情烦躁。舌苔脉象同前。

[处方] 山药 30g、生黄芪 15g、当归 15g、白芍 15g、枸杞子 15g、茜草根 15g、续断 15g、生鸡内金 15g、狗脊 15g、党参 12g、麻黄根 12g、山栀 12g、生牡蛎 24g、白术 15g、砂仁 12g，水煎服。煎服法同前。

1975 年 7 月随访：又服药 21 剂，诸症完全消除，至今已近 2 年，未再复发。

按语：血尿系指尿中含有血液而言。根据血尿的程度轻重不同，西医学将其分为肉眼血尿及显微镜下血尿两种。引起血尿的原因甚为复杂，最常见的有以下情况：①泌尿系疾患，如肾炎、肾盂肾炎、尿路结石、泌尿系结核、肿瘤等；②全身疾病如血液病、心血管病、胶原纤维病，以及药物中毒反应等；③尿路邻近器官的疾病等。此外，在剧烈运动或过劳后有时也可出现轻微血尿，称为运动性血尿。

中医学对本证早有记载，《内经》中称为"溲血""溺血"，《金匮要略》中始称"尿血"。历代医者对本证论述繁多，并根据有无伴发尿痛而与"血淋"加以鉴别，认为"有痛为血淋，无痛为尿血"。关于病因则多认为系下焦蕴热，干扰血分所致，如《素问·气厥论》说："胞移热于膀胱则癃溺血。"《金匮要略》谓："热在下焦者则尿血。"《诸病源候论》则说：

"若心家有热，结于小肠故小便血也。"明医张景岳指出，本证之成因除下焦火热的因素外，尚有肾气不足、精血不固，肾虚不禁、精血滑泄，脾肺气虚、不能摄血等多种原因，并分别提出了相应的治法，他说："若果三焦火盛者，唯宜清火凉血为主……若肾阴不足而精血不固者，宜养阴血为主……若肾虚不禁或病久精血滑泄者，宜固涩为主……若心气不定精神外弛以致水火相残精血失守者，宜养心安神为主……若脾肺气虚下陷不能摄血而下者，宜归脾汤……"总之，前人对本证的治疗不外以清热泻火，滋阴凉血诸法为主。

刘老认为，本例尿血的发生，乃由下焦火盛，迫血下行，脾肾两亏失于摄纳所致，故治疗在应用养阴清利凉血止血之法的同时，并用健脾益肾，补气培元之法。取小蓟饮子、补中益气丸、千金无比山药丸等方义加减成方，用生地、当归、白芍、金钱草、滑石、山栀等养阴清利，仙鹤草、旱莲草、茜草根、丹皮等凉血止血，党参、黄芪、白术、山药、鸡内金、枸杞子、狗脊、续断、肉苁蓉、杜仲等健脾益肾，补气培元而收效。

遗尿症

病例 李某，女，13岁，1963年7月28日初诊。

[病史] 由其母代诉。患儿平素健康一般。从2岁起，即每夜睡中尿床，至今未愈。

[检查] 精神较差，舌尖红，苔薄白，脉沉细弱。

[辨证] 心肾不足，下元虚寒。

[治法] 益气固肾，温补下元。

[处方] 猪膀胱（去系上浮膜，切碎，微炙干燥）5个、桑螵蛸125g、生黄芪60g、覆盆子60g、益智仁75g、天竺黄45g、生菟丝子60g、山药60g，共研细粉，水泛小丸。每次6g，日服3次。

二诊（1963年9月28日）：服丸药一料，尿床症状基本治愈，仅喝水过多时偶尔尿床。拟原方加生牡蛎75g，生菟丝子加至125g，天竺黄加至90g，再配一料，依上法制、服之，以资巩固。

按语：遗尿症，系指睡中不自主排尿，多见于儿童，也有到成年尚未痊愈者。

刘老认为，本病多由先天不足，下元亏虚，膀胱之气不固，脾肺气虚所致。如《诸病源候论》说："遗尿者，此由膀胱虚寒，不能约水故也。"戴思恭说："睡着遗尿者，此亦下元冷，小便不禁而然。"故治疗宜以补气健脾温肾为大法。取菟丝子丸、桑螵蛸散、缩泉丸方义加减，温补肾阳，固涩下元，益气健脾，并用猪膀胱以脏治脏，取其同气相求之意，收到一定效果。

单纯性甲状腺肿

病例 张某，女，42岁，1956年5月20日初诊。

[病史] 颈部变粗20多年。自16岁开始，颈部逐渐变粗，但发展缓慢，每次怀孕后自觉颈部变粗较为明显，曾间断应用碘剂治疗，效果不显，近来发展较快。平时经常饭后嗳气，胃痛不适已多年，消化不好，大便常不成形。睡眠差。

[检查] 颈部明显增粗。甲状腺弥漫性肿大，质韧。舌苔白厚，脉弦。

[辨证] 脾肾不足，湿痰凝滞。

[治法] 先以温肾健脾调胃法调理脾胃，另以健脾益气，消痰软坚散结之法配药酒服。

[处方]

（1）汤药方：酸枣仁（生炒各半）45g、枸杞子12g、覆盆子（捣）15g、草果仁（捣）3g、补骨脂（捣）6g、神曲9g、白术9g、淡豆豉（捣）12g、夏枯草12g，水煎2遍，兑在一起，分2次温服。

（2）药酒方：当归30g、夏枯草36g、海藻30g、黄药子60g、浙贝24g、橘红45g、清半夏45g、西红花30g、三七24g、玄参30g、白术30g、红豆蔻30g、厚朴24g、丹皮24g、三棱24g、黄芪30g、人参45g、白芷24g、补骨脂30g、神曲30g。共捣粗末，用白酒1500ml，浸泡12天，过滤，加碘化钾10g，溶化备用。每次5ml，每日3次，饭后服。

二诊（1956年5月26日）：服药2剂，胃痛轻，嗳气减少，睡眠好转，余症同前。原汤药方加人参9g，继服。

三诊（1956年8月4日）：服二诊汤药方5剂，胃痛大减，偶有嗳气，自动停药。继服药酒两料，甲状腺开始缩小，饮食增加。近日腹泻，大便清水，有轻微腹痛。舌尖红，苔白微厚，脉沉细。

[处方] 藿香6g、补骨脂（捣）9g、神曲12g、泽泻12g、罂粟壳（醋

炒）9g、莲须9g、茯苓9g、厚朴（姜汁炒）6g、白术9g、生鸡内金（捣）12g、黄芪9g、砂仁6g、人参9g、炒酸枣仁（捣）36g、陈皮9g，水煎2遍，兑在一起，分2次温服。

待腹泻愈后，继服药酒。

四诊（1956年8月16日）：服汤药9剂，腹泻已止。又服药酒半料，甲状腺继有缩小。脉缓和有力，再配药酒继服，以资巩固。

［处方］当归45g、夏枯草45g、海藻36g、黄药子75g、浙贝45g、橘红54g、清半夏45g、红豆蔻45g、厚朴45g、粉丹皮36g、三棱36g、黄芪45g、红参54g、白芷36g、草决明36g、补骨脂36g、神曲45g，共捣粗末，用白酒1200ml浸泡3周，过滤，加碘化钾13g，溶化后备用。

每次服5ml，每日3次，饭后温开水送服。服药1周，休药1天。

1960年7月14日随访：自服药酒后，甲状腺逐渐缩小，已接近正常。

按语：单纯性甲状腺肿，俗称"大脖子"，早期可表现为甲状腺弥漫性肿大或有结节，活动，不粘连，局部皮肤不变色，无疼痛及甲状腺功能改变症状，发病原因多与缺碘有关。根据本病的临床表现或地区性的发病特点，应属于中医学"瘿病"范畴内，如《诸病源候论》载："瘿者……亦曰饮沙水，沙随气入于脉，搏颈下而成之。初作与瘿核相似，而当颈下也，皮宽不急，垂捶捶然是也……饮沙水成瘿者，有核瘰瘰，无根，浮动在皮中。""诸山水黑土中，出泉流者，不可久居，常食令人作瘿病"。明确指出本病的发生与水土因素密切相关。

本例患者除甲状腺肿大外，还伴有胃疼及腹泻等脾肾不足，脾失健运的表现。故以温肾健脾益气、消痰、软坚、散结等攻补兼施，中西药结合的治疗方法，而收效。

甲状腺功能亢进症

病例1 林某，男，25岁，1963年5月3日初诊。

［病史］6年前开始，发现脖子变粗，时觉心慌，气闷，疲劳，乏力，多汗，两手颤抖，易激动，常有失眠，多梦，头痛，头晕，多食善饥，体反消瘦。经医院检查，诊为甲状腺功能亢进，治疗效果不显，来诊。

［检查］面黄体瘦，甲状腺轻度肿大，两手轻微颤抖，舌苔薄黄，脉细弦而滑。

［辨证］气阴不足，痰浊凝滞。

［治法］补肾健脾，益气养阴，化痰散结，佐以和血养心。

［处方］炒酸枣仁 36g、炒蕤仁 9g、生菟丝子 24g、女贞子 12g、山药 18g、陈皮 9g、清半夏 9g、浙贝 15g、玄参 12g、夏枯草 12g、海藻 12g、生牡蛎 30g、当归 9g、红花 9g、党参 15g、黄药子 4.5g、木香 9g、生白术 9g、砂仁 9g，水煎 2 遍，分 2 次温服。

药酒方：党参 15g、人参 15g、当归 18g、红花 15g、陈皮 24g、清半夏 21g、昆布 24g、海藻 24g、生牡蛎 21g、枸杞子 30g、夏枯草 21g、浙贝 21g、玄参 18g、黄药子 24g、生白术 21g、木香 15g、橘核 15g，上药共捣粗末，以白酒 1000ml 浸泡 2 周，常摇动。再隔温水炖后，过滤，加碘化钾 12g、冰糖 60g。每次服 10ml，每日 3 次，饭后服，服 1 周，休药 1 天。

二诊（两年后）：服汤药数十剂，配服药酒六料，各症均减轻，甲状腺较前明显缩小，仍感疲劳，头昏，有时四肢发麻，消化不好，常有腹泻，每天两三次，但无腹痛、腹胀。面色较前红润，舌苔薄白，脉象沉细。原药酒方碘化钾改为 5g，加黄芪 24g、天麻 21g、薏苡仁 30g，补气、健脾、利湿，以求巩固。

病例 2 王某，男，44 岁，1961 年 8 月 2 日初诊。

［病史］自觉身体逐渐消瘦，疲乏无力已 2 年，常有心悸、烦躁，两眼球外突、发胀，左眼尤甚，视力模糊，脖子较前逐渐变粗，头昏，记忆力衰退。经医院检查，诊断为甲状腺功能亢进。曾用硫氧嘧啶等药治疗，症状略减轻，但停药后又发，来诊。

［检查］面黄乏泽，眼球轻微外突，眼裂加大，甲状腺轻度肿大，声音微哑，舌质红，舌苔黄略厚，脉沉弦。

［辨证］脾肾阴虚，痰浊凝滞，肝郁火旺。

［治法］滋肾养阴，益气健脾，化痰散结，清肝明目。

［处方］玄参 12g、浙贝 15g、海藻 15g、昆布 12g、生牡蛎 18g、黄药子 6g、山茱萸 9g、生菟丝子 24g、香附 9g、木香 9g、陈皮 9g、清半夏 9g、生白术 15g、淡豆豉 12g、山栀 9g、生石决明 30g、桑叶 9g、黄芪 12g、谷精草 9g、菊花 6g，水煎 2 遍，分 2 次温服。

1961 年 10 月 2 日患者来信称：服药后头脑清醒，诸症有明显减轻。腿略有浮肿。为其改方继服，以资巩固。

［处方］炒酸枣仁45g、山药24g、生菟丝子30g、制何首乌9g、陈皮9g、清半夏9g、炙甘草4.5g、黄芪24g、炙桑皮6g、玉竹12g、生石决明36g、知母18g、海藻12g、木香12g，水煎服，煎服法同前。

按语：甲状腺功能亢进症，是由于甲状腺分泌过多的甲状腺素所致的一种内分泌疾病，多发于青壮年，女性尤多见。病者除有不同程度的甲状腺肿大外，常伴有性情急躁、易惊善怒、心慌、多汗、畏热耐寒、多食善饥、消瘦乏力、消化不良、四肢颤抖等症状，有的尚可有不同程度的眼球突出。多数医者认为本病应包括在中医之"瘿证"范畴中，特别与其中之"气瘿""肉瘿"更为相似。有关瘿的病因，历代医家多认为与情志忧患，肝郁气结，痰浊凝滞有关。如《诸病源候论》载："瘿者由忧患，肝气郁结所生。"《外科正宗》有"人生瘿瘤……乃五脏瘀血浊气痰滞而成"，故治疗多采用疏肝化痰一类的方剂。古代医家早已认识到含碘物质及动物甲状腺对本病有一定疗效。早在《肘后方》中即有海藻浸酒治疗本病的记载，《外台秘要》中载有疗瘿药方36种，其中27种有含碘药物，用猪靥、羊靥配合海产药物治疗本病的记载，也散见于中医学各家著作之中。

刘老认为，本病的发生，除肝郁、血瘀、痰结的因素外，多伴有气阴不足的见症，如乏力、多汗、畏热、急躁、舌红、脉数、善饥、腹泻等，故治疗时除常用香附、木香等药理气疏肝，当归、红花等活血行瘀，陈皮、半夏、浙贝、海藻、昆布、牡蛎、夏枯草、黄药子、橘核等药以豁痰散结外，还强调应用人参、黄芪、山药、白术之类以益气，山茱萸、女贞子、枸杞子、玄参、知母、菟丝子、酸枣仁、蕤仁、玉竹之类以养阴，有时并配用少许碘化钾以软坚散结，实践证明，常可收事半功倍之效。

糖尿病

病例1 梁某，男，46岁，1959年4月5日初诊。

［病史］10年前发现高血压，血压经常维持在180/130mmHg左右，时感头晕、头胀。2年前开始，时觉口干、口渴，饮水增多，每天达数暖瓶。尿量也大增，夜间尤多，每夜五六次，无尿急、尿痛等不适。饭量较前明显增加，但仍经常有饥饿感觉，甚至有时心慌、心跳。曾检查空腹血糖为9.44mmol/L，尿糖（+++）。诊断为糖尿病、高血压、动脉硬化等病。经控制饮食及口服降糖药物等治疗，效果不显。

[检查]体形较胖，面颊赭红，舌质红，苔薄黄，脉沉弦细。

[辨证]肾虚，胃燥，肝阳上扰。

[治法]补肾，养阴，清肝。

[处方]何首乌15g、枸杞子12g、山茱萸9g、生地18g、天花粉22g、杜仲25g、槐实9g、益智仁9g、山药18g、白芍12g、泽泻9g、陈皮9g、白术12g、柏子仁9g、海藻12g，水煎2遍，分2次温服。

二诊（1959年5月6日）：服药20余剂，口干、口渴减轻，夜尿减少，现每夜仅一二次，空腹血糖降至7.22mmol/L，尿糖（+），精神较前好转，血压也较服药前下降。舌质淡红，苔薄白，脉弦细。改方继服，以资巩固。

[处方]何首乌15g、枸杞子12g、山茱萸12g、生地18g、天花粉25g、杜仲25g、槐实12g、益智仁12g、山药18g、白芍12g、柏子仁9g、白术12g、陈皮9g、泽泻9g、玉竹9g、海藻12g，水煎服。煎服方法同前。

病例2 赵某，男，42岁，1956年9月4日初诊。

[病史]十多年前发现有高血压病，血压一般维持在160/100mmHg左右，经常头痛，头晕，失眠，多梦，记忆力减退。2年前开始出现口干、口渴，两眼干涩，饮水量及尿量逐日增多，食欲亢进，但身体日渐消瘦，乏力，有时心慌、心跳，烦躁，检查空腹血糖13.88mmol/L，尿糖（++~++++），诊为糖尿病，高血压病。西药治疗效果不显。

[检查]体形肥胖，面色黄，舌质红，苔薄白而少津，脉弦细。

[辨证]心肾虚弱，胃津不足。

[治法]补肾养心，生津润燥。

[处方]炒酸枣仁46g、远志6g、柏子仁12g、枸杞子15g、山茱萸9g、生地12g、覆盆子12g、合欢皮15g、天花粉15g、山栀9g、淡豆豉12g、生杜仲18g、石斛12g、生白术12g、砂仁9g，水煎2遍，分2次温服。

西洋参2.5g、冬虫夏草2g、琥珀1g，共研细粉，分2次冲服。

二诊（1956年11月5日）：服药30余剂，配合控制饮食，口服降糖西药，心烦减轻，尿量减少，体力略有增加，空腹血糖已降至正常，尿糖（-~+）。仍感口渴，口干，心慌，疲劳时尿糖可达（++~+++），睡眠仍差。近月来发现腰腿疼痛。舌苔薄白，舌质略红，脉弦细。

[处方]炒酸枣仁56g、柏子仁12g、茯神12g、天门冬18g、枸杞子15g、山茱萸12g、生地15g、覆盆子15g、天花粉31g、生石决明43g、淡

豆豉15g、狗脊15g、千年健15g、石斛12g、丹皮9g、白术15g、砂仁12g，水煎服。煎服方法同前。

西洋参3g、冬虫夏草2.5g、琥珀1.2g，共为细粉，分2次冲服。

三诊（1957年1月3日）：诊后一直间断服药未停，并配服D860，自觉效佳。尿糖维持在（-~+），血糖正常，口干、口渴减轻，心烦已除，尿量同前，食量较前大减，有时腹胀，仍有腰腿酸痛及乏力感。舌苔薄白，脉弦细。

［处方］炒酸枣仁56g、柏子仁12g、白术15g、鸡内金9g、佛手9g、砂仁12g、枸杞子12g、生地15g、何首乌12g、玉竹12g、天花粉31g、石斛12g、麦芽9g、千年健15g、山药25g、香附9g、木香9g，水煎服。煎服方法同前。

人参2.5g、冬虫夏草3g、琥珀0.9g，共为细粉，分2次冲服。

四诊（1957年8月10日）：三诊后服药100多剂，自觉效果很好，心慌、烦躁等症已除，口干、口渴、乏力等症均较前轻，饮食已不控制，D860也已停服。

血糖仍维持正常，尿糖一般情况下（-），偶尔（+~++），血压已近正常，有时腰腿仍觉酸痛不适。舌苔、脉象均正常。

［处方］酸枣仁（炒）62g、山茱萸12g、枸杞子15g、何首乌15g、玉竹12g、覆盆子12g、生地15g、天花粉31g、生石膏31g、石斛12g、生白术15g、牡丹皮9g、砂仁12g、山药25g、千年健18g、鸡血藤12g、狗脊15g、泽泻12g、香附9g，水煎服。煎服方法同前。

人参2.5g、冬虫夏草3g、琥珀0.9g，共研细粉，分2次冲服。

1957年12月随访：诊后又服药40余剂，血糖已稳定在正常范围，尿糖（-），偶然有微量，血压维持在120~140/90mmHg左右，自觉症状也基本消除。

病例3 常某，男，42岁，1963年5月24日初诊。

［病史］发现糖尿病已4年。常觉口干、口渴，饮水量多，尿多，色清白，食量一般，时有头痛、头晕，精神不振，性情急躁，失眠，多梦，身体日渐消瘦，曾用胰岛素治疗，略有好转，但不能稳定，最近复查血糖8.33mmol/L，24小时尿糖定量36g，尿糖（++++）。3年前开始常有咳嗽，胸透发现两上肺结核，右肺下部并有空洞。现仍在服用抗结核药物中。

［检查］发育中等，面黄体瘦，毛发干燥，无光泽。舌质嫩红，多裂纹，苔淡黄而厚，脉象沉细。

［辨证］肺肾阴虚，胃经蕴热。

［治法］滋肾养阴，清润肺胃。

［处方］

（1）炒酸枣仁43g、枸杞子15g、生地18g、牡丹皮9g、菟丝子25g、何首乌（黑豆制）12g、天花粉12g、生石膏25g、沙参12g、夏枯草12g、白及12g、橘络12g、白术12g、鸡内金15g、山栀9g，水煎2遍，分2次温服。

（2）药粉方：白及93g、沙参46g、柿霜37g、三七31g、西洋参25g、冬虫夏草37g、琥珀15g，上药共为细粉，装瓶备用。每次服4.5g，每日2次，服1周休药1天。

1963年8月20日随访：服汤药数十剂及药粉一料，自觉效果很好，口干减轻，精神好转，较前有力。血糖基本正常，尿糖24小时定量已降至13g。肺结核空洞已闭合，浸润也有明显吸收好转。

病例4 贾某，男，46岁，1961年4月4日初诊。

［病史］1948年开始即经常觉有口渴，多饮，食量增加，时觉疲乏无力。1951年曾进行检查，血糖8.88mmol/L，尿糖（++++），诊断为糖尿病，经控制饮食并服中药治疗，休息半年余恢复工作，至今病情尚稳定，但体重日渐减轻。1960年8月开始，自觉乏力加重，并有时咳嗽，出虚汗，极易感冒，有时心慌、心跳，烦躁不安，时有害冷，劳累或用脑多时则失眠，多梦。经医院复查，发现两侧有浸润型肺结核，血糖12.21mmol/L，尿糖（++++），诊为糖尿病合并肺结核。经抗结核药物治疗，现肺结核已好转。

［检查］面黄体瘦，舌质淡红，苔白而干，气短。

［辨证］肺肾两虚，阴液不足。

［治法］补气养阴，益肺化痰，补肾养心。

［处方］何首乌186g、生熟地各46g、熟附子片46g、黄柏（盐炒）46g、人参62g、肉桂46g、白芍62g、淡豆豉46g、柏子仁46g、远志46g、炙甘草31g、白术77g、枸杞子46g、砂仁50g、山茱萸62g、牡丹皮77g、陈皮46g、半夏46g、炒酸枣仁93g、琥珀31g、益智仁46g、紫豆蔻46g、天麻31g、桑叶93g、玉竹62g、茯神46g，上药共研细粉，以生杜仲124g、

桑寄生 155g，熬水 2 遍，过滤取浓汁，与药粉共打小丸，装瓶。每次服 9g，每日 3 次，服 1 周休药 1 天。

1963 年初随访：服药丸三料后，自觉一切症状均明显减轻，乃自行停药。坚持工作至今，未再到医院检查。

按语：糖尿病是一种常见的由于胰岛素不足而引起的代谢、内分泌失调性疾病。病因大多未明。具有遗传倾向。其特征为血糖增高、尿中含糖。临床上以三多（多食、多饮、多尿）、消瘦，疲乏无力等症为最主要的表现，并常易并发化脓性感染、肺结核、动脉硬化、神经炎，以及肾、眼并发症，严重时可发生酮症、酸中毒，危及生命。

根据本病的临床表现，应概括于中医学"消"证、"消渴"证的范畴中。《内经》中即有"消"及"消渴"等证的记载，并提出其特点为口干、多尿，如《内经·奇病论》曰："有病口甘者，病名为何……转为消渴……"《内经·气厥论》曰："肺消饮一溲二。"《金匮要略》对本病三多症状记述更为详尽，如"男子消渴，小便反多，以饮一斗，小便亦一斗"，"渴欲饮水，口干舌燥者""消谷引食……小便即数"等，《外台秘要》中已有"消渴病……每发即小便至甜"的记载。以后历代医家除围绕三多症状作了多方记述外，又根据三多的程度不同而将消渴证分为上、中、下三种类型，认为上消病在肺，中消病在脾胃，下消病在肾。对于本病之病机，多认为由于肾阴虚损，肺胃燥热所致，如《外台秘要》载"消渴病，原其发动，此则肾虚所致。"《医学心悟》有"三消之症，皆燥热结聚也"的论述。故多分别采用滋肾、润肺、清胃等法辨证施治。

刘老医生认为，本病虽有上、中、下三消之分，但三者并非截然无关。他强调，阴虚阳盛乃是本病病机的症结所在，正如《圣济总录》所云："原其本则一，推其标有三。"《石室秘录》所述则更具体："消渴之证虽有上中下之分，其实皆肾水之不足也。"故他治本病，除宗前人一般治法外，异常重视滋肾、养阴，常用六味地黄丸、左归丸等滋肾药为主方，配用何首乌、枸杞子、黄精、天门冬、麦门冬、冬虫夏草、西洋参、天花粉、玉竹、石斛等养阴药物随症加减。为防止滋补药物滋腻碍胃的副作用，多在滋补药中配用砂仁、白术、鸡内金等醒脾健胃药，每获良效。另外他还认为，虽本病病机症结为阴液不足、阴虚阳盛，但病程日久，必导致阴损及阳，出现肾阳不足的证候，如是则又需采用桂、附、杜仲、益智仁、冬虫夏草等温补肾阳药物。诚如《石室秘录》中所指出的"消渴之症……治法必须补肾中之水，水足而火自灭。然而，此火非实火也，实火可以寒消，虚火必须火行，又须补肾中之火，火温于命门，下热而上热自除矣。"

尿崩症

病例1 邵某，男，33岁，1972年5月10日初诊。

〔病史〕口干、舌涩、多饮、多尿、体倦乏力2年多。1968年夏季曾因车祸撞伤头部，当时昏迷十多分钟，此后即经常感觉头痛、头昏、头晕等，并逐渐加重，未经特别治疗。1970年开始，时觉口干、舌涩，体倦乏力，精神萎靡，饮水量逐渐增多，每天喝水四五暖瓶仍不解渴，同时尿量明显增加，每天小便达十五六次之多，但饮食一般，食量正常，无明显增多，消化也基本正常。曾经医院检查，X线颅骨摄片发现蝶鞍略大，未见明显骨质破坏。尿常规糖定性阴性，比重低（1.002~1.004），镜检未见异常，疑诊为尿崩症，在当地服中药一百五十余剂，尿量略少，但口干、舌涩、体倦、乏力等症不见减轻。

〔检查〕体形消瘦，面色黯黄，舌质淡红，苔白，脉沉细略数。

〔辨证〕肾经虚弱，气阴两虚。

〔治法〕补肾益气，养阴生津。

〔处方〕枸杞子15g、玄参25g、生石膏43g、五味子12g、天花粉18g、桑螵蛸15g、菟丝子31g、远志12g、生黄芪15g、生地25g、陈皮12g、白术15g，水煎2遍，分2次温服。

1972年6月20日患者来信：诊后服药30余剂，口干、舌涩、口渴、多尿等症均有明显减轻，尿量已近正常。饮食较前略减。近日有心慌、烦躁。再本原方略行加减，嘱继服数剂，以观后效。

〔处方〕何首乌18g、枸杞子15g、玄参31g、山栀12g、淡豆豉15g、生石膏37g、桑螵蛸18g、五味子12g、天花粉25g、生菟丝子31g、柏子仁15g、生地25g、橘红15g、生黄芪15g、白术15g、砂仁12g，水煎服。煎服法同前。

病例2 马某，男，40岁，1972年5月10日初诊。

〔病史〕头晕、口渴、多饮、多尿2年多。自1970年底开始，经常感觉头晕，有时微痛，从 1971 年起，每天需饮水 20 余斤，仍觉口干、口渴，每昼夜尿 15 次以上（每夜尿一痰盂多），并有体倦乏力，日见加剧，不能坚持工作，赴专区医院就诊，并转上海某医院检查眼底及颅骨摄片，未见异常。化验尿比重（1.002~1.004），尿糖（－），镜检无异常，疑诊为尿崩症。曾服滋补肾阴、生津止渴类中药 50 余剂，尿量略见减少，但口渴、多饮、尿量多、头晕、体倦、乏力等症未见减轻，近来时觉肩背酸痛，手脚发热，饮食减少，消化尚好。

[检查] 面黄体瘦，舌质红，苔白厚、少津，脉细略数。

[辨证] 阴虚内热，肾关不固。

[治法] 补肾养阴，生津清热，佐以健脾养心。

[处方] 银柴胡 12g、地骨皮 12g、天花粉 18g、玄参 25g、何首乌 12g、益智仁 12g、生地 25g、桑螵蛸 15g、木瓜 12g、白芍 15g、远志 12g、鸡血藤 15g、白术 15g、白豆蔻 12g、陈皮 12g，水煎 2 遍，分 2 次温服。

1972 年 8 月 18 日患者来函述：服药 15 剂，尿量及小便次数明显减少，尿比重较前上升，口渴也明显减轻，仍有乏力、头脑不清、口黏、思饮等症，未到医院检查，要求改方继服。

[处方] 荆芥穗 12g、地骨皮 15g、天花粉 37g、玄参 31g、何首乌 18g、益智仁 15g、生地 31g、桑螵蛸 18g、五味子 12g、香附 15g、远志 15g、陈皮 15g、鸡血藤 15g、珍珠母 43g，水煎服。煎服法同前。

按语：尿崩症是因下丘脑神经垂体功能减退，抗利尿素分泌过少所引起的疾病。临床上主要以狂渴、多饮、多尿、尿比重降低、乏力等为主要表现，严重者可引起失水，甚至常因烦渴、多尿，日夜不宁而产生失眠、焦虑、烦躁等精神症状。根据上述症状，本病应属中医学"消渴病"之范畴中，故多采用补肾养阴生津，益气清热之法治之。

刘老所治此二例患者，症状典型，疗效显著，惜治前未作鉴别诊断方面的检查，如水剥夺试验，高渗盐水试验等，故究竟系真性尿崩症或癔病性多尿（旧名神经性尿崩），尚难最后定论。

慢性风湿及类风湿关节炎

病例 1 向某，男，28 岁，1955 年 1 月 23 日初诊。

[病史] 周身关节疼痛三四年，两膝及腰部关节最重，活动障碍，走

路困难，关节局部无红肿。每遇阴雨、天气寒冷及劳累时症状尤重，记忆力衰退，饮食一般，二便正常。医院诊断为类风湿关节炎。

［检查］面色黯黄，舌质淡红，苔白厚，脉细弱。

［辨证］肝肾阴虚，心血不足，风寒湿痹。

［治法］祛风除湿，温经通痹，补益肝肾，养血健脾。

［处方］

（1）汤药方：炒酸枣仁18g、枸杞子15g、菟丝子15g、柏子仁12g、千年健15g、地风15g、狗脊15g、秦艽12g、威灵仙9g、当归12g、乌头9g、茯神12g、红花9g、没药9g、生白术12g、砂仁9g，水煎2遍，分2次温服。

琥珀1.2g、冬虫夏草2.5g，共为细粉，分2次冲服。

（2）药粉方：生白术30g、白芷28g、细辛25g、天麻90g、红花30g、血竭30g、没药28g、乳香28g、乌头46g、全蝎46g、当归68g、狗脊37g、虎骨37g、鹿角胶37g、羚羊角骨37g、蜈蚣15条、琥珀25g、冰片（研，后入）5g，上药共为细粉，每两药粉加精制马钱子粉1.8g，再研细研匀。每次5g，每日2次，饭后蜜调服。络石藤15g，煎水为引。服药1周，休药1天。

二诊（1955年3月12日）：服药20余剂，并服药粉，膝关节疼痛大减，腰仍略感疼痛，胃纳稍差，睡眠不好，有时气短。舌苔白，脉细。原方加薏仁15g、青风藤9g、黄芪15g、枳壳9g，水煎服。煎服法同前。

孩儿参2g研粉冲服。继服药粉。

三诊（1955年3月28日）：全身关节疼痛减轻，腰腿活动较前灵活，睡眠好转。有时关节仍感轻微酸痛，颈部、肩胛部较明显。工作稍累则烦躁，多梦，食欲仍差。舌脉如前。

［处方］炒酸枣仁19g、枸杞子15g、生菟丝子25g、柏子仁12g、乌头12g、千年健15g、五加皮12g、威灵仙9g、地风12g、狗脊19g、黄芪19g、当归12g、红花9g、乌药9g、生白术12g、生鸡内金15g、红豆蔻9g，水煎服。煎服法同前。

继服药粉，以资巩固疗效。

病例2 李某，男，30岁，1964年7月8日初诊。

［病史］两膝关节经常疼痛、沉重无力10余年，寒冷及阴雨天疼痛加

重，关节局部不红肿，活动受限制。经医院检查，诊为风湿性关节炎。曾用针灸、封闭、电疗等治疗，效果不显。

［检查］舌质淡红，苔薄白，脉细弱。

［辨证］肝肾不足，风寒湿邪阻闭经络。

［治法］补益肝肾，舒筋活血，祛风除湿，温经通络。

［处方］生白术30g、天麻95g、千年健75g、狗脊46g、虎骨46g、乌头46g、细辛30g、白芷37g、没药37g、乳香37g、何首乌95g、川牛膝56g、羌活46g、防风37g、当归50g、红花30g、血竭30g、冰片（研，后入）3.6g，共为细粉，以络石藤500g、夜交藤250g、豨莶草165g，煎水2遍，过滤，再熬浓汁，与药粉共打小丸，干燥装瓶。每次服5g，每日3次，饭后温开水送服。服药1周，休药1天。

二诊（1964年10月10日）：药后关节疼痛明显减轻，唯晨起略觉两腿沉重。舌脉同前。上方加鸡血藤125g，配药丸继服。

病例3 梁某，男，54岁，1959年1月8日初诊。

［病史］两膝及胯关节疼痛年余，有时腰痛，活动受限，天气变化、劳累时疼痛加剧，两下肢沉重无力，局部无红肿，关节无明显变形。经医院检查诊为风湿性关节炎。近年来经常心跳、气短、头痛、头晕，睡眠不好，多梦，健忘。

［检查］舌苔黄，中部黑润，脉弦细滑。

［辨证］风寒湿邪阻闭经络，心肾不足，肝虚阳盛。

［治法］祛风湿，通经络，滋养肝肾，育阴潜阳，和血益气，养心健脾。

汤药方：炒酸枣仁12g、柏子仁9g、覆盆子12g、山茱萸12g、淡豆豉12g、生石决明25g、山栀9g、千年健15g、狗脊15g、地风12g、全蝎9g、没药9g、黄芪15g、白蔻仁9g、天麻9g、海藻12g、天门冬25g、枸杞子12g，水煎2遍，分2次温服。

羚羊角粉1.2g、天竺黄2g、琥珀1.5g，共研细粉，分2次冲服。

药粉方：生白术62g、当归37g、红花37g、天麻93g、细辛31g、乌头37g、血竭37g、没药37g、乳香37g、银耳37g、全蝎37g、远志37g、虎骨37g、鹿角胶46g、鲜鸡胚62g、琥珀25g、冰片（后入）5g，共为细粉，装瓶备用。每服5g，每日3次。服药1周，休药1天。

二诊（1959年2月10日）：服汤药15剂，并配服药粉，精神、睡眠好转，腰痛、下肢沉重也有减轻，腰部活动稍灵活。舌苔中部仍黑，脉弦细数。

汤药方：炒酸枣仁50g、柏子仁12g、覆盆子12g、山茱萸15g、香附9g、生石决明25g、千年健15g、地风12g、狗脊19g、全蝎12g、威灵仙9g、红花6g、当归12g、枳壳12g、砂仁12g、乌药9g、黄芪15g、生白术15g、木香9g，水煎服。煎服法同前。

孩儿参3g、羚羊角粉1.2g、琥珀1.5g、天竺黄2.5g，共研细粉，分2次冲服。

药粉方：生白术62g、白芷37g、天麻93g、细辛31g、没药37g、乳香37g、红花31g、血竭31g、当归37g、乌头37g、千年健46g、全蝎46g、狗脊37g、孩儿参37g、虎骨37g、琥珀31g、冰片（后入）3.6g，共研细粉，水煎服。煎服法同前。

1年后随访：服上药后，关节疼痛、头痛、失眠、多梦等症已基本治愈。

按语：慢性风湿及类风湿关节炎，包括在中医学的"痹证"范畴内。痹即闭塞不通，经脉为邪所阻，气血流通不畅之意。

历代医家对本病的病因、病机、症状、分类等方面，均作了较为系统的论述。如《素问·痹论篇》云："风寒湿三气杂至合而为痹也。其风气胜者为行痹，寒气胜者为痛痹，湿气胜者为着痹也。"《济生方》进一步指出："皆因体虚，腠理空疏，受风寒湿气而成痹也。"关于治疗，张介宾说："风胜者治当从散……寒胜者但察其表里俱无热证即当从温治之……湿胜者其体必重……皆脾弱阴寒证也……脾土喜燥而恶湿喜暖而恶寒，故温脾即所以治湿也。""若筋脉拘滞伸缩不利者，此血虚血燥证也，非养血养气不可。"

刘老认为，本证基本病机是由于人体正气不足，卫阳不固，腠理疏豁，风寒湿气乘虚外袭，而正虚不能祛邪，邪气留滞于经络，使气血运行不畅，故本病日久不愈，多虚实并存，治当祛邪扶正，攻补兼施。另外，风寒湿三邪，大多杂合而致病，三者之中虽可有某邪偏盛的情况，但势难截然区分，故治疗时多以祛风、散寒、除湿、疏通经络等法并用，取独活寄生汤、蠲痹汤、大、小活络丹之方义综合成方，并根据兼证，随证加减。气虚血滞者用人参、黄芪、砂仁、白术以补气，当归、红花、乳香、没药、血竭、丹参以养血、活血、祛瘀，肝肾不足者用枸杞子、菟丝子、狗脊、何首乌、冬虫夏草、桑寄生、牛膝、桑葚、鹿角胶等滋养肝肾，强健筋骨，心血不足、心肾不交者用炒酸枣仁、柏子仁、薏仁、茯神养心安神，风痰之邪阻闭经络而有肢体痿弱或麻木不仁、行动不灵等症者，常加用马钱子以祛风活络通经止痛，多能收得较好效果。

风湿后低热

病例 柳某，女，14岁，1974年1月16日初诊。

［病史］低热半年多。去年夏季开始低热，体温37.4℃~37.5℃，伴有周身关节串痛不适，局部无红肿。在某医院检查，抗"O"800U，血沉47mm/h，诊为风湿热。经用青霉素及中药治疗月余，抗"O"及血沉均恢复正常，关节疼痛也消失。但间断低烧至今不退，体温在37.2℃~37.3℃左右，时有乏力，手脚心热，食欲不振。

［检查］发育正常，营养中等，舌质稍红，苔薄白，脉弦细。

［辨证］阴虚血热，脾阳不振。

［治法］养阴清热，健脾和胃。

［处方］银柴胡9g、地骨皮9g、当归12g、白芍12g、白薇9g、生地12g、川芎9g、白术12g、白豆蔻9g、天门冬12g、陈皮12g、炙甘草6g、夏枯草12g、丹参12g，水煎2遍，分早晚2次温服。

二诊（1974年2月15日）：服药6剂，食欲好转，食量增加，体温逐渐下降，已接近正常，晨起36.5℃，中午37℃。舌苔薄白，脉沉细。

［处方］银柴胡12g、地骨皮15g、当归12g、白芍12g、白薇12g、生熟地各9g、金银花15g、白术15g、白豆蔻12g、黄精12g、陈皮12g、炙甘草9g、夏枯草15g、丹参15g，水煎服。煎服法同前。

1974年5月25日随访：服药6剂，低热已退，体温完全恢复正常。三月份体温又略有回升，按第二方服药2剂，体温正常。

按语：风湿后低热，系因风寒湿邪留滞经络，蕴化为热，日久而伤阴耗血，导致阴虚血热，出现低热，五心烦热等虚热症状，故治疗以当归、白芍、生熟地、丹参益阴养血，以白薇、天门冬、银柴胡、地骨皮养阴清虚热，低热自除。

贫 血

病例1 樊某，男，32岁，1965年3月4日初诊。

[病史] 头痛、头晕、失眠、精神疲惫已数年，近来加重，时有心慌、心跳、烦躁，记忆力衰退，并常觉身冷，但手脚皮肤发热。1年前曾晕倒过2次，晕倒前觉身上发麻。病后食欲一直不好，消化不良，大便时干时稀，轻微脱发。曾在医院检查，诊断为贫血、神经衰弱。服西药治疗多时，效果不显。

[检查] 面色黄而乏泽，毛发枯燥无光，舌质淡红，苔薄白，语音低微，脉沉细。

[辨证] 脾肾阳虚，气血不足。

[治法] 补肾健脾，益气养血。

[处方]

（1）炒酸枣仁（捣）46g、柏子仁19g、天麻12g、蔓荆子9g、肉苁蓉9g、补骨脂6g、神曲9g、白术9g、鸡内金12g、淡豆豉12g、红豆蔻5g、天竺黄6g、白芍9g，水煎2遍，分2次温服。

人参1.2g、琥珀0.9g、鹿茸0.9g，共研细粉，分2次冲服。

（2）何首乌156g、柏子仁93g、菟丝子93g、覆盆子93g、女贞子62g、天麻93g、蔓荆子93g、补骨脂93g、神曲125g、肉苁蓉93g、白术93g、生鸡内金125g、淡豆豉93g、红豆蔻62g、天竺黄62g、白芍93g、人参93g、鹿茸46g、当归93g、熟地93g、玳瑁62g、泽泻93g、山茱萸93g、木香62g、生珍珠母93g、橘络93g、川贝62g、清半夏62g、陈皮62g、琥珀46g、白羊角尖125g，上药共为极细粉。炒酸枣仁1250g、枸杞子500g、千年健156g、桑寄生156g，共捣粗末，水浸1天，以文火熬2~3遍，过滤，再熬成流膏，拌入上药粉中，拌匀，干燥，加胎盘粉156g，研细匀，以阿胶93g，溶水打丸，干燥装瓶。每次服9g，每日3次，饭后服。

1965年11月5日来函称：服上药后感觉良好，身体较前强健，饮食增加，消化正常，头痛、头晕、脱发现象明显好转。有时仍觉轻微发热，但体温不高。

改方：原丸药方去人参、鹿茸、玳瑁，加地骨皮93g、白薇62g、生石决明62g、茯神62g，嘱配丸药继服，以资巩固。

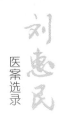

病例 2 矫某，女，23 岁，1959 年 9 月 10 日初诊。

［病史］经常头昏、头晕、胸闷、气短四五年。有时轻微头痛，记忆力衰退。时有两眼发花，心慌，心跳，烦躁，睡眠多梦，四肢酸软无力，皮肉发热。病后饮食较前减少。闭经已 3 年。经医院检查，诊断为贫血症、继发性闭经。

［检查］面色黯黄乏泽，消瘦，毛发枯燥，舌质淡红，苔薄白，口唇焦燥，气略短，脉沉细弱。

［辨证］脾肾虚弱，气血不足。

［治法］补肾健脾，益气养血，佐以活血。

［处方］当归 15g、生地 12g、延胡索 9g、白术 9g、鸡内金 15g、木香 9g、人参 9g、枸杞子 15g、菟丝子 12g、炒酸枣仁 37g、红花 6g、生牡蛎 12g、丹参 25g，水煎 2 遍，分 2 次温服。

二诊（1959 年 9 月 15 日）：药后诸症好转，饮食、睡眠均近正常，面色、舌、脉同前。前方加牛膝 19g、丹参 9g、肉桂 6g，水煎服，煎服法同前。配服十珍益母膏，每日 3 次，每次一匙。

1960 年 7 月来函：服药后诸症逐渐好转，食量大增，自觉体力较前增加。10 个月来曾行经 3 次，量较少，周期不准，有时仍有气短及疲劳感觉。

［处方］当归 15g、白芍 12g、延胡索 12g、黄芪 12g、白术 12g、鸡内金 19g、木香 9g、党参 12g、枸杞子 15g、香附 9g、月季花 9g、吴茱萸 9g、炒酸枣仁 50g、生杜仲 12g、菟丝子 31g、丹参 25g，水煎 2 遍，分 2 次温服。

病例 3 常某，男，37 岁，1964 年 4 月 4 日初诊。

［病史］身体比较虚弱，经常头昏，健忘，失眠，多梦，疲倦无力，饮食量少，消化不良，大便秘结，两三天 1 次，有时遗精。经医院检查，诊为贫血。

［检查］面色苍黄，舌质淡红，苔薄白，语声低，气短，脉沉细弱。

［辨证］气血两虚，脾肾不足。

［治法］补肾健脾，益气养血。

［处方］山药 15g、菟丝子 12g、覆盆子 12g、珍珠母 15g、炒酸枣仁 46g、枸杞子 12g、白术 9g、鸡内金 12g、红豆蔻 6g、天麻 9g、柏子仁 9g、肉苁蓉 12g、生地 12g，水煎 2 遍，分 2 次温服。

鹿茸 0.6g、琥珀 0.9g，共研细粉，分 2 次冲服。

二诊（1964年5月24日）：服药20余剂，头昏减轻，睡眠好转，食量大增，大便已正常，每日1次，自觉精神体力均有增强。面色较前光润，舌质淡红，苔薄白，脉沉弱。前方去柏子仁、肉苁蓉、生地，加人参9g、五味子9g、龙齿9g、茯神12g，继服。

病例4 祝某，女，19岁，1960年6月5日初诊。

[病史] 1个月前发现牙龈经常出血，皮下也经常出现紫斑，时有头晕，眼花，头痛，怕冷，睡眠不安。在医院查血，红细胞 2.01×10^{12}/L，血色素65g/L，白细胞 5.25×10^9/L，血小板 0.009×10^9/L，骨髓象显示增生不良。诊断为再生不良性贫血。

[检查] 面色苍白，舌质淡红，苔薄黄，脉虚弱，皮下有数块出血性瘀斑。

[辨证] 脾不统血，气血双虚。

[治法] 补肾健脾，益气养血，佐以清热凉血。

[处方] 赤芍9g、当归9g、生黄芪12g、制何首乌12g、生地15g、丹皮9g、白术9g、木香9g、山药19g、仙鹤草12g、蒲黄炭9g、藕节12g、阿胶（烊化）9g、黄芩12g、山栀9g、延胡索6g，水煎2遍，分2次温服。

二诊（1960年6月12日）：服药6剂，牙龈出血减轻，身上瘀斑已消。仍头晕，口干，饮食同前，大便时稀。舌苔薄白，脉沉细。前方去木香、山栀、延胡索，水煎服。煎服法同前。

另以馒头2公斤，干燥研细粉，加鲜猪血3公斤拌匀，干燥后，置锅中慢火炒焦，加红糖0.5公斤，拌匀研细，装瓶。每次服15g，每日3次。

按语：贫血是指机体循环血液中红细胞数、血红蛋白量或红细胞压积低于正常，是一种常见的临床症状，而不是独立的疾病。主要表现为皮肤黏膜苍白、心悸、气短、头晕、眼花、耳鸣、精神疲惫、萎靡、四肢乏力、饮食不振、腹部胀闷、消化不良，甚则浮肿怕冷、虚热盗汗等。妇女可有月经失调。再生不良性贫血并可有出血症状。

根据本病的上述表现与中医的"血虚""血枯""血脱""血黄""虚劳"等证稍似，早在《内经》中即有"血脱者色白，夭然不泽，其脉空虚，此其候也""脉实血实，脉虚血虚"及"血枯……故月事竭少不来也"等记载。《金匮要略》在论及虚劳证时，也提出面色白，卒喘悸，脉虚气短，时目瞑兼衄，少腹满，手足烦热，咽干口燥，虚烦不得眠等症状。后世医者在论及虚黄病时，也曾提到有脉息无力、言语轻微、神思困倦、怠惰无力、怔忡、眩晕、畏寒少食、耳鸣、脚软等症状。关于本病病机，中医多归咎于心、肝、脾等脏的虚弱。

刘老认为，脾肾两脏均与气关系密切，气与血又是互相联系、互相依存的对立统一体，中医素有"气之与血异名同类""气为血帅，血为气母""气能生血"等论点。刘老主张欲补血，需补气，欲补气则必须补肾健脾。另外，从"肾主骨""骨者髓之府，髓者骨之充"及"骨髓坚固，气血皆从"的论点出发，可知肾之盛衰实与气血之盛衰休戚相关，补肾即能培元坚髓生血，故刘老医生治疗本病除用一般滋肝、养心补血等方法外，尤其重视补肾健脾，常用鹿茸、枸杞子、菟丝子、何首乌、酸枣仁、覆盆子、肉苁蓉等以补肾养肝，黄芪、党参、人参、白术、鸡内金以补气健脾，丹参、当归、白芍、熟地、桂圆肉、阿胶等滋阴养血，砂仁、白豆蔻、木香等理气和胃，柏子仁、远志、茯苓、珍珠母、琥珀等养心镇静，并结合病情随症加减，如有虚热者加丹皮、白薇、银柴胡、地骨皮等，便秘者加肉苁蓉、熟地，头晕甚者加天麻、蔓荆子、石决明，有出血倾向者加仙鹤草、蒲黄、藕节、三七等。刘老还常用猪、羊等动物之血液干燥后研粉服用，"以血治血"，实践证明，也有一定效果。

白细胞减少症

病例1 李某，女，25岁，1955年3月25日初诊。

［病史］从事放射工作2年，4个月前开始，时觉头晕，眼花，头昏，记忆力衰退，全身疲乏无力，四肢麻胀，食欲不振，食量明显减少。检查发现白细胞 3×10^9/L，诊为白细胞减少症。曾用升白细胞西药治疗，效果不明显。

［检查］面色黯黄焦悴，乏光泽，舌质淡红，舌薄白，脉沉细。

［辨证］脾肾不足，气血两虚。

［治法］补肾健脾，益气和血。

［处方］生黄芪18g、生白术15g、当归12g、续断12g、党参12g、山药18g、鸡血藤15g、枸杞子12g、菟丝子15g、茯苓12g、鸡内金12g、白芍12g、陈皮12g、神曲12g、砂仁9g、炙甘草9g，水煎2遍，分2次温服。

并建议尽量照顾脱离接触X射线，以利血象恢复。

1957 年 5 月患者因他病又来就诊时述及，前方共服药 30 剂后，诸症逐渐减轻，血象好转，白细胞上升至 5×10^9/L 以上，脱离接触并已恢复工作至今，其间曾多次复查，白细胞均在 5×10^9/L 以上。

病例 2 尹某，女，42 岁，1975 年 1 月 28 日初诊。

［病史］头晕，疲惫，两腿沉重，乏力，腰酸，食欲不振年余。自去年 7 月查血发现白细胞减少（3.1×10^9/L），多次复查均波动于 3×10^9/L 左右，低时可达 1×10^9/L，曾用各种升白细胞药物，均无明显效果，时有肢体麻木不适，失眠，多梦。

［检查］面色黯黄乏泽，舌质淡红，舌薄白，脉沉细无力。

［辨证］心脾两虚，肾气不足。

［治法］健脾益气，养心和血，补肾。

［处方］生黄芪 15g、党参 15g、山药 31g、白术 15g、茯苓 12g、砂仁 12g、远志 12g、柏子仁 15g、炒酸枣仁 25g、狗脊（去毛）15g、枸杞子 12g、菟丝子 25g、当归 15g、丹参 18g，水煎 2 遍，分 2 次温服。

1977 年来信：诊后服药 10 余剂，症状逐渐减轻，白细胞逐渐上升至 6.5×10^9/L~7.5×10^9/L，复查多次，稳定在 5×10^9/L 以上。恢复工作至今。以后又间断陆续服药 40 余剂。

按语：白细胞减少症，是以周围血象中白细胞少于正常，持续低于 4×10^9/L 以下为主要表现的一种病理状态。引起白细胞减少的原因非常复杂，较为重要的有理化因素（如药物、放射线等）、感染因素（包括病毒、原虫及某些细菌的感染等），以及一些原因不明的原发性白细胞减少症。本症轻者多无明显自觉症状，常于查血时偶然发现，严重者可有头晕、疲劳、乏力、低热、盗汗、食欲不振、睡眠不宁全身症状，也有的以"抵抗力低下，极易感冒"为主诉。

中医学因限于条件，对本症的主要改变"白细胞减少"不可能有精密的观察，但对本症上述症状的记述则是屡见不鲜的，究其病机则多归咎于脾肾之虚弱，气血之不足。故治疗也多采用补肾健脾，益气养血等方法。

刘老所治此 2 例，病例 1 系因射线所引起，故除用补益气血，培补脾肾之法治疗外，并嘱患者脱离接触 X 射线，以利于血象恢复。病例 2 发病原因不明，且有失眠多梦等心血不足的症状，故除用补肾健脾，益气养血之剂外，还加用了酸枣仁等养心之药，收到了较好效果。

血友病

病例 杨某，男，2岁半，1965年11月18日处方。

〔病史〕据患儿父亲陈述，患儿半岁起，其皮肤或黏膜常有紫红色斑块，此起彼消；肘、膝、踝等关节周围也常见有青紫色斑块，关节肿胀发硬、发热，活动障碍。病情严重时伴有低热、烦躁、哭闹等症状。每隔两三个月即发作1次，春夏之际发作尤重。身体有轻微碰伤即出血不止，需经多次输新鲜血液方止，为此已先后住院3次。省及上海某医院检查，诊断为血友病，治疗效果不显，要求予以处方。

根据病史，刘老认为证属阴虚火盛，脾失统摄，乃以滋补肝肾、健脾益气、清热凉血，佐以益阴养血，活血行瘀之法为其处方，试服。

〔处方〕

（1）胡萝卜干500g、小麦1000g、小米500g，共磨细粉，蒸馒头吃。

（2）紫荆花（去蒂）46g，加面粉少许调糊，油煎成饼，加白糖食之。

（3）丹皮25g、当归30g、红花22g、生地25g、仙鹤草22g、生白术37g、鸡内金（炙）25g、赤芍22g、砂仁19g、玄参25g、黄精25g、制何首乌25g、天门冬22g、银柴胡22g、远志22g、琥珀22g、天竺黄15g、地骨皮22g、骨碎补22g、炒神曲19g、水牛角25g，共研细粉，以钩藤62g、薄荷37g、茵陈31g、旱莲草46g，煎水取汁，打小丸，每服3g，每日3次，服药1周，休药1天。

1973年8月20日，来人述及患儿服药情况：自得处方后即开始服药。胡萝卜方每年收获季节服月余，紫荆花方每年春季服7~10天左右，丹皮丸药方每年配服一两料，约服三四个月。出血发作较重时，则配服维生素K、维生素C。数年来，坚持用药，并常服生花生米。病情有明显好转。如皮下出血减轻，外伤后出血时间缩短，皮肤碰伤轻微加压包扎即可止血，止血时间与正常人近似，鼻黏膜或牙龈出血用海绵胶及三七粉即能止血。1969年，小指曾被玻璃割破，伤口长约0.5cm，出血数天，但经加压包扎后即止血。1970年患儿换牙，每次出血时间较长，达7~8天，但出血量不多。自服药后从未再到医院输血止血。目前患儿仍偶有关节肿胀、疼痛，右肘关节呈约120度曲畸形，左膝关节粗大，伸屈障碍，左小腿肌肉萎缩，走路跛行，但能坚持上学。家长要求再给处方。鉴于服药已见效果，乃嘱其继服胡萝卜及紫荆花方，原丸药方加熟地 46g、威灵仙 50g、没药 50g、血竭 37g、三七 31g、茜草根 62g、续断 77g、菟丝子 93g、桑螵蛸 62g、白羊角尖 46g、胎盘 1 具，配丸药继服。配服法同前。

1974 年 11 月 21 日随访：自 1973 年 9 月开始换服新配丸药，并同前法服用胡萝卜及紫荆花方，近 2 个月来又加服花生米皮（每日 1 两泡水喝），症状明显减轻。至今 1 年余，全身再未发现出血斑块，偶尔表皮擦破也无出血不止情况，鼻衄只用冷水敷额或略以棉球填塞即能止血。随访时患儿自述昨日脱牙一枚，仅流血少许即止。查体所见，右膝关节肿胀消退，小腿肌肉萎缩改善，肘、膝、踝等关节稍有肿疼，但无青紫、发硬及发热等情况。

补充追问家族史：患儿兄弟四人，均患此病，且均自幼（多是半岁后）发病。大哥于十一岁时死于"脑出血"，三弟现在 6 岁，2 岁前有 2 次因皮肤破伤而出血不止，经医院输鲜血后方止血。后与患儿同服上药，出血症状也有改善。四弟现年 8 个月，自 6 个月开始，也经常发现身体不定部位有青紫色出血斑块。患儿父系亲属中无此病患者，母系中其四姨两个女孩身体健康，一个男孩（患儿之姨表弟）现年 3 岁，也于 6 个月后开始出现与患儿相同的出血症状。

按语：血友病是一种与性别有关的隐性遗传性疾病，以血液凝固障碍为主要特征。病者多自幼即出现上述出血症状，少数也可于童年甚至成年后发病。常见出血部位为易受损伤的皮下组织、关节、齿龈黏膜等处，胃肠道及泌尿道出血也颇为多见，但以关节腔积血为最常见。如不治疗，出血症状多持续终生。

本病发病是由于凝血因子缺乏所致。根据所缺乏接血因子的种类，可将本病分为甲型血友病（缺乏因子Ⅷ）、乙型血友病（缺乏因子Ⅸ）、丙型血友病（缺乏因子Ⅺ）三种，其中以甲型较为多见。本病具有特殊的遗传性，甲型及乙型血友病患者仅限于男性，不直接遗传给其子，但其女则半数可为本病的传递者，且其自身并不发病。丙型血友病则男女均可患病，均可传递。

中医典籍中未见本病单独记载，根据其临床表现，应属于衄血一证的范畴。凡血液不循常道，渗溢于血脉之外，统可称之为衄血，按其渗溢部位的不同又分为鼻衄、齿衄、耳衄、舌衄、肌衄……多种。所以《张氏医通》载："衄血种种各有所从，不独出于鼻者为衄也。"刘老认为，衄血的原因不外血热、火盛、瘀血阻络、脾虚不摄、肝肾阴虚、失于潜藏等，虽有虚、实、虚中挟实之不同，但临床所见因虚者多，因实者少，故张景岳曾有"衄血虽多由火，而唯于阴虚者为尤多"的论述。治疗方面前人虽多以清热凉血、行瘀健脾、滋补肝肾等法论治，然而衄分久暴，证有虚实，治疗时宜补宜泻，各有不同。本例患儿自幼发病，经常不定部位衄血，病情漫长，当属久衄，故根据久病多虚的原则，采用了以滋补肝肾为主，佐以清热凉血、健脾益气、祛瘀行血之法，随症加减而收敛。方中用何首乌、玄参、天门冬、黄精、熟地、当归、胎盘、菟丝子、续断等以滋补肝肾、养阴补血，用生地、丹皮、银柴胡、地骨皮、天竺黄、钩藤、远志、仙鹤草、旱莲草、茜草根、水牛角、白羊角等以清热凉血、止血，用赤芍、红花、三七、血竭、没药、琥珀等以行血祛瘀，用白术、鸡内金、神曲、砂仁等以健脾益气。由于患儿时有关节腔内渗血而致关节肿痛、活动障碍，故又用威灵仙等以舒筋活络、通利关节。关于紫荆花，据《本草纲目》记载，能"活血行气、消肿解毒"，李时珍并作了"其气寒、味苦、色紫、性降，入手足厥阴血分，寒胜热、苦走骨、紫入营，故能活血消肿利尿而解毒"的注释，并提到此药能治"鹤膝风挛"，可知为清热、活血、散瘀消肿定痛之良品，故以单方形式采用。胡萝卜一味，《本草纲目》记述能"下气补中、利胸膈肠胃、安五脏、令人健食，有益无损"。近人丁福保认为有"养肾之特效"，为健脾益肾良品，与小米、面粉酵素等同用更增加其健脾补中之效。关于花生米，1960年即有人报道对血友病有良好的止血作用，并提出其止血成分主要在花生米棕红色内皮中，其含量相当于花生米中含量的50倍，也有人报道花生米能使凝血时间缩短，并用于治疗血友病取得了较好的效果。本例患者在服药过程中也曾服用花生米及花生米内皮，对取得疗效也有一定作用。

陕西省扶风县　姚某，男性，28岁。

本人和其弟（16岁）均自幼（3多左右）即经常牙龈出血、鼻衄、皮下出现紫斑，有时踝、膝、肘等关节肿胀、疼痛，活动障碍，甚则有尿血、便血等。1970年在西安某陆军医院住院诊断为血友病，曾经多方治疗（包括多次输血），效果不佳，已失去劳动能力。1977年11月以后，按本例处方（1）试服10余剂，按处方（3）配丸药试服40多天，牙龈及皮下瘀血明好转，关节活动障碍也有改善。紫荆花方因季节关系及药原困难，未能应用。

至写稿时患者仍在继续服药中。

大肠埃希菌败血症

病例 邵某，男，25 岁，1960 年 10 月 15 日初诊。

[病史] 患者在灾区工作，饮食较差，工作劳累，经常感冒发热，均未休息治疗。10 月 10 日发又高热，头痛，咽痛，食欲不振，全身无力，于 10 月 12 日入当地医院治疗。当日，该院以 5% 葡萄糖生理盐水 500ml 加维生素 C200mg 静脉滴注，当输入液体约 200ml 时，患者即诉周身极度不适，发冷，寒战，胸闷，并连续呕吐数次，吐出物为食物残渣及黏液，遂即停止输液，并按输液反应给以相应治疗，未效，20 分钟后，患者即不省人事。冷汗淋漓，呕血 2 次约 450ml，瞳孔散大，血压测不到，经用肾上腺素、可拉明、仙鹤草素及输血等抢救，病情稍有好转，但血压仍需用升压药维持，神志不清，乃于 10 月 14 日晚，转省级某医院抢救，并邀刘老会诊。诊时，尿闭已 3 天，大便 4 天未解。今晨（15 日）神志朦胧，诉咽痛，口渴，腹部胀痛，上午便血约 300ml。

[检查] 体温 36.4℃，脉搏 76 次/分，呼吸 20 次/分，血压 118/88mmHg（仍用去甲肾上腺素），精神恍惚，面色黄黯，白睛微黄，口腔黏膜有数处糜烂和溃疡点，四肢散在紫斑，右肩及背部有大片紫斑，心、肺无异常，腹软，稍膨隆，左下腹部有压痛，右肾区稍有叩击痛，无病理反射，束臂试验阳性。舌质绛，舌苔中部黄厚而燥，两边剥脱，脉象弦数。血常规检查，血红蛋白 144g/L，红细胞 4.9×10^{12}/L，白细胞 22.9×10^9/L，中性粒细胞 0.98，淋巴细胞 0.02。尿常规检查，棕色，比重 1.017，蛋白（++），红细胞（+++）。二氧化碳结合力 13.47mmol/L，非蛋白氮 18.56mmol/L，血氯 112.84mmol/L，血钙 2.58mmol/L。肝功化验，麝香草酚浊度试验 3U，谷丙转氨酶 293U（正常值 22~110U），黄疸指数 12U。血培养有大肠埃希菌生长，原注射液（剩余之葡萄糖生理盐水）也培养出大肠埃希菌。

[诊断]（1）大肠埃希菌败血症；（2）周围循环衰竭；（3）尿毒症。

[辨证] 患者体质素虚，疲劳过度，受温邪所侵，恶寒发热，病在卫分，宜用辛凉清解，汗出自解。但因治疗不当，而致发热、不恶寒，小便黄赤而短，邪入气分。热邪不能外解而阴液大伤，必致内结。阳明燥结，

腑气不畅而腹痛呕逆。热结膀胱则小水不下。又因阳明气分燥热未解，入陷营血，致戊气血两燔，邪热炽于血分，致使神昏烦躁，肌肤发斑，吐血，便血，且火性炎上，致生口糜。

［治法］宜予甘寒之品，清热解毒，育阴生津，润燥通便，以收"增液行舟""釜底抽薪"之功，内结燥热去，则二便自通。

［处方］当归12g、肉苁蓉15g、炒杏仁6g、芦荟0.6g、麦门冬19g、桑叶12g、生滑石15g、茯苓12g、天花粉12g、生石膏31g、木香9g、生甘草6g、火麻仁12g、玳瑁9g、鲜芦根31g、知母12g、黄柏9g，水煎2遍，约得药液200ml，分四五次服，隔2小时1次。

西药采用用四环素、氯霉素、链霉素、去氢可的松、多种维生素每天补充液体，纠正酸中毒，以及两侧肾囊封闭等治疗。

1960年10月15日：下午四时开始按上法服药，因恶心欲吐，改为小量频服，未再呕吐，病人精神仍恍惚。二氧化碳结合力13.02mmol/L，非蛋白氮64.97mmol/L。

1960年10月16日：病情稍稳定，神志渐清，有时昏睡或烦躁不安，时有恶心，服中药已不再呕吐，大小便仍未通。非蛋白氮71.40mmol/L，二氧化碳结合力12.12mmol/L，血压148/110mmHg。

1960年10月18日：恶心减轻，紫斑未再出现，二氧化碳结合力11.67mmol/L，非蛋白氮57.12mmol/L。

二诊（1960年10月19日）：精神已好转，仍觉胸闷，全身无力，口腔黏膜溃疡疼痛，呃气多，今天大便3次，稀，夹有黑块，小便已通，尿量约500ml。舌诊黄苔已退，脉象虚数。二氧化碳结合力11.67mmol/L，非蛋白氮71.40mmol/L。

腑气虽通，余焰尚存，胃气已衰，正气未复。原方去润燥通便之药，加清热解毒、利尿、补肾益气、健脾和胃之品，继续服药治疗。

［处方］当归12g、生黄芪9g、炒杏仁9g、菊花9g、桑叶12g、茯苓皮12g、仙鹤草9g、玳瑁12g、生滑石15g、萹蓄9g、金银花12g、甘草6g、白豆蔻6g、生杜仲25g、生白术15g、苏梗9g、鲜芦根31g、桑寄生12g，水煎2遍，每4小时服1次，分4次服完。

1960年10月21日：精神仍萎靡，能进食稀饭，仍呃气，睡眠差。二便通畅，皮肤紫斑减退。二氧化碳结合力21.10mmol/L，非蛋白氮57.12mmol/L，

白细胞 29×10^9/L，中性粒细胞 0.92，淋巴细胞 0.08。

三诊（1960 年 10 月 23 日）：精神仍差，腹部有时痛，稍胀，有时烦躁，大便每日 1~2 次，有粪块，尿量增多，色黄，口糜未轻，疼痛，影响进食，血压 152/112mmHg，二氧化碳结合力 21.55mmol/L，非蛋白氮 29.27mmol/L，血培养及二便培养均无致病菌生长。舌苔稍黄，脉象虚数。大热已退，余热未清，继续清解治疗。

［处方］山药 12g、生菟丝子 19g、山栀 9g、淡豆豉 9g、大青叶 9g、紫草 6g、玳瑁 9g、金银花 9g、菊花 9g、瞿麦 9g、麦门冬 12g、桑寄生 15g、生杜仲 25g、青黛 6g、鲜芦根 31g、茯苓皮 9g、石斛 9g，水煎服。煎服法同前。

另治口舌糜烂方：孩儿茶 1.5g、明矾 1.5g、冰片 1.5g、硼砂 5g、牛黄 0.3g、白蚕蛾口一个（烧灰存性），共为极细粉，装瓶。不时吹入口糜处。

四诊（1960 年 10 月 25 日）：服上方 2 剂，病情好转，烦躁、腹胀已除，睡眠及食欲转佳，小便量增多，色仍黄，大便每日 1 次。舌苔白，脉细稍数，血压 124/96mmHg，化验检查，二氧化碳结合力 23.35mmol/L，非蛋白氮 27.85mmol/L。肝功化验，黄疸指数 9U，谷丙转氨酶 97U。血常规检验，白细胞 13.6×10^9/L，中性粒细胞 0.96，淋巴细胞 0.02，嗜酸性细胞 0.01，单核细胞 0.01。原方去桑寄生、玳瑁，加赤芍 6g、玄参 9g、白豆蔻 6g，继服。

五诊（1960 年 10 月 27 日）：服药 3 剂，精神继有恢复，已能坐起吃饭，小便转清，口糜也减，紫斑明显消退，咽仍稍痛，大便稍干，每日 1 次，血压 120/80mmHg。

邪热虽挫，阳明燥热未清，阴液耗伤，正气尚未全复。再用甘寒养阴润燥之品，清解内热。

［处方］生地 15g、丹皮 9g、麦门冬 19g、玄参 19g、山栀 9g、川贝 12g、大青叶 9g、紫草 9g、菟丝子 25g、青黛 9g、杜仲 19g、瞿麦 9g、白豆蔻 9g、大黄 3g、鲜芦根 31g、桔梗 3g、石斛 9g，水煎服。煎服法同前。

另：六神丸，每次 10 粒，日服 2 次。

六诊（1960 年 10 月 29 日）：病情继续好转，食纳有增，口糜减轻，血压已正常。面部及下肢轻度浮肿，此系三焦气化失调所致。大便仍干，乃阳明燥结，大肠津液被劫所致，不宜单用泻下药，宜大黄、芦荟等清热药同增液养阴扶正药并用之。

[处方] 生地 15g、丹皮 9g、玄参 19g、黄柏 6g、川贝 12g、大青叶 9g、紫草 9g、生菟丝子 25g、青黛 9g、杜仲 25g、大黄 5g、芦荟 0.6g、木香 9g、麦门冬 25g、肉苁蓉 12g、桔梗 5g、石斛 9g，水煎服。煎服法同前。

七诊（1960 年 11 月 13 日）：病情进入恢复期，精神及食欲均好，大便已不干，口糜减轻，浮肿消退，小便正常。化验检查，二氧化碳结合力 23.35mmol/L，非蛋白氮 9.99mmol/L。血、尿常规检查均已正常。

温邪大部已去，唯有余热未尽，津液不足，继以清热生津和胃，调理善后。

[处方] 炒酸枣仁 15g、麦冬 25g、玄参 15g、生菟丝子 31g、黄柏 5g、青黛 9g、生杜仲 19g、生白术 9g、甘草 5g、大青叶 9g、丹参 9g、橘络 9g、白豆蔻 5g、白芍 9g、当归 9g，水煎服。煎服法同前。

共服上药 3 剂，患者已能下床活动，无自觉不适，乃停服中药。1960 年 11 月 26 日痊愈出院。

按语：夏秋之季干旱，气候燥热，患者先感燥热成病。热毒郁结阳明，又因输入带菌盐水而造成败血症。气分热毒未解，反而内陷营血，气血两燔，故临床表现神志朦胧，皮肤发斑，吐血，便血及二便闭塞等症，病情垂危。会诊时刘老详慎辨证认为，温病发斑，多因阳明胃热陷入营血所致，若斑外出，而热不解，此为热毒烁津，水不济火之故，治宜用甘寒之品，以鲜芦根、知母、麦门冬、天花粉等药生津清热。然阳明里热壅盛，此时若仅予一般清解之品，尚难以速效，适当加入寒泻之药，使腑气通畅，实热有外出之路，故又以清热导滞之法合用之，润通其中焦，去胃肠燥热，用当归、生地、肉苁蓉润燥结为主，加少许大黄、芦荟苦寒泻热为佐，木香宣通气滞，杏仁、白豆蔻开泄气机。二诊时腑气已通，继以清热解毒，考虑患者体质弱，肾气素禀不足，故于甘寒之中加入杜仲、桑寄生以兼补肾。

温病阴虚火旺，应注意维护津液，慎用温药，此例用黄芪、白术、白豆蔻的目的不仅在于运用其益气健脾扶胃气，而且在于化气利湿，通利小便。气机宣通，水道调通，热邪也可从小便而去。但切不可骤进温药，以防邪去未尽，而导致"灰灭复燃"。

本例虽仅单独总结中医治疗经验，实为中西医结合治疗之结果。

营养不良性干瘦病

病例 邵某，女，27岁，1961年11月26日初诊。

[病史] 进行性消瘦8个多月。反复发生浮肿并伴有四肢无力半年多。今年年初，自觉疲劳，四肢乏力，常因腿软而跌跤，持物也常失手。3月起逐渐消瘦，困倦无力，嗜睡畏寒，手足麻木，小腿常抽筋。5月以后发现浮肿，由脚渐及下肢、手、颜面，严重时，眼睛不开，伴有贪食、尿频、尿急等症，肿消后逐渐消瘦。曾在公社医院住院治疗2次，无效。于11月22日转来某院住院治疗。

14岁月经初潮，17岁结婚，妊娠4次，第一、二、三胎均在五六个月时小产，末次妊娠服中药保胎，八个月生产一男婴，现已五岁，身体健康。自末次生产后至今已闭经5年余。

入院时检查：发育正常，营养甚差，面色萎黄消瘦，身高158cm，体重36.5公斤。精神不振，皮肤干燥无弹性，桡骨膜反射减弱，三头肌、二头肌、膝腱及跟腱等腱反射均消失，无病理反射。舌质淡，苔白厚，脉象沉迟细小，体温36℃，脉搏72次/分，呼吸18次/分，血压106/74mmHg。化验检查，白细胞 $8×10^9$/L，红细胞 $2.8×10^{12}$/L，血红蛋白70g/L，血浆总蛋白46g/L，白蛋白/球蛋白为3.1/1.5g，诊为营养不良性干瘦病，用大枣、黑豆、甘草配膏口服，病情未见好转。

1961年12月22日：患者自觉全身极度疲乏，四肢软弱无力，前臂不能举起，颈部痿软不能抬头，气短，呼吸费力，大小便不能自解，并伴有全身疼痛，情绪低沉，时时落泪。查体，心音正常，心率118次/分，心律快慢不一，血钾0.07mmol/L，心电图符合血钾过低。自12月23日起，每日口服氯化钾3g，静脉补充3g，至26日呼吸困难减轻，两上肢稍可活动，午后仍有心律不齐，呈二联律、三联律，心率104次/分，26日晚急邀刘老会诊。

[检查] 舌质淡，苔白稍腻，脉象沉细。

[辨证] 脾气久亏，气血虚极，元阳欲脱。

[治法] 益气养血，温肾助阳。

[处方] 酸枣仁（炒）36g、制何首乌9g、玉竹9g、熟附子12g、生菟丝子24g、炙黄芪12g、炒白术15g、归身9g、丹参12g、柏子仁12g、砂

仁 9g、益智仁 9g、覆盆子 12g、鸡血藤 9g、竹茹 9g、红花 6g，水煎 2 遍，得药液约 250ml。分 2 次温服。

人参 2g、琥珀 0.9g，共为极细粉，分 2 次冲服。

服药 3 剂，休药 1 天，有效再服 3 剂。

二诊（1961 年 12 月 31 日）：自 23 日开始补钾，26 日服中药后，病情日渐好转，28 日两臂可自动举起，30 日起，下肢也稍能移动，头略能抬起，肌肉疼痛减轻，心律已规整，心率 88 次 / 分，可闻 Ⅱ 级收缩期杂音，胸闷也减轻，四肢腱反射仍叩不出，复查血钾为 0.21mmol/L，嘱原方继服。

三诊（1962 年 1 月 14 日）：病情明显好转，精神、饮食、睡眠均已恢复正常，呼吸已畅，心慌也好，二便如常，可下床活动，但仍感乏力，蹲下起不来，须先跪下才能慢慢起来，小腹常痛，月经尚未来潮，头发脱落甚多，肱二头肌、肱三头肌、膝腱反射已叩出，但较迟钝，心律规整，心率已正常，1 月 9 日血钾为 0.64mmol/L，立即停用氯化钾。舌苔薄白，脉象沉细弱。

［处方］炒酸枣仁 24g、制何首乌 9g、玉竹 9g、熟附子 6g、当归 9g、黄芪 12g、生菟丝子 30g、鸡血藤 12g、丹参 12g、党参 12g、生白术 15g、丹皮 9g、山茱萸 9g、泽泻 9g、砂仁 9g、延胡索 9g、山药 18g、肉桂 5g，水煎 2 遍，约得药液 250ml，午后三点、晚睡前各服 1 次。服药 3 剂，休药 1 天。

另配丸药，以温养血脉，和血调经。

［处方］炙黄芪 42g、党参 42g、当归 36g、熟地 42g、山药 24g、山茱萸 24g、丹皮 18g、云苓 18g、泽泻 18g、肉桂 12g、熟附子 12g、生白术 36g、丹参 42g、延胡索 30g、生鳖甲 24g、鸡血藤 90g、木香 24g、砂仁 24g、生菟丝子 36g、制何首乌 30g、玉竹 24g、红花 24g、远志 24g、炒酸枣仁 60g、茯神 30g、千年健 36g、狗脊（去毛）48g，共为极细粉，以水泛小丸，干燥装瓶。于早饭后半小时、下午三点钟、晚睡前，各服药 1 次，每次服 9g，连服 1 周，休息 1 天。

四诊（1962 年 1 月 28 日）：病情较稳定，精神好，食量增加，睡眠正常，体重增加，下床活动较前有力，四肢肌肉也见丰满，皮肤仍较干燥。舌苔薄白，脉象沉细。

刘老认为病情稳定，可停服汤药，继服丸药，可配服维生素 B、C、其他药物一律停用。

五诊（1962年2月1日）：昨天复查血钾偏低（0.25mmol/L），食欲尚可，二便如常，睡眠近日较差，舌苔脉象同前。再服汤药。间断补钾。

[处方]炒酸枣仁42g、何首乌12g、玉竹9g、熟附子6g、当归9g、丹参12g、生菟丝子30g、生黄芪12g、党参12g、鸡血藤12g、生白术15g、白芍9g、泽泻9g、砂仁9g、白薇6g、红花9g、山药24g，水煎服。煎服方法同前。

六诊（1962年2月1日）：今日血钾0.12mmol/L，下肢严重无力，睡眠好，食欲尚可，病情危重，刘老嘱绝对卧床休息。继服中药，间断补钾。

[处方]炒酸枣仁36g、制何首乌12g、山药30g、生菟丝子24g、玉竹9g、麦门冬15g、熟附子12g、炙黄芪18g、生白术15g、当归9g、丹参12g、柏子仁12g、党参12g、砂仁9g、茯神12g、鸡血藤9g、阿胶（烊化）9g、远志9g、千年健12g、牛膝9g，水煎服。煎服方法同前。

人参3g、琥珀1.2g，共为极细粉，分2次冲服。

八诊（1962年3月8日）：服药20余剂，仍感乏力，精神、食欲、睡眠均好，但每当停用氯化钾后，即出现血钾偏低，继用则上升。

[处方]炒酸枣仁36g、制白何首乌15g、玉竹9g、山药30g、薏苡仁18g、菟丝子30g、熟附子15g、当归9g、炙黄芪24g，水煎服。煎服方法同前。

1962年3月28日复查：血红蛋白90g/L，血浆总蛋白64g/L，白蛋白/球蛋白=4.4/2.0。

1962年5月14日复查：血红蛋白105g/L，红细胞3.75×10^{12}/L，白细胞6.8×10^{9}/L。

九诊（1962年5月16日）：病情一直较稳定，同时服用八诊中药方及氯化钾，食欲好，日进粮食斤余，体重增加7.5公斤，现体重为44公斤。5月16日出院。

按语：本例系属长期营养不良所致的干瘦病，低血钾，初入院时，病情十分危重，经中西医结合治疗，终使患者得救。病者出院时体重增加7.5公，总蛋白、血色素均已接进正常，推究其效果的取得，除即时补充血钾外，还采用了益气养血、补肾助阳等中药，使元气得复，气血得充，转危为安。可见，中西医结合治疗之优越。

二、神经精神科

神经衰弱

病例 1 房某，男，37 岁，1957 年 4 月 6 日初诊。

[病史] 1953 年开始，经常心悸，头晕，头痛，头胀，失眠，多梦，胸闷，气短，烦躁易怒，有时面浮肢肿，食纳尚可。

[检查] 面色黯红，眼睑及下肢轻度浮肿，舌苔白厚，脉虚弱。

[辨证] 心肾不足，脾失健运。

[治法] 滋肾养心，益气健脾。

[处方] 炒酸枣仁 45g、山药 18g、柏子仁 12g、朱茯神 12g、石菖蒲 6g、天门冬 9g、远志 4.5g、天麻 9g、淡豆豉 12g、栀子皮 6g、茯苓皮 12g、知母 12g、砂仁 9g、橘络 9g、白术 9g，水煎 2 遍，分 2 次温服。

人参 1.5g、琥珀 0.9g，共为细粉，分 2 次冲服。

1957 年 5 月 23 日来函，接上方服药 20 多剂，效果颇佳，精神很好，体力增强，心悸减轻，睡眠好转。仍多梦，劳累后面仍浮肿。原方加山茱萸 12g、菟丝子 18g，以增强补肾之功，继服。

病例 2 葛某，男，39 岁，1958 年 6 月 27 日初诊。

[病史] 1951 年起，经常失眠，多梦，头痛，眩晕，眼花，脑胀，耳鸣，心慌，烦躁，易怒，记忆力减退，伴有脱发、阳痿等症。食欲一般，饭后上腹部闷胀，有时胃脘隐痛，大便稍干，2 日 1 次。

[检查] 面黄，体瘦，舌苔薄黄，脉虚弱。

[辨证] 肾气不足，心肾阴虚，痰热内盛。

[治法] 补肾养心，益阴生津，清热化痰。

[处方] 酸枣仁（生熟各半）37g、枸杞子 12g、柏子仁 9g、夜交藤 9g、生菟丝子 25g、天门冬 12g、合欢皮 9g、生珍珠母 31g、天竺黄 6g、淫羊藿 9g、生龙齿 15g、豆豉 12g、橘络 12g、石斛 12g、生白术 9g、白豆蔻 9g、肉苁蓉 9g、山栀 6g，水煎 2 遍，分 2 次温服。

西洋参 1.5g、琥珀 0.6g，共研细粉，分 2 次冲服。

二诊（1958 年 7 月 9 日）：服药 8 剂，睡眠好转，每天能睡 8 小时以上，头晕、头胀、头痛等症均减轻，食纳好转，胃脘已无不适，大便已正常。仍多梦。舌苔脉象同前。嘱原方继服。

三诊（1958年7月16日）：又服上方6剂，诸症基本痊愈。

病例3 王某，男，36岁，1957年7月10日初诊。

[病史]睡眠不沉，多梦，记忆力减退半年余，伴有烦躁，胸闷。近月来每日黎明前溏便1次。有时面部浮肿。

[检查]体瘦，面黄，舌苔薄白，脉沉细。

[辨证]脾肾虚弱，心神不宁。

[治法]补肾健脾，益气安神。

[处方]炒酸枣仁50g、覆盆子12g、山药25g、补骨脂9g、神曲12g、泽泻9g、白术9g、黄芪12g、朱茯神12g、砂仁9g、生鸡内金12g、豆豉12g、天门冬12g、陈皮6g、半夏6g，水煎2遍，分2次温服。

人参1.5g、天竺黄1.5g、琥珀0.9g，共研细粉，分2次冲服。

二诊（1957年7月17日）：服药6剂，已能睡6小时，梦减少，心烦减轻，面部浮肿已渐消。舌苔脉象同前。就原方略作加减，配药丸一料，继服，以资巩固。

[处方]炒酸枣仁125g、何首乌93g、覆盆子62g、山药62g、人参46g、黄芪62g、补骨脂93g、神曲93g、泽泻46g、白术62g、生鸡内金77g、豆豉62g、天门冬62g、陈皮62g、半夏46g、朱茯神62g、砂仁46g、橘络46g、天竺黄37g、琥珀25g、天麻62g、胎盘粉62g

共研细粉，水泛为小丸。每次服6g，每日3次，服药1周，休药1天。

病例4 盖某，男，55岁，1975年1月18日初诊。

[病史]头痛、头晕、失眠已多年，劳累后加重，伴有心烦、急躁、耳鸣。时有腰痛，食欲欠佳，偶有胃痛，大便稍干。

[检查]身体较瘦，舌苔微黄、稍厚，脉虚弱。

[辨证]心肾两虚，脾胃不和，痰火内阻。

[治法]滋肾养心，健脾调胃，清热豁痰。

[处方]酸枣仁（生熟各半）37g、菟丝子12g、枸杞子12g、黄精12g、淡豆豉12g、山栀皮6g、天麻18g、天竺黄5g、天门冬12g、白术18g、生鸡内金12g、厚朴6g、砂仁6g、橘络9g、柏子仁12g，水煎2遍，分2次温服。

人参1.5g、马宝0.6g，共研细粉，分2次冲服。

二诊（1975年2月18日）：服药20余剂，饮食、睡眠均有好转，舌苔脉象已正常。仍按原方继服，以巩固疗效。

病例5 耿某，男，24岁，1955年5月25日初诊。

［病史］头痛沉重，眩晕，失眠、多梦已半年余，每夜仅能睡3~4小时，甚则整夜不寐，记忆力减退，时有耳鸣，视物不清，心慌，气短，烦躁，食纳欠佳。

［检查］舌苔微黄而厚，脉象弦细，沉取弱。

［辨证］肾阴不足，肝阳偏盛。

［治法］滋肾清肝，养血安神。

［处方］山药12g、石斛9g、生杜仲15g、炒槐米9g、桑寄生12g、夏枯草9g、生石决明12g、橘络9g、大黄2.4g、川芎6g、丹皮9g、枸杞子15g、海藻12g、炒酸枣仁37g、柏子仁9g，水煎2遍，分2次温服。

二诊（1955年6月27日）：服药10余剂，头痛、头晕减轻，睡眠已好转。舌脉象如常，嘱按原方继服几剂，以资巩固。

病例6 郭某，男，48岁，1956年3月9日初诊。

［病史］头痛、头胀、失眠、多梦3年余。严重时彻夜不眠，可连续3~4昼夜，心烦，易怒，并时有耳鸣、心悸等不适。

［检查］体胖，面红，舌质略红，苔薄白，脉象沉弱。

［辨证］肾阴不足，心阳偏盛。

［治法］补肾滋阴，清心安神。

［处方］山药19g、枸杞子15g、菟丝子12g、覆盆子12g、五味子6g、酸枣仁（生熟各半）37g、淡豆豉12g、山栀6g、朱茯神12g、橘络9g、天门冬12g、红豆蔻6g，水煎2遍，分2次温服。

朱砂0.6g、琥珀0.9g，共研细粉，分2次冲服。

二诊（1956年4月15日）：服药12剂，睡眠好转，已能睡4~5小时，头痛见轻，仍有耳鸣、头晕、烦躁，大便略稀。原方去五味子、天门冬，加芡实1.5g、神曲1.5g、天麻9g，水煎服，煎服法同前。

人参粉1.5g，分2次冲服。

服药24剂，每天能睡6~7小时，梦减少，饮食好转，消化正常。

病例7 沙某，男，23岁，1957年7月10日初诊。

［病史］1年来经常失眠，多梦，头痛，目胀，眩晕，眼花，记忆力

减退，注意力不集中，有时心悸，惊恐，烦躁，食欲不振，时有腰、腿酸痛，四肢无力，麻木。

[检查] 身高，体胖，面色黯黄，舌苔白，微厚，脉弦细，沉取虚弱。

[辨证] 心脾不足，肝阳偏盛。

[治法] 养心健脾，清肝潜阳，祛风豁痰。

[处方] 酸枣仁（生熟各半）46g、柏子仁（炒）12g、生龙骨9g、朱茯神12g、天麻12g、生珍珠母30g、苍耳子9g、全蝎（去刺）9g、炒槐实9g、豆豉12g、山栀9g、木香9g、白术9g、生鸡内金12g，水煎2遍，分2次温服。

天竺黄1.8g、人参1.5g、琥珀1.8g，共为细粉，分2次冲服。

二诊（1957年8月7日）：服药10余剂，睡眠好转，梦减少，心悸、头胀、眩晕、烦躁等症均有减轻。仍感头昏，肢体麻木。脉象缓和，沉取仍弱。原方去槐实、豆豉，加蕤仁（炒）12g、海藻12g、谷精草9g，水煎服。煎服法同前。

三诊（1957年8月21日）：又服药10余剂，每天可睡眠7小时左右，头晕、眼花、烦躁、心悸、惊恐等症状明显减轻，食欲增进。脉象同前。服药有效，嘱原方继服，以资巩固。

病例8 崔某，男，4岁，1956年11月3日初诊。

[病史] 1年来睡眠欠佳，多梦，时有惊悸，头痛，眩晕，记忆力减退，视物略久则模糊不清，烦躁易怒，疲乏无力，头身时有虚汗。近日小便黄涩。

[检查] 面色黯黄，结膜充血，舌苔微黄，脉弦稍数。

[辨证] 肝肾两虚，心火偏盛。

[治法] 补肾平肝，清心安神，佐以涩汗。

[处方] 酸枣仁（生熟各半）24g、生牡蛎12g、朱茯神12g、麻黄根9g、萆薢6g、车前子（包）9g、菟丝子12g、枸杞子12g、豆豉12g、山栀6g、地骨皮9g、白术9g、砂仁9g、浮小麦15g、天麻12g，水煎2遍，分2次温服。

天竺黄1.5g、琥珀0.9g，共研细粉，分2次冲服。

二诊（1956年12月8日）：服药20余剂，虚汗减少，每日已能睡眠7小时，烦躁减轻，仍全身乏力，头痛。舌苔薄白，脉象缓和。原方去牡蛎，加人参 6g、蔓荆子 6g，继服。

病例 9　程某，男，19 岁，1973 年 7 月 17 日初诊。

［病史］自 1971 年开始，头痛，头晕，失眠，多梦，梦呓，伴有心慌、胸闷、乏力、精神疲怠、烦躁、易于激动、两眼干涩、视物模糊等症状，食欲不振，大便时稀。

［检查］面色白，少华，舌质淡红，舌苔白厚，脉弦细。

［辨证］心肾阴虚，肝阳偏盛，脾胃失和。

［治法］补肾养心，清热平肝，佐以健脾和胃。

［处方］炒枣仁 48g、山药 30g、何首乌 15g、山栀 12g、磁石 18g、淡豆豉 12g、生牡蛎 24g、生珍珠母 36g、延胡索 12g、全瓜蒌 15g、桑寄生 15g、夏枯草 15g、牛膝 15g、菊花 12g、炒白术 15g、煨草果 9g，水煎 2 遍，分 2 次温服。

琥珀 1.8g、朱砂 0.6g、天竺黄 2.1g，共研细粉，分 2 次冲服。

服药 10 余剂，睡眠基本正常，诸症也随之而消。

按语：神经衰弱是临床上极为常见的一种神经官能症，脑力劳动者患此病尤多，病者往往诉述繁多，检查又无明显异常所见，且病程缠绵，顽固难愈。故医者对本病的治疗常苦于缺乏良策。严重影响着人们的健康。

本病的临床表现，多以头痛、头晕、头昏、头沉胀、耳鸣、健忘、失眠、多梦、精神疲惫、易于激动、焦虑不安等高级神经功能活动失调的症状为主，并可伴有心悸、气急、多汗、食欲不振、性功能衰退等一系列自主神经系统功能紊乱的表现，且常因精神紧张而加剧。

中医文献中对于本病的记载见于"不寐""健忘""惊悸""头痛""眩晕"等杂病中，认为肝、肾、心、脾四脏的功能失常，均可引起本病。心气虚，心阳不能下交于肾，肾水亏，肾阴不能上承于心，或思虑过度，劳伤心脾，或水不涵木，肝阳上亢等，均能导致本病，故治疗本病多从调理心、肝、脾、肾四脏的功能方面着手。

刘老医生治疗神经衰弱的一般规律和特点如下。

（1）治疗的一般规律：根据历代医家的论述结合其医疗实践认为，神经衰弱临床所见属虚者多，属实者少，故治疗用药多重用滋补，以滋补肝肾，育阴潜阳，养心健脾为主，佐以清热化痰等法为治，以张仲景之酸枣仁汤和栀子豉汤等为主方，并参以历代医家的良方，如景岳何人饮，文武膏、五子衍宗丸、大补元煎、天麻钩藤饮、磁朱丸、人参琥珀丸、珍珠母丸、镇心丹、归脾丸、资生汤、济生黄芪汤等诸方义，综合加减组成新方。用何首乌、菟丝子、枸杞子、桑椹、覆盆子、天门冬、桑寄生、石斛、黄精等以滋补肝肾，用酸枣仁、柏子仁、五味子、远志、石菖蒲、茯神、龙眼肉、琥珀、朱砂等养心安神，用人参、黄芪、山药、鸡内金、白术、砂仁、豆蔻等以益气健脾调胃，用橘络、天竺黄、海藻等以清热化痰，磁石、珍珠母、天麻、钩藤、石决明、龙骨、牡蛎等以平肝潜阳，并根据临床见症灵活加减，如头昏不清加菊花、桑叶；头痛重者用白芷、蔓荆子；耳鸣甚者加蝉蜕、磁石；恶心、呕吐者加竹茹、半夏、生姜、灶心土；腹胀加煨草果、枳壳、厚朴、豆蔻；虚汗用浮小麦、麻黄根、黄芪、防风；遗精用金樱子、芡实；阳痿用肉苁蓉、淫羊藿、巴戟天等。临床证实，多收良效。

（2）治疗的特点：

①重视滋补肝肾，健脾调胃。肝肾的功能状况与体质的盛衰及高级神经功能活动有密切关系，早在《内经》中即有"肾者……受五脏之精而藏之""肾者，作强之官，伎巧出焉"的论述。其后《难经》中有"所谓生气之原者，十二经脉之根本也，谓肾间动气也，此五脏六腑之本，十二经脉之根，呼吸之门，三焦之源……"张仲景更有"命门为精血之海……为元气之根，五脏之阴气非此不能滋，五脏之阳气非此不能发"的进一步论述，可见肾脏对于人体的重要性实为重要，故有"肾为先天之水"之说。此外前人并有"乙（肝）癸（肾）同源"的说法，且滋肾药物多兼有养肝作用。综观前人论述本病之发病机制，不外阴虚阳盛或阴阳两虚，前者乃肝肾阴虚，肝阴虚则肝阳偏亢，肾阴虚，肾水不能上承于心，心火独盛，后者则为肾脏之阴阳两虚，说明肝肾虚损实为本病的主要病机，朱丹溪并创有"阴常不足，阳常有余"之说，都对其有所启发，故其治疗本病处方用药重视滋补，尤其是滋补肝肾。

"脾胃为后天之本"，"五脏六腑皆禀气于胃"，说明脾胃在人体生理及病理中具有极为重要的意义，调理脾胃不仅对脾胃本身疾病有较好疗效，且治疗任何疾病也只有脾胃功能健全，受纳输布功能正常，才能将药力输布至病所，更好地发挥药物的效能。因此，刘老在对神经衰弱的治疗中，也十分强调调理脾胃，多喜应用白术、砂仁等健脾调胃药。至于伴有脾胃症状者，更是必用之品。

②善用酸枣仁。酸枣仁能镇静安眠，早为历代医者所重视，远在汉代张仲景即应用酸枣仁汤以治疗"虚烦不眠"，后世医家对酸枣仁的作用也屡有阐述，认为本药有养心宁神的作用，故亦多用治疗不寐等症，近代许多药理学者经过实验证实，酸枣仁确有较好的镇静安眠作用，可知古今医者对酸枣仁的药理作用尽管探讨途径不同，但对其镇静安眠功能已无异议。然而用量方面，综观老医生以前古今医者单剂用量极少有超过15g以上者，晚近更有人提出，本药如1次用量超过50粒，即有发生昏睡、丧失知觉，使人中毒的危险。刘老根据《名医别录》酸枣仁能"补中、益肝气、坚筋骨，助阴气，能令人肥健"的记载，并结合其自身多年来用药的实践经验，认为酸枣仁不仅是治疗失眠不寐之要药，且具有滋补强壮作用，久服能养心健脑，安五脏，强精神，并认为"酸枣仁用至50粒即有中毒"的说法不足为凭，他治疗神经衰弱，酸枣仁几为必用之品，其用量除根据体质强弱、病情轻重而酌定外，一般成人1次剂量多在30g以上，甚有多达75~90g者，用量五六倍于他人，从而完全突破古今本草方书对本药用量之记载。实践证明，只药配伍得宜，大多可应手取效，且无不良反应。根据他的经验，在神经衰弱的治疗中如能根据病情和体质酌情应用重剂酸枣仁，实乃取得良好效果的关键，反之如墨守成规，迷于用多中毒之说，则常因病重药轻，杯水车薪，乃致延误病情。总之，可以说刘老之善用酸枣仁，尤如张锡纯之善用生石膏，确有创见。在酸枣仁的用法上他常喜欢生熟并用，乃宗《本草纲目》"熟用疗胆虚不得眠……生用疗胆热好眠"的论述，认为酸枣仁生熟之差，在作用上有兴奋或抑制的不同作用之故。

梦游症

病例 依某，男，16岁，某国国际友人之子，1957年1月3日初诊。

[病史]头晕，头部胀痛，健忘，多梦，时有梦游已2年，加剧半年。精神不振，性情孤僻，睡眠不正常，时而失眠，时而嗜睡，睡中时有呓语，惊悸，有时梦游，模拟过去看过电影人物进行表演，醒后不能自知。智力较前明显减退，因不能坚持学习，于就诊前1年停学休养，曾经多方治疗，非但不轻，近半年反日渐加剧，食欲不振，食量减少。家长对其病

情甚为忧虑，特来就诊。

[检查] 发育尚可，精神萎靡，面色黯黄，发枯，两眼周围黯青，唇干，舌质红，舌苔薄白，语声低微，脉沉细而弱。

[辨证] 心肾不足，肝虚火盛，脾胃失和，痰热内阻。

[治法] 养心补肾，清热豁痰，健脾益气，平肝。

[处方] 酸枣仁（生熟各半捣）24g、炒柏子仁9g、茯神9g、钩藤9g、生龙齿9g、天竺黄9g、菟丝子12g、胆南星3g、白术9g、白豆蔻6g、橘络9g、人参6g、淡豆豉9g、生鸡内金12g、山栀4.5g、灯心1.5g，水煎2遍，分2次温服，服药3天，休药1天。

猴枣0.75g、玳瑁1.2g、羚羊角粉0.9g，共为细粉，分2次冲服。

二诊（1957年1月15日）：服药6剂，头痛已轻，精神好转，睡眠转佳，饮食增进。面色较前好转，舌质略红，苔薄白，脉象同前。嘱其继服原汤药，并就原方重加补肾益气之品，配丸药一料服用。

[处方] 何首乌90g、人参60g、柏子仁45g、茯神45g、生龙齿45g、天竺黄45g、天门冬36g、菟丝子45g、覆盆子45g、胆南星18g、冬虫夏草45g、银耳15g、橘络45g、红豆蔻45g、山栀30g、豆豉45g、鸡内金30g、白术54g、鹿茸12g、胎盘粉60g、猴枣12g、玳瑁30g、羚羊角15g、牛黄4.5g，上药共为极细粉，以酸枣仁310g、枸杞180g，水煎2~3遍，滤取浓汁，以文武火熬成流膏，拌入药粉中，干燥，水泛为小丸。每服6g，每日3次，饭后服。服药1周，休药1天。

1957年3月29日其父来述，服药后，诸症均大见好转，头脑较前名显清晰，记忆力大有改善，睡眠已近正常，梦明显减少，梦游、呓语、嗜睡等现象已基本消除，饮食消化已正常。体重较前增加6斤，已于月前复学。

病已基本痊愈。嘱其注意劳逸结合，避免过劳，并继服丸药以资巩固。

1957年5月16日其双亲特来致谢，谈及患儿自服上药后，已完全恢复健康。

按语：梦游又称梦行，是睡眠障碍的一种表现，多见于少年、儿童或严重神经衰弱的患者，有的也可能是癔病或间脑性癫痫的症状。梦游的主要特点是患者睡眠时出现梦中的各种不自知的动作，如睡中突然起床，下地行走，挪动器具物品，甚至走出室外，进行各种活动，有时还可进行一些对自己或他人具有危害性的危险活动，此时如与病人言谈也能对答，但患者自己对所作行为以及周围环境并不知觉，经过数分或数小时后再回到床上，或就地躺倒继续睡眠，醒后对自己的上述行动多不能记忆、回顾，病者可伴有睡眠失常、多梦、头痛、头晕等神经系统功能失调的症状。

本症在中医文献中也有记述，如《医学入门》中"睡中或欲起行，错言妄语"的记载，即与本症相似。对于本证的发生，刘老认为与不寐、多寐、健忘、癫症等证同出一源，不外与心脾不足，肾经虚损，肝虚火盛，痰迷心窍等因素有关。因此，治疗时应着重于上述内脏的调治。

此例患者，系采用养心安神，滋补肝肾为主，佐以清热豁痰，健脾和胃之法，取养心汤、酸枣仁汤、栀子豉汤、镇心丹、归脾丸等方义综合加减，方中用酸枣仁、柏子仁、茯神、龙齿等养心安神，用菟丝子、何首乌、天门冬、覆盆子、冬虫夏草、银耳、枸杞子、鹿茸、胎盘粉等滋补肝肾，用山栀、豆豉、天竺黄、胆南星、猴枣、橘络、牛黄、灯心、钩藤、羚羊角、玳瑁等清热豁痰镇惊，用人参、白术、鸡内金、豆蔻等理气健脾和胃而收效。

性神经衰弱

病例 1　田某，男，32 岁，1964 年 1 月 13 日初诊。

[病史] 婚后严重阳痿 7 年，伴有遗精、早泄、性生活障碍，性欲明显衰退。时有失眠，精神萎靡，食欲不振，曾用多种药物治疗，均未奏效。婚后乏 7 年一直未育。患者幼年时曾有头部外伤史。少年时有手淫恶习。

[检查] 面色少泽，舌尖红，舌苔薄白，脉沉弱细。

[辨证] 肝肾虚弱，心脾不足。

[治法] 补肾养肝，养心健脾，固涩摄精。

[处方] 鲜羊睾丸（干燥，去外膜）3 对、蛤蚧（去头足，微炙）2 对、公鸡冠子（干燥）7 具、海狗肾两具、制何首乌 125g、莲须 60g、锁阳 60g、盐炒黄柏 60g、覆盆子 54g、金樱子（炒）54g、山药 54g、生牡蛎 54g、炒白术 54g、黑豆（炒）48g、山茱萸 36g、泽泻 48g、生菟丝子 48g、天竺黄 48g、枸杞子 45g、龙齿 45g、茯神 45g、桔梗 45g、砂仁 45g、桂圆肉 45g、炙甘草 42g、麻黄 36g、黄连 36g，，共为细粉，以鹿衔草 150g，煎

水 2~3 遍，过滤取汁，与上药粉共打小丸，干燥装瓶。每次 9g，日 2 次，午、晚睡前服。服药 1 周，休药 1 天。

二诊（1964 年 5 月 14 日）：服药丸一料，阳痿、遗精略见好转，食欲转佳，睡眠仍差。舌苔正常，脉沉细。阳痿已有起色，丸药力缓，除嘱继配服原方外，并以补肾助阳、养心和血之法，处汤药方配服。

［处方］炒酸枣仁 45g、生菟丝子 30g、黄芪 24g、山药 18g、黑豆 15g、何首乌 12g、枸杞子 9g、炒白术 9g、桑椹 9g、熟附子片 9g、远志 6g、杜仲 6g、陈皮 6g、巴戟天 9g、淫羊藿 9g、补骨脂 9g、当归 9g、阳起石 12g、潼蒺藜 6g、炙甘草 3g，水煎 2 遍，分 2 次温服。

蛤蚧粉 3g、胎盘粉 3g，分 2 次冲服。

三诊（1964 年 6 月 1 日）：服药 4 剂，遗精已愈，阳痿、早泄继有改善，全身稍有灼热感觉，饮食、睡眠已正常，精神也有好转。舌苔正常，脉沉细。前方去酸枣仁、杜仲、补骨脂、潼蒺藜、炙甘草，加莲须 3g、金樱子 9g，水煎服。煎服法同前。继配服前丸药。

四诊（1964 年 6 月 22 日）：药后早泄已愈，阳痿也大有好转，已能行使性生活。全身仍觉温热，近来情绪欣快，治疗信心倍增。舌脉同前。前汤药方加麻黄 4.5g，隔日 1 剂，水煎服。煎服法同前。继服丸药。

五诊（1964 年 9 月 3 日）：阳痿已基本痊愈，性生活正常，唯时间短暂，头仍觉热，舌脉同前。嘱停服汤药，丸药方加熟附子 72g、蛤蚧 2 对、鹿鞭 2 条，继配服一料，以资巩固。

1965 年 4 月下旬随访：自 1964 年 10 月以来阳痿痊愈，性生活正常，精神也大有好转，随访时其爱人已怀孕 3 个多月。

病例 2 夏某，男，47 岁，1961 年 3 月 17 日初诊。

［病史］患阳痿证多年，时觉腰部发凉，阴囊湿冷，睾丸冷痛，精神疲惫，记忆力衰退，饮食、睡眠一般，大便偏干，曾经多方治疗，未效。

［检查］面黄，体略胖，舌尖红，苔白稍厚，脉沉细弱。

［辨证］肾虚阳痿，心肾不交。

［治法］补肾助阳，养肝和血，交通心肾。

［处方］制何首乌 90g、枸杞子 75g、熟附子 60g、炒酸枣仁 60g、海狗肾两具、葫芦巴 64g、阳起石 64g、覆盆子 48g、益智仁 48g、荔枝核（微炒）48g、韭子（微炒）48g、黄精 48g、狗脊 48g、白术 48g、女贞子 45g、

香附 45g、茯苓 45g、地肤子 45g、陈皮 45g、清半夏 45g、知母（盐炒）45g、当归 45g、石斛 45g、千年健 45g、地风 45g、石菖蒲 42g、苍术 42g、橘核（炒）42g、黄柏 42g、白芍 42g、红豆蔻 42g、人参 36g、丹皮 36g、肉桂 36g、远志 36g、鹿鞭（酒洗炙）2 条，上方共为极细粉，用淫羊藿 180g、桑寄生 125g、生杜仲（糯米炒）150g，水煎，过滤，取浓汁，与药粉共打小丸，干燥装瓶。每次服 9g，日 3 次，饭后温开水送服。

半年后随访：服上药丸一料后，阳痿逐渐痊愈，余症也消。

病例 3 李某，男，40 岁，1959 年 12 月 21 日初诊。

［病史］发现阳痿半年，影响性生活，睡眠尚可，多恶梦，健忘，曾经中西药物治疗，不效。

［检查］面色略黄，舌尖红，舌苔稍厚，脉象沉细。

［辨证］肾虚阳痿，心脾不足。

［治法］补肾助阳，养心健脾，益气固本。

［处方］羊睾丸（去外膜，干燥）4 对、何首乌 210g、阳起石 90g、生菟丝子 60g、黄精 60g、覆盆子 60g、山药 60g、生白术 60g、巴戟天 60g、女贞子 60g、柏子仁 60g、狗脊 60g、石斛 60g、海马 45g、陈皮 45g、半夏 45g、红豆蔻 45g、人参 45g、蛤蚧（去头足）2 对，上药共为极细粉，用枸杞子 750g、桑椹 2500g、淫羊藿 360g、炒酸枣仁 800g、海藻 180g，水煎 2~3 遍，滤取浓汁，以文武火熬成流膏，拌入药粉中，混匀，干燥，水泛为小丸。每次 9g，每日 3 次，饭后服。

随访：服上药后开始略觉身热，服二料后诸证渐消，阳痿痊愈。

病例 4 孙某，男，44 岁，已婚，1957 年 2 月 10 日初诊。

［病史］因与前妻感情不睦多年，不久前离婚，准备续娶，发现严重阳痿。平时经常心慌、心跳，烦躁，情绪易激动，疲劳时睡眠欠佳。

［检查］发育营养中等，头发稀疏，舌苔薄白，脉弦细。

［辨证］心肾虚弱，肝阳偏盛。

［治法］补肾养心，平肝。

［处方］白何首乌 60g、阳起石 36g、锁阳 36g、山茱萸 36g、山栀皮 36g、黄精 36g、橘络 36g、朱茯神 36g、菟丝子 30g、紫豆蔻 36g、天麻 36g、天竺黄 36g、覆盆子 30g、女贞子 30g、羊睾丸（去外膜烘干）5 对，共为极细粉。用炒酸、枣仁（炒）300g、枸杞子 240g、淫羊藿 150g，煎水

2 遍，过滤，以文火熬成流膏，拌入上药粉中，拌匀干燥，用鹿角胶 60g，溶水打丸。每次 9g，日服 3 次。服药 1 周，休药 1 天。

1959 年随访：服药丸一料治愈。

病例 5 邢某，男，37 岁，已婚，1962 年 7 月 27 日初诊。

［病史］结婚 5 年未育。夫妻同居，爱人身体健康。性生活正常，有时早泄。精液常规检查，精子数每毫升 3600 万（正常数为一亿以上），形态正常。

［检查］发育营养中等，面黄而黯，舌苔薄白，舌质淡红，有横裂纹，脉沉细而弱。

［辨证］肝肾虚弱，命门不足。

［治法］补益肝肾，助阳固精。

［处方］白何首乌 150g、红何首乌 110g（以上两药与黑豆同煮，后去豆）、白术（土炒）90g、山药 90g、山茱萸 75g、生黄芪 75g、党参 75g、生菟丝子 60g、女贞子（炒）60g、覆盆子 60g、金樱子（微炒）60g、天门冬 60g、砂仁 60g、石菖蒲 60g、陈皮 60g、熟附子 60g、羊睾丸（干燥）6 对、鹿鞭（用酒洗净干燥）1 条，共为细粉。用桑寄生 300g、淫羊藿 150g、枸杞子 270g，捣粗末，水煎 2 遍，过滤取汁，温火熬浓汁，与药粉共打小丸，干燥备用。每次服 9g，每日 3 次，服药 1 周，休药 1 天。

二诊（1964 年 1 月 24 日）：服药丸两料，早泄大有进步。检查精子数量增到每毫升 6000 万。面色红润，舌质淡红，舌苔薄白，脉缓和。拟守原方加肉桂 60g、补骨脂 60g、葫芦巴 60g、鹿角胶（溶水与药粉打小丸）90g，羊睾丸加至 8 对，仍按前法打小丸。服法同前。有效可继配用，以资巩固疗效，彻底治愈。

按语：性神经衰弱，是阳痿、遗精、早泄等病证的总称。临床较为常见，多伴有失眠、多梦、心悸、眩晕、健忘、耳鸣等神经系统症状。

早在《内经》中即有关于类似病证的记载，称为"阴痿"，但后世医者有"阴痿阳不举也"的论述，悉知《内经》中之阴痿即今之阳痿。关于本类疾病的致病原因，多认为与心、肾、肝、脾等脏腑的功能失调有关，其中尤以肾虚为多，如《诸病源候论》云："肾虚不能荣于阴器，故痿弱也。"《类证治裁》曰："故阳之痿多由色欲竭精，或思虑劳神，或恐惧伤肾，或先天禀弱或后天食少……"。

刘老认为，本类病证的病机主要可概括为两大类，其一为肝肾阴虚或心肾不交，相火妄动，干扰精室，而至封藏失职，精液自出，乃成遗精、早泄；其二，肾阳不足，精气虚寒，或思虑忧郁，损伤心脾，阳气不生，而成阳痿。因此，他治疗本类疾病多以温补肾阳，滋肾养肝，养心健脾，固涩摄精等法为主要治则，结合病情随证加减。方中常用蛤蚧、淫羊藿、巴戟天、冬虫夏草、海马、韭子、肉苁蓉、附子、肉桂、杜仲、鹿衔草、阳起石、锁阳、菟丝子等药以温肾助阳，其中尤喜用羊睾丸、海狗肾、鹿鞭、公鸡冠子、紫河车、鸡胚等血肉有情之品，大补元阳，并常用麻黄一味配合诸补阳药中，升发少阴阳气以助药力，用枸杞子、何首乌、女贞子、黄精、桑寄生、天门冬、石斛、黑豆等滋养肾水，用当归、桑椹、山茱萸、桂圆肉等和血养肝，用金樱子、覆盆子、莲须、五味子、龙齿、牡蛎、益智仁等固涩摄精，用酸枣仁、远志、天竺黄、珍珠母、合欢皮、柏子仁、朱砂、茯神等养心安神，用黄连、黄柏、知母、泽泻清泄少阴相火，用山药、白术、鸡内金、红蔻仁、陈皮、半夏、神曲等理气健脾。实践证明，常收良效。

癔病性木僵

病例　秦某，男，40岁，1956年5月16日初诊。

[病史]患者多年来即经常感觉头昏脑胀，记忆力减退，注意力涣散，睡眠时好时坏，有时劳累后感觉心慌，心跳加速，偶有脉搏间歇等症状。曾于1950年先后到多处医院检查，发现有风湿性心脏病，动脉硬化症，自此，精神负担日渐沉重，对自己疾病疑虑、恐惧、悲观绝望。近三五年来，病情逐渐加剧，性情孤僻，偏执易怒，喜静少言，忧郁寡欢，对外界事物兴趣淡漠，有时神识恍惚，表情呆滞，反应迟钝，甚至别人不加提醒不知自进饮食。这些症状，时发时止，长时能持续数天后始逐渐恢复。1955年初，因阵发性心跳加快住医院治疗，入院后，严重失眠，甚至十余昼度不能入睡，虽用大量安眠镇静剂，也只能短时入睡，醒时精神焦躁不安，不思饮食。上半身汗出、时发时止，大便秘结，数日一行，有时需借助洗肠或手挖排便，体质日渐虚弱。1956年4月中旬某日，患者突然僵卧于床，神识朦胧，两目凝视，表情忧郁，缄默不语，拒食不进，大便不行。诊为癔病性木僵，经中西医多方治疗不见缓解，乃邀刘老前往诊治。

至时，病人已僵卧不动，不语，不进饮食十余天，大便已十七天未行。

[检查] 患者身体消瘦，卧床不动，皮肤黧黄，枯燥乏泽，上半身有汗，似睡非睡，两眼凝视，表情淡漠，默然不语，气息低微。舌质红，舌苔黑燥无津，带有芒刺，脉弦实滑数，检查不能合作。

[辨证] 心肾两虚，肝郁气结，阳明实热，痰扰神明。

[治法] 补肾养心清肝，理气开窍，清热豁痰，滋阴润燥通便。

仿当归芦荟丸、更衣丸、羚羊钩藤汤、补心丹、滋阴大补丸、苁蓉润肠丸、小儿回春丹等方义，综合化裁应用之。

[处方] 当归 12g、肉苁蓉 12g、熟地 15g、大黄 6g、胆南星 6g、炒酸枣仁 36g、枸杞子 12g、天竺黄 9g、石菖蒲 9g、柏子仁 9g、天门冬 12g、钩藤 12g、芦荟 0.6g，水煎 2 遍，分 2 次温服。

沉香 1.2g、羚羊角 1.2g，共研细粉，分 2 次冲服。

二诊（1956 年 5 月 17 日）：服药 1 剂，神识稍清，两眼微动，已能伸舌、动手，仍不讲活，不进饮食，能睡眠 4 小时，腹鸣，矢气较多，大便未通，舌苔褐燥少津，脉弦实而数。拟就原方加承气以峻下阳明热结，人参白虎清热保阴存津。

[处方] 当归 9g、熟地 18g、大黄 9g、胆南星 9g、炒杏仁 9g、枳实 9g、人参 9g、生石膏 15g、炒酸枣仁 42g、枸杞子 12g、天竺黄 9g、僵蚕 9g、橘络 12g、厚朴 6g、肉苁蓉 15g、芦荟 1.2g、玄明粉（冲）1.5g，水煎服。煎服法同前。

另用清热豁痰，清心开窍，补肾益气，平肝之品配制药粉一料，配合汤药服用。

[处方] 犀角 4.5g、羚羊角 4.5g、猴枣 4.5g、牛黄 2.1g、琥珀 3.6g、全竭（去刺）6g、马宝 6g、鹿茸 7.5g、人参 1.5g、麝香 1.2g，共研细粉。每服 2.1g，每日 3 次，蜜调服。

三诊（1956 年 5 月 18 日）：服汤药 1 剂，并配服药粉，神识继清，恢复表情，欲言但不能说出，四肢已能活动，大便已通，下黑色质硬大便半盆余，臭味难当。舌苔已薄，脉弦实数象已减。在原清心、豁痰、平肝基础上，加补气养阴、生津、宣利肺气之品。

[处方] 炒酸枣仁 42g、人参 9g、石斛 12g、麦门冬 15g、天竺黄 9g、瓜蒌仁 12g、橘红 12g、桔梗 9g、茯神 9g、川贝 9g、钩藤 12g、灯心 1.5g、

水煎服。煎服法同前。

四诊（1956年5月23日）：服药5剂，神识完全清晰，四肢活动灵活，已能讲活，但话声不清，能自进少许饮食，又大便1次，较前量少，上半身出汗较多。睡眠仍差，轻微烦躁。舌苔薄黄，脉弦，仍有数象。继以养心补肾、清热敛阴之法治之。

[处方]炒酸枣仁48g、人参9g、枸杞子15g、生石膏24g、橘络12g、覆盆子（捣）15g、浮小麦9g、灯心1.5g，水煎服。煎服法同前。

五诊（1956年5月28日）：药后已能睡5~6小时，出汗略减，表情较前丰富，四肢活动也基本自如，已能自动翻身。讲话口齿仍不太清楚，仍心烦。舌苔薄黄，脉弦细，稍数，拟上方重加养心清热之品。

[处方]炒酸枣仁45g、柏子仁9g、生龙齿9g、益智仁3g、黄连12g、人参6g、生石膏15g、枸杞子9g、桂圆肉9g、麦门冬30g、浮小麦9g、覆盆子12g、橘络9g，水煎服。煎服法同前。

1956年10月16日随访：上次诊后，服汤药72剂，并配服药粉，病情逐渐好转，精神已完全恢复正常，表情、讲话如常人，体力日增，已能起床作轻微活动。唯睡眠仍稍差，饮食量较少。舌苔、脉象已正常。再按原方略行加减，嘱继服一段时同。以资巩固疗效。

按语：木僵是一种特殊的运动抑制状态，多见于精神分裂症，也可见于癔病。典型病人发作时多完全不动，僵卧于床，默然不语，视线凝视于一点，面部表情呆板不变，肢体出现蜡样屈曲，大部分病人意识清晰，此种状态持续时间可长可短，有时可因某种外界刺激因素或患者自身兴奋性发作而中止，恢复常态。

本症与中医文献中之"癫症"相似，早在《内经》中即有"癫症始生，先不乐，头重痛，视举、目赤、其作极已而烦心……"的描述，之后《难经》中也有"癫疾始发，意不乐，僵仆，直视，其脉三部阴阳俱盛……"的记载。在病因方面多认为七情所伤为主要致病因素，病机则多属痰浊郁结所致，故多以养心、健脾、理气解郁，涤痰开窍等法治疗之。

刘老医生治疗的此例癔病性木僵，发病典型，病者素有心肾两虚，加之思虑太过，损及心脾，积忧过久，肝气郁结，脾气不升，气郁痰结，郁久化热，痰浊上逆，阻蔽神明，乃致木僵。

虚实真假之辨乃是辨证施治的关键。前人早有"至虚有盛候，大实有赢状"的名言，此患者素有心肾虚弱，本次发病已木僵十余日，病延日久，痰郁不开，脾气不伸，多日不能进食，气血来源不充，故初诊时，一般情况已甚为衰竭，貌似虚极，但病者神识朦胧，舌苔黑而燥，脉弦实滑数，大便已有十七日未行，为热极伤津，阳明燥结之大实征象，根据《景岳全书》记载，"……或郁结逆气有所未散，或顽痰瘀血有所留藏，病久之赢，似乎不足，不知病本未除还当治本"，及杨乘六氏指出的"证有真假凭诸脉，脉有真假凭诸舌"的说祛，脉证合参，正符合"大实有赢状"的现象。故刘老医生在以攻实为主，补虚为辅，攻补兼施的治疗原则下，先用攻结泻热存阴，再用补气生津养阴之祛，用当归、肉苁蓉、熟地、枸杞子、天门冬等补肾滋阴，润肠通便，用犀角、胆南星、天竺黄、石菖蒲、猴枣、牛黄、马宝、麝香、川贝、灯心等清心豁痰，醒神开窍，炒酸枣仁、柏子仁、茯神、龙眼肉、琥珀等养心镇静安神，用芦荟、大黄、玄明粉、石膏、黄连等泻热导滞除烦，沉香、枳实、厚朴等行气导滞宽中，钩藤、羚羊角、僵蚕、全蝎等清热平肝，杏仁、瓜蒌仁、桔梗等宣利肺气，石斛、麦门冬滋阴生津，覆盆子、益智仁、浮小麦固肾敛阴，人参补气益阴生津，乃收良效。可见病有虚实、真假之别，治有标本、缓急之变，医者临证，务当详审权衡，方能投药对证，药到病除。中医治病强调辨证论治，理由也在于此。

流行性乙型脑炎

病例 董某，女，1岁半，1951年8月13日初诊。

[病史] 患儿于8月9日开始高热，精神萎靡，不思饮食，时有呕逆，曾呕吐2次，呈喷射性，于11日急诊入某医院。经检查诊为流行性乙型脑炎，治疗未效，病势反进。壮热无汗，四肢厥冷，体温持续在39.5℃~40.5℃，嗜睡，躁动不安，不进饮食，小便短赤，大便不行，并时阵发性抽风，发作时四肢抽搐，两眼上翻，呼吸闭止，口唇青紫。因病情日趋重笃，家长乃携患儿来诊。

[检查] 患儿神愦，眼闭，唇青，呼吸短促，四肢厥冷，舌质绛，舌苔黄厚少津，指纹紫红透过命关，脉浮数。

[辨证] 暑热亢盛，内动肝风，气营两燔，邪传心包。

[治法] 透邪涤暑，清营解表，平肝息风，清心开窍。

［处方］钩藤6g、薄荷4.5g、生石膏（捣）24g、金银花6g、石菖蒲（捣）6g、生滑石（捣）9g、石斛6g、香薷4.5g、全蝎（捣）4.5g、蝉蜕4.5g、甘草3g、淡竹叶4.5g、灯心1.5g，水煎2遍，约得液150ml，第一次喂下后，待20分钟，再喂大米汤少许，过半小时后，再喂第二次药，取汗。

另仿局方至宝丹、天竺珠黄散、镇痉散、撮风散等方义，配清热镇痉药粉一料。

［处方］牛黄3g、朱砂0.9g、全蝎9g、琥珀1.8g、蜈蚣（隔纸炙）7条、羚羊角粉4.5g、羚羊角骨6g、犀角（也可用水牛角尖代）3g、天竺黄4.5g、僵蚕4.5g、熊胆1.5g、麝香0.9g，共为细粉。每次服0.6g，每天3~4次。

二诊（1951年8月13日晚7点）：药后全身微汗出，体温稍退，已能吃奶，仍嗜睡，偶有抽风，大便仍未解，舌苔、脉象同前，指纹红色，退至气关，病势已见好转。为其改方，清热凉血，息风止痉，荡涤阳明热结。

［处方］钩藤6g、生石膏（研细粉）24g、石斛9g、生滑石9g、石菖蒲（捣）6g、全蝎（去刺捣）3g、炒酸枣仁（捣）6g、玄参6g、大黄6g、香薷4.5g、枳实9g、白豆蔻4.5g、犀角3g、甘草3g、灯心1.5g、玄明粉（分冲）6g，水煎2遍，约得药液150ml，分2次服，并继服清热镇痉药粉4次。

三诊（1951年8月14日）：体温降至38℃，抽风已止，大便已解，下黑粪块2次，稀黑粪3次，神识已清，能认父母，稍能进食。舌苔略退，稍干少津，脉仍有数象。大热已减，腑气已通，余焰未尽，津液亏损。再改方，清泻余热，养阴生津。

［处方］钩藤6g、生石膏（研）15g、生滑石（研）9g、石菖蒲（捣）6g、石斛9g、麦门冬12g、川贝4.5g、人参3g、白芍4.5g、甘草2.4g、全蝎（捣）3g、灯心1.5g，水煎服。煎服法同前。

继服上方2剂，脉静身凉而愈。无后遗症。

按语：流行性乙型脑炎是夏秋季急性传染病，多见于小儿，由乙型脑炎病毒所引起。发病急促，病情危重，如不及时治疗，常可危及生命，即使侥幸得愈者，也多有失语，痴呆等后遗症状，对人体的健康危害很大。

乙脑与中医的暑温、暑风、暑厥等稍似，我国古代医籍对本病的发病季节、症状早有描述，如《金匮要略》中记载："病者身热足寒，颈项强急，恶寒，时头热，面赤目赤……卒口噤，背反张者，痉病也。"《温病条辨》中载："夏至以后，立秋以前，天气炎热，人病暑温。"并提及本病有"头痛身重""夜寐不安，烦渴，舌赤，目常开而不闭""时时谵语""神识不清"等证候。在治疗方面，叶香岩提出"在卫汗之可也，到气才可清气，入营犹可透热转气……入血就恐耗血动血，直须凉血散血"的治疗原则，以卫、气、营、血的传变顺序进行辨证施治，至今仍为中医临床辨证治疗的准绳。

本例系属暑厥。壮热、溲黄乃邪入气分之象，脉数、舌质绛、少津是邪热入营，津液亏损之症，嗜睡、躁动、抽搐系邪热炽盛、疫毒内陷、清窍被蒙，心包受邪所致。刘老既宗前人，且参己意，以清暑益气汤、小儿回春丹、六一散、香薷饮、蝉蜕散、加减清胃散、清瘟败毒饮等方义综合加减，用薄荷、蝉蜕辛凉透表，金银花、生石膏清热解毒，生滑石、香薷、白豆蔻、淡竹叶、灯心透邪涤暑，全蝎、钩藤清热、平肝、息风、止痉。另仿局方至宝丹、天竺珠黄散、镇痉散、撮风散等方义，配清热镇痉药粉一料，以牛黄、犀角、羚羊角、熊胆清热解毒、凉血止痉，蜈蚣、僵蚕平肝息风，朱砂、琥珀与汤药中酸枣仁镇静安神，麝香与汤药中之石菖蒲芳香开窍，天竺黄清内结肺胃之痰热而除烦。药后得汗，转危为安，迅速得愈。本例治疗特点是：

（1）汗之适时：温病表证多热象偏重，所以历来主张辛凉解表是治疗温病早期的主要方法。清代温病学家王孟英更有治温病"不从外解，必致里结"的见解。故本例于清解药中加辛开宣透之品，如薄荷、蝉蜕等使气分之热邪辛凉透达，且仿仲景用桂枝汤治风邪伤卫，服药后药啜热粥之意，药后喂米汤少许，以助胃气，使邪由汗而解，同时配用止痉药粉，清营凉血，表里分治，以清热保阴且不使外邪内陷，从而免除周折，迅速得愈。

（2）下之得法：下法也是治疗温病的重要方法之一，柳宝诒云："温热病热结胃腑，得攻下而解者，十居六七。"温病是否忌下，主要视其有无内热积结，若非下证而误下，引邪入内实非所宜，但当下不下，则里愈结表愈闭，必致热结津伤而成内闭。

本例大便数日不通，里热积结之证已成，乃于清热养阴药中加大黄、玄明粉、枳实等类以增液通下，热结得泄，腑气得通，表自和。如是可见

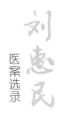

其辨证之精湛和用药之灵活。

脑炎后遗症

病例1 沈某，男，27岁，1960年4月4日初诊。

［病史］1956年6月下旬曾发高热，体温达40℃，伴神志朦胧，用各种抗生素治疗无效。发热持续半月始退，神志转清，但视力仅可辨指，两耳失听，肢体瘫痪，以下肢为重，二便闭塞不通，经中西医及针灸等治疗，病情逐渐改善，现视力及听力完全恢复，上肢瘫痪也基本复原，但仍有麻木感。下肢瘫痪恢复较慢，仍不能自主活动，不能自动坐起或站立，局部发凉，感觉迟钝，肌肉萎缩，以左侧为著，自觉腰以下极度酸软无力，大便干燥，3日一行，排尿仍不易控制，有急迫感，有时失禁。有时盗汗。

［检查］发育正常，营养稍差，面黄，言语清晰，两下肢截瘫。舌质淡红，根部有淡黄苔，脉虚弱，左关弦。

［辨证］肝肾亏损，精血耗伤（脑炎后遗症）。

［治法］滋补肝肾，养血通络，振痿起颓，息风镇痉。

［处方］

（1）汤剂：酸枣仁（生熟各半）18g、生菟丝子30g、生杜仲24g、生黄芪15g、狗脊15g、千年健15g、丹参15g、枸杞子12g、益智仁12g、当归12g、生白术12g、天麻12g、桑寄生12g、鸡血藤12g、橘络12g、麻黄根12g、防风9g、砂仁9g、附子片6g，水煎2遍，分2次温服。

（2）丸剂：天麻90g、生白术60g、水牛角尖54g、狗脊54g、全蝎48g、冬虫夏草48g、人参48g、千年健48g、白羊角尖45g、鹿角45g、桑螵蛸45g、益智仁45g、虎骨45g、乌头45g、红豆蔻45g、当归42g、没药36g、乳香36g、血竭36g、玳瑁36g、白芷30g、细辛27g、犀角15g、蜈蚣25条，上药共研极细粉，用猪脊髓2条，拌药中，干燥，再用枸杞子500g、桑葚1000g、川牛膝240g、肉苁蓉180g、鸡血藤180g，共捣碎，水煎2遍，过滤，以文火熬成流膏，拌药粉中，干燥后研细，每30g药粉加精制马钱子粉1.8g，再研匀，加冰片（研细加入，拌匀）4.2g，水泛为小丸，干燥装瓶。每次6g，早晚饭后各服1次。

二诊（1960年9月15日）：上药持续服用3个月，症状改善，已能自动坐起，坚持四五小时，并能自己扶床站立。下肢肌肉较前丰满，左侧较右侧略细。睡眠良好。现两下肢仍不能全伸直，局部皮肤发凉，时有抽痛。大便干燥，排尿仍不易控制，有时失禁，虚汗已减少。有时胸闷，咳嗽，吐痰不畅。舌苔薄白，脉弦细。仍守原方义略行加减，继服。

汤剂方：炒酸枣仁24g、生杜仲24g、生黄芪24g、生菟丝子21g、葛根21g、熟地21g、狗脊21g、枸杞子15g、黄精15g、益智仁15g、当归15g、肉苁蓉15g、天麻15g、生白术15g、千年健15g、木香12g、全蝎12g、橘络12g、钩藤12g、熟附子9g，水煎服。煎服法同前。

僵蚕3g、天竺黄2.4g、琥珀1.2g，共研细粉，分2次冲服。

粉剂方：天麻105g、全蝎75g、生白术54g、水牛角尖54g、冬虫夏草54g、僵蚕48g、虎骨48g、人参48g、益智仁48g、玳瑁45g、白羊角尖45g、鹿角45g、红豆蔻45g、天竺黄45g、白芷42g、当归42g、乳香42g、没药42g、羚羊角骨36g、琥珀36g、红花30g、血竭花30g、蜈蚣27条、蛤蚧6对、麝香3g、冰片（后两味后入，研）0.3g，上药共为极细粉。用枸杞子500g、桑葚1500g、当归300g、川牛膝240g、肉苁蓉240g、鸡血藤210g，共捣粗末。水熬2遍，过滤，以文火熬浓汁，拌药粉中，干燥研细，每30g药粉加精制马钱子1.8g。每次服3g，日3次，饭后蜜调服。

病例2 连某，男，2岁，1956年12月8日初诊。

［病史］今年5月份发热，咳嗽，医院诊断为支气管肺炎，七八天后并发脑炎，出现神志昏迷，肢体抽搐，自汗，经住院治疗后，抽搐止，热退，但后遗左半身瘫痪，伸舌障碍，两眼球固定，经中药、针灸等治疗，好转不明显。现在左侧肢体肌肉萎缩，扶之稍能站立，但不能行走，坐时，时间很短。食欲差，进食略多则呕吐，睡眠不宁，易惊，伴有咳嗽。

［检查］发育营养较差，面黄，两眼球活动不灵活，语言謇塞，舌苔根部白厚，脉虚数，指纹青紫，达风关。

［辨证］脾气不足，肺气失宣，风痰阻络（中毒性脑炎后遗症，左侧中枢性瘫痪）。

［治法］健脾益气，息风活血，通经活络，清热化痰。

［处方］

（1）汤药方：葛根6g、钩藤4.5g、千年健4.5g、生石膏4.5g、桔梗3g、天竺黄3g、白术3g、麦芽3g、天麻3g、薄荷2.4g、灯心1.5g，水煎2

遍，约煎 150ml，分 4 次服完，每日 1 剂。小儿回春丹 2 丸，每日 3 次。

（2）粉剂方：天麻 24g、天竺黄 18g、全蝎 15g、僵蚕 15g、白术 12g、人参 12g、犀角 9g、白芷 9g、没药 9g、乳香 9g、当归 9g、红花 6g、马宝 6g、朱砂 2.4g、牛黄 1.5g、蜈蚣 3 条、琥珀 4.5g、血竭 4.5g

研细粉，加麝香 1.5g、冰片 0.9g，研细匀，每 30g 药粉加精制马钱子粉 0.9g，研匀装瓶。每次 0.6g，每日 3 次，饭后蜜调服。

二诊（1957 年 2 月 22 日）：服药后，肢体肌力增强，自主运动显著进步，能自己坐起，但仍不能行走，两眼球活动已恢复正常，讲话仍不流利，夜间睡眠易惊醒，精神及食欲良好，咳嗽已愈。舌苔薄白，两手指纹色青，至气关，脉虚弱。

［处方］

（1）汤剂：葛根 9g、钩藤 6g、千年健 6g、狗脊 6g、炒酸枣仁 6g、白术 4.5g、天麻 4.5g、薄荷 3g、天竺黄 3g、炙甘草 3g、桔梗 3g、灯心 1.5g，水煎服。煎服法同前。

（2）粉剂：天麻 30g、全蝎 24g、党参 24g、白术 24g、虎骨 18g、羚羊角骨 15g、僵蚕 15g、白芷 12g、没药 12g、乳香 12g、当归 12g、生石决明 12g、犀角 9g、马宝 9g、血竭 9g、胆星 6g、蜈蚣 5 条、冰片（后入）1.5g，共为细粉，每 30g 药粉加精制马钱子粉 0.9g，研匀装瓶。每次服 0.9g，每日 3 次。

病例 3 王某，女，1 岁半，1959 年 2 月 17 日初诊。

［病史］1958 年 2 月 13 日开始生麻疹，1 周后疹退，但又出现高热（体温 39℃）、咳嗽、痰多、腹泻、烦躁等症状，诊为麻疹后肺炎，经治疗无明显好转。2 月 29 日出现阵发性肢体抽搐，严重时则有短暂窒息，即住某医院，诊断为中毒性脑炎，经抢救后脱险，但体温一直波动，并时有阵发性四肢强直与抽搐，口眼抽动，意识模糊，有时吞咽呛咳，两目失明，两耳失聪，腹胀，便结，大便两三天一次，睡眠欠宁，易惊，失语。曾用多种抗生素、激素、镇惊剂、针灸、推拿，以及对症治疗，肺部症状有所好转，但神经症状仍无进步。

［检查］发育营养一般，神志不清，表情痴呆，口与眼睑不自主抽搐，不能言语，四肢活动欠佳，右上肢、左下肢肌张力增强。舌苔白微厚，指纹青紫，过气关，脉虚数。

［辨证］余邪未清，痰热阻闭。

［治法］清热化痰，息风镇痉，通经活络，宁心安神，佐以润肠通便。

［处方］炒酸枣仁 12g、钩藤 9g、生龙骨 9g、天麻 9g、葛根 9g、茯神 6g、肉苁蓉 6g、当归 6g、橘络 6g、陈皮 3g、清半夏 3g、天竺黄 3g、地骨皮 3g、石菖蒲 3g、大黄 3g、炙甘草 3g，煎得药液 150ml，分 4 次服，隔 3 小时服 1 次。

福幼丹每次 1 片，每日服 4 次。

二诊（1959 年 3 月 20 日）：服药 20 余剂，病情好转，视力进步，食欲增加，吞咽时呛咳已轻，右上肢及左下肢活动仍不灵活，大便仍略干。余症同前。舌苔白厚，指纹青紫，至气关，脉同前。原方加没药 9g、僵蚕 3g、熟地 9g、天门冬 9g、薄荷 1.5g、灯心 1.5g，另以通经活血、祛风通络药，配药粉常服。

［处方］天麻 24g、羚羊角骨 18g、生白术 15g、全蝎 12g、西洋参 12g、白芷 9g、当归 9g、琥珀 9g、僵蚕 9g、天竺黄 9g、红花 9g、血竭 9g、没药 9g、乳香 9g、蜈蚣 5 条，共为细粉，每 30g 药粉加精制马钱子粉 1.5g，混匀，再加冰片 1.5g，研匀装瓶。每次 1.2g，蜜调服，每日 3 次。

三诊（1959 年 9 月 11 日）：服上药粉两料，视力、听力已趋恢复，精神、睡眠、二便均已正常，左下肢及右上肢活动较前进步，能稍作自主活动，但两手不能持物，仍不能坐起及站立，已能说简单话。舌苔正常，脉细弱。服药有效，再按原方配药粉继服。

［处方］天麻 60g、生白术 30g、全蝎 24g、人参 24g、虎骨 21g、当归 18g、白芷 18g、琥珀 18g、僵蚕 18g、天竺黄 18g、砂仁 18g、血竭 15g、乳香 15g、红花 12g、细辛 9g、羚羊角骨 6g、蜈蚣 10 条，共为极细粉，加冰片 2.4g，研匀，每 30g 药粉加精制马钱子粉 2.4g，再研细匀，每次 1.2g，每日服 3 次，2 周后改为每次 1.5g。

另以葛根 15g、络石藤 12g、狗脊 9g、钩藤 9g、白糖少许，水煎 2 遍，分 2 次送服药粉。

四诊（1960 年 5 月 22 日）：服药后，四肢活动较前灵活有力，已能自动坐起，人扶之能站立，右手能握物，已能说笑，食欲、睡眠、二便均正常。左下肢活动仍欠灵活。舌苔薄白，脉沉细。

［处方］天麻 90g、生白术 75g、全蝎 66g、白羊角尖 54g、当归 45g、

没药 45g、乳香 45g、虎骨 45g、红豆蔻 45g、冬虫夏草 60g、千年健 60g、狗脊 60g、水牛角尖 48g、僵蚕 42g、白芷 36g、血竭 36g、红花 36g、天竺黄 36g、龙齿 36g、马宝 36g、鸡血藤 36g、远志 36g、石斛 36g、蝉蜕 36g、细辛 30g、胆南星 12g、犀角 18g、蜈蚣 25 条、麝香 3g、冰片 2.1g（后两味后入），共为极细粉。用钩藤 60g、炒酸枣仁 150g、防风 60g，水煎 2 遍，熬浓汁，加入药粉中，拌匀，干燥，再研成细粉，每 30g 药粉加精制马钱子粉 1.5g。每次服 1.2g，日 3 次，饭后蜜调服，药引同前。

病例 4 王某，女，1 岁半，1953 年 6 月 15 日初诊。

［病史］患儿于 1952 年 9 月突然高热、抽痛、昏迷、肢体痉挛，经医院检查诊为乙型脑炎。治疗后急性症状缓解，但后遗四肢萎软无力、不能活动、流涎、失语、吞咽发呛、失明、耳聋、两眼直视等症，并有性情急躁、智力迟钝，咬人咬物等精神障得，经多处医院治疗，未见进步。

［检查］面色黄，消瘦，指纹青紫，脉细数。

［辨证］肝肾阴虚，津血耗伤，痰热内阻。

［治法］平肝镇痉，清热化痰，振萎起颓，疏通经络。

［处方］炒酸枣仁 15g、生牡蛎 6g、钩藤 6g、僵蚕 6g、龙骨 6g、蝉蜕 6g、全蝎 6g、生石决明 6g、天麻 6g、橘络 6g、牛膝 6g、灯心 1.5g，水煎 2 遍，约得药液 150ml，分 4 次服，每 2 小时 1 次。

小儿回春丹，每次 2 丸，每日服 2 次。

二诊（1953 年 7 月 21 日）：服药后症状减轻，性情急躁明显好转，四肢已能轻微自主活动。舌脉同前。嘱继服上方，另配药粉久服。

［处方］天麻 15g、僵蚕 15g、全蝎 15g、天竺黄 12g、生龙齿 12g、蝉蜕 12g、羚羊角 9g、犀角 6g、麝香 0.6g、蜈蚣 7 条、羚羊角骨 24g、朱砂 3g，共研细粉，每 30g 药粉加精制马钱子粉 1.2g，研匀装瓶，每服 0.45g，日服 3 次。

三诊（1954 年 2 月 9 日）：肢体自主活动有明显恢复，已能自动行走，言语、听力已正常，视力也有明显改善，眼球运动自如，吞咽障碍消失。面色红润，脉缓和。原药粉继服，汤药为引。

药引方：夏枯草 9g、钩藤 9g、橘络 9g、天麻 9g、生地 9g、千年健 3g、灯心 1.5g，水煎 2 遍，约得药液 150ml，分 3 次送服药粉。

四诊（1953 年 3 月 25 日）：走路已很稳，肌力、体力均已明显恢复，两上肢稍差，不能自行进食，言语、视力均已基本正常，痴呆也有改善，但肢体肌肉仍有轻度萎缩，手足发凉，脉缓和有力。

［处方］羚羊角骨 30g、全蝎 24g、生白术 18g、天麻 18g、生龙齿 18g、蝉蜕 18g、生石决明 18g、当归 18g、人参 18g、虎骨 18g、犀角 18g、天竺黄 12g、白芷 12g、血竭 9g、没药 9g、红花 9g、羚羊角 9g、鹿茸 6g、朱砂 4.5g、麝香 0.9g、蜈蚣 8 条，共为细粉，每 30g 药粉加精制马钱子粉 0.3g，再研细，装瓶。每次 0.6g，日服 3 次，蜜调服。药引同前。

1955 年 3 月随访：病情继有进步，活动接近正常儿童。

按语：本症多属温病后遗症。临床表现以肢体筋脉迟缓，手足痿软最为多见，重者可有抽搐、失明、耳聋、痴呆、失语、吞咽障碍及二便失禁等气血亏损的表现。中医文献中无对本症之系统记载，多散见于温热病之"不语""惊搐"及"瘫痪""痿证"等记载中。

概括其病机主要为邪热熏灼，脾胃津液枯槁，精血耗伤，肝肾亏损，刘老认为，其病因有以下几点：①正气不足，机体对病邪抵抗力减弱；②正气虽胜，而病邪严重，以致温邪犯肺，耗伤津液；③病后邪热未清，肺受热灼；④治疗欠妥，伤至阴分，水亏火旺，津血亏损，不能灌溉脏腑筋骨，经脉失养，或寒凉过分，邪热郁伏，稽留络道，阻痹不宣，久久不能复原，治疗上甚为棘手。故他认为治疗本病，不能求其速效，宜配粉剂长期调理，使逐步恢复，其治则与一般稍异，未专用养阴清热之法，多配以活血祛瘀，补肾壮骨，振痿起颓，息风化痰为主，佐以补气培元，健脾和胃等法而取得了满意效果。方中所用马钱子粉，有兴奋脊髓前角运动神经原，改善肌力的作用，对振痿起颓确有疗效。同时重用葛根，因葛根为阳明经药，不仅有祛风清热、升散作用，主要利用其鼓舞胃气，输布津液，滋润筋脉，使强急得以缓解。所用之白羊角尖、水牛角尖，均为羚羊角、犀角之代用品，价格低廉，效果较好。

脊髓灰质炎及其后遗症

病例 1 曹某，女，1 岁半，1958 年 9 月 3 日初诊。

［病史］3 天前开始发热，咳嗽，流涕，诊为上呼吸道感染，用青霉素治疗后退热，但仍咳嗽，喉中痰鸣，甚则吐奶，呼吸气促，并发现左侧口眼歪斜，四肢活动不灵，右上肢更明显，不能自动翻身，声音嘶哑，哭声

低微，到传染病院就诊，经作腰椎穿刺取脑脊液检查，确诊为脊髓灰质炎（急性瘫痪期）。

[检查]体温38.2℃，发育营养中等，神志清晰，左侧轻度面瘫，四肢软瘫，咳嗽无力，喉中有痰声，哭声低微。舌苔白，两手指纹紫红，至气关。

[辨证]外感时邪，肺胃蕴热，风痰壅阻经络。

[治法]祛风解表，清肃肺胃，化痰通络。

[处方]生石膏（研）9g、葛根6g、蝉蜕6g、川贝4.5g、钩藤3g、炙甘草2.4g、全蝎（去刺）2.4g、僵蚕2.1g、橘络2.1g、麻黄0.6g、防风1.5g、山药1.2g，水煎2遍，约得药液150ml，分3次服，第一次药后饮热米汤少许，令出微汗，隔一小时后再服第二次药。

小儿回春丹4粒，第一次服2粒，隔4小时再服2粒。犀角，以水磨汁频服。

二诊（1958年9月4日下午）：服汤药1剂，小儿回春丹4粒。昨晚体温降至正常，睡眠安宁，大便1次，右手稍能自动运动，余症同前。舌苔白，稍厚，指纹深红。原方加千年健4.5g、秦艽4.5g，舒筋和血，香薷6g，芳香化湿。

小儿回春丹，犀角磨汁，按前法服。

三诊（1958年9月8日）：服药后，病情继续好转，右上肢肌力增加，已能上举，右手已能握物，仍轻微咳嗽。舌苔白，略厚，两手指纹红，至气关。原汤药方去麻黄、防风，加滑石4.5g、蝉蜕4.5g、橘络3g，水煎服，煎服法同前。停服犀角及小儿回春丹。并配服粉剂。

药粉方：羚羊角（可用白羊角尖代，量加倍）3g、白术9g、紫河车9g、全蝎（去刺）6g、僵蚕6g、天麻6g、天竺黄4.5g、白芷3g、当归3g、犀角（可用水牛角尖代，量加倍）3g、红花18g、细辛1.5g、血竭1.5g、蜈蚣5条，上药共为细粉，每30g药粉加精制马钱子粉0.9g、麝香0.15g，研细研匀，装瓶。每次0.2~0.25g，每日服2次。

四诊（1958年9月20日）：服汤药11剂，配服药粉，病情日见好转，除右下肢活动欠灵活外，其他肢体已活动如常。嘱继服药粉，汤药隔日1剂。

1958年10月14日随访：除右下肢肌力稍弱外，诸症均愈。嘱继服药粉，注意加强患肢功能锻炼。

病例 2 刘某，男，3 岁半，1960 年 4 月 8 日初诊。

［病史］右上肢瘫痪 2 年多。1 岁时曾高烧，持续六七天，继之四肢痿软无力。经医院检查，诊为脊髓灰质炎（急性瘫痪期）。治疗后烧退，但后遗右上肢细软无力，不能上抬，右手不能握物。经中西药物及针灸、理疗等多方治疗，效果不显。

［检查］发育营养稍差，消瘦，面黄少泽，右上肢肌肉明显萎缩，肌力降低。舌质淡红，苔薄白，脉细弱。

［辨证］肝肾不足，气血两虚，经络失养。

［治法］补益肝肾，益气养血，舒筋活络，振痿起颓。

［处方］生白术 45g、虎骨 24g、千年健 24g、冬虫夏草 24g、全蝎（去刺）36g、当归 30g、白芷 24g、人参 24g、红豆蔻 24g、白羊角尖 21g、水牛角尖 24g、细辛 21g、红花 21g、血竭 18g、没药 18g、乳香 18g、天竺黄 15g、琥珀 15g、羚羊角 6g、蜈蚣（隔纸炙）7 条，共为细粉，每 30g 药粉加精制马钱子粉 1.5g，研细匀，再加冰片 1.2g，研匀，装瓶。每服 0.9g，每日 3 次，服药 1 周，休药 1 天。服 3 周后改为每次服 1.2g。

二诊（1960 年 6 月 9 日）：服药粉 1 个月余，右上肢肌肉较前丰满，已能自动上举，可触及自己的面部，右手持物较前有力。体力仍较弱，时出虚汗，近日食欲欠佳。舌质红，苔白，脉沉取仍弱。嘱继服药粉，并以健脾和胃益气固表之法，处汤药方服用。

［处方］麦门冬 12g、浮小麦 9g、生白术 9g、生黄芪 7.5g、茯苓 6g、钩藤 6g、麻黄根 4.5g、防风 3g、白豆蔻 3g、炙甘草 3g，水煎 2 遍，分 2 次温服。

1960 年 8 月 27 日其父来函称：服汤药 10 余剂，药粉一料，右上肢活动继有好转，虚汗已止，饮食增加。为其改方继服。

［处方］天麻 90g、全蝎（去刺）45g、生白术 60g、当归 36g、水牛角尖 36g、白羊角尖 36g、千年健 36g、冬虫夏草 36g、白芷 30g、没药 30g、乳香 30g、人参 30g、红豆蔻 30g、虎骨 30g、羚羊角骨 30g、细辛 27g、红花 24g、血竭 24g、天竺黄 24g、琥珀 24g、蜈蚣（隔纸炙）12 条，共为细粉，加冰片 3g，研匀。每 30g 药粉加精制马钱子粉 1.8g，研细匀，装瓶。每次服 1.5g，每日 3 次，蜜调服。服 3 周，改为每次服 1.8g。

另用葛根 15g、千年健 12g、钩藤 12g，水煎 2 遍，约得药液 150ml，作一天饮用。

按语：脊髓灰质炎是由病毒所致的小儿急性传染病，夏秋季较为多见。病初多先有发热、咽痛、咳嗽、流涕等上呼吸道症状，有的伴有呕吐、腹泻，继之出现神经系统症状，如头痛，全身肌肉痛，尤以颈、背、四肢为著，伴有感觉过敏或异常，并相继呈现肢体痿软，肌肉松弛，甚至瘫痪，有的可出现口眼歪斜，严重者急性期后常遗留肢体肌肉萎缩废用。

本症属于中医"痿证"范畴。前人认为，热邪是致痿的主要病因，如《素问·痿论篇》说："五脏使人痿……肺热叶焦……则生痿躄也……肝气热……则筋急而挛发为筋痿，脾气热……则肌肉不仁发为肉痿。"《素问·生气通天论》还指出："秋伤于湿……发为痿厥。""湿热不攘，大筋软短，小筋弛长，软短为拘，弛长为痿。"说明湿邪积久化热，浸淫筋脉也能致痿证。历代医家在《内经》的理论指导下，对痿证发病机制的认识继有发展，进一步认识到除了湿、热之邪外，精血耗伤、气血衰败，也是致痿的重要因素。如张景岳认为痿证"非尽火证……败伤元气者亦有之，元气败伤，则精虚不能灌溉，血虚不能营养者亦不少矣。"

刘老医生遵照辨证施治的原则，对本症的治疗多分期进行，在急性期，以清肺胃之热为主，佐以养阴生津，化痰、通经、活络，如病例 1。对后遗症则以补益肝肾，益气养血，通经活络，振痿起颓为主，如病例 2。方中葛根，味甘辛而性平，既有解肌退热，开腠发汗，生津止渴之功，又无伤津耗液之弊，所以他常用此药作为治疗本病急性期的主药，或用作治疗后遗症的引经药。马钱子能通经活络止痛，并能增强肌力，有振痿起颓之功，故他治疗本病后遗症也多喜采用之。

脊髓空洞症

病例 高某，女，45 岁，已婚，1970 年 5 月 13 日初诊。

[病史] 左上半身感觉减退、麻木、无汗 5 年多。自 1965 年春，先发现左手感觉减退，麻木，并相继发现左侧头面部、胸背部及上肢不出汗，局部发凉，肢体麻木，感觉减退，逐渐加重，常不自觉被烫伤。左手握力差，不能持重物。经某医院神经科检查，左侧头面部、上肢及左侧躯干 3~4 胸椎以上平面，痛、温觉减退，皮肤较健侧明显干燥。主动运动、共

济运动及生理反射，均无特殊改变。诊断为脊髓空洞症观察，神经根炎。多年来常有腹泻，每天大便两三次，较稀，便前有时腹痛，腹泻常与情绪改变有关，未治疗。

[检查] 发育营养一般，面黄，精神不振，舌质淡红，舌苔薄白，脉沉细而弱。

[辨证] 脾肾不足，气血两虚。风寒内袭，阻闭经络。

[治疗] 温肾健脾，补气养血，温经通阳。

[处方] 山药30g、熟地15g、麻黄4.5g、炮姜9g、鹿角胶（烊化，也可用阿胶代之）12g、桂枝9g、补骨脂12g、白术（土炒）15g、陈曲（炒）9g、醋香附12g、当归12g、熟附子9g、山茱萸12g、木香9g、生黄芪12g、骨碎补12g、鸡血藤12g，水煎2遍，兑在一起，早晚各1次，温服。

二诊（1970年5月26日）：服药6剂，感觉舒适，食欲好转，食量增加。余症同前。舌苔，脉象同前。原方去木香、黄芪继服。

三诊（1970年6月3日）：药后病情明显好转，食量增加，大便已转正常，左上半身麻木感减轻，舌苔薄白，脉沉细，较前有力。仍以原方加减继服。

[处方] 山药30g、熟地15g、麻黄4.5g、炮姜9g、鹿角胶（烊化）15g、桂枝9g、补骨脂12g、陈曲（炒）9g、白术（土炒）15g、醋香附12g、当归12g、熟附子12g、淫羊藿12g、枸杞子15g、生黄芪15g、生菟丝子24g、骨碎补15g、鸡血藤15g，水煎服。煎服方法同前。

1977年11月30日随访：先后间断服药半年多，左上肢麻木感逐渐减轻，患部痛、温觉较以前逐渐灵敏，左手握力大增，与健侧无明显差别，出汗如常，左上肢功能已恢复正常。现已5年，未再服药治疗。

按语：脊髓空洞症是一种慢性进行性疾病，由于在脊髓中心有空洞形成，故可引起分离性感觉障碍，肢体瘫痪和营养障碍等症状。30岁以前青年人多见，发病原因不明。病变好发于颈段和上胸段脊髓，起病缓慢，最早的症状常为两上肢对称的节段性痛、温觉消失，触觉及深感觉仍存在，常因痛、温觉消失而致上肢不自觉地烫伤或受伤，发生溃疡等。进一步发展，可致肌肉萎缩。

本病在中医学中无专门记载，《诸病源候论·风病诸候篇》有"偏风者，风邪偏客于身一边也。人体有偏虚者，风邪乘虚而伤之……或不知痛痒""风不仁者，由荣气虚，卫气实，风寒入于肌肉，使血气行不宣流，其状搔之皮肤如隔衣是也"的记述，与本病颇有相似之处，并提出其治法应"补养宣导"。

刘老所治本例病者，属脾肾不足，气血两虚，风寒内袭，阻闭经络，故以温肾健脾、益气养血、温经通络之法治疗，以山药、黄芪、白术、陈皮、香附健脾益气，生地、白芍、当归滋阴养血，山茱萸、骨碎补、淫羊藿、补骨脂、菟丝子、枸杞子、鹿角胶、附子补肝肾、益精血，麻黄、桂枝、鸡血藤、干姜温经通阳，收到满意效果。

面神经炎

病例1 马某，男，36岁，1971年7月5日初诊。

［病史］口眼歪斜半天。10余天前开始，左腮部肿胀、疼痛，昨日被雨淋后，今晨发现左眼睑不能闭合，嘴向右歪，漏水、漏饭，左面部觉麻木，口干乏味，食欲欠佳，胸、腹胀满，睡眠不好。

［检查］左侧腮腺肿大，轻微压痛，左眼睑不能闭合，流泪，口角向右歪斜，牙齿对合不齐，左鼻唇沟及额纹消失。舌苔自厚，中部微黄。脉弦数。

［辨证］外感风邪，痰火阻络。

［治法］祛风化痰通络，清热泻火解毒。

［处方］升麻12g、羌活12g、金银花15g、黄芩15g、生石膏（研）36g、知母15g、天花粉15g、白芷12g、甘草9g、荆芥穗12g、防风12g、天南星12g、全蝎12g、木通12g，水煎2遍，分2次温服。

二诊（1971年7月13日）：服药6剂，左腮仍肿，已不痛，口眼歪斜见轻。食欲仍差，大便略稀。舌苔同前，脉弦滑，已无数象。原方去生石膏、升麻、羌活、木通，加生地18g、当归15g、川芎12g、红花12g、陈皮12g、玄参15g、代赭石18g、滑石30g，水煎服。煎服法同前。

三诊（1971年7月18日）：服药3剂，嘴歪减轻，眼睑已能闭合，吃饭、睡眠均有好转。舌苔、脉象同前。原方去防风，加香薷12g、豨莶草15g，水煎服。煎服法同前。

另以天麻36g、全蝎（去刺）45g、川贝30g，共研细粉。每次服9g，早晚各服1次。

1971年8月5日随访：上药又服6剂，并服药粉一料，诸症均愈。

病例2 崔某，女，23岁，1970年4月11日初诊。

[病史] 口眼歪斜6天。6天前因受凉，次日发现嘴向右歪，漏水、漏饭，左侧面部肌肉活动失灵，且感疼痛，左眼睑不能闭合，流泪，左侧耳鸣，耳后方疼痛。昨晚感觉恶寒，身痛，无汗，吃索密痛两片，疼痛减轻，但未出汗，且嘴歪加重。时觉头痛、头晕、头面升火。

[检查] 面色略红，左眼睑不能闭合，流泪，口角右歪，牙齿对合不齐，左侧鼻唇沟消失。舌苔薄白，脉弦紧。

[辨证] 风寒外袭，阻闭经络。

[治法] 祛风解表，活血通络，佐以平肝。

[处方] 防风12g、荆芥穗9g、羌活9g、红花9g、当归12g、川芎12g、独活9g、熟地12g、生牡蛎（研）15g、白芍12g、蝉蜕12g、代赭石（研）12g、山药24g、白芷12g、菊花12g，水煎2遍，分2次温服。

二诊（1970年4月19日）：服药3剂，并配合针灸，微汗，嘴歪减轻，头痛、头晕、头面升火均好转。左眼睑仍闭合不全，流泪，鼻流清涕，仍烦躁、身痛、左耳后痛。舌苔脉象同前。外感风寒，汗出未透，表证未解。仍宜原方重加解表除烦之药。

[处方] 麻黄9g、防风12g、荆芥12g、羌活12g、当归15g、红花12g、生石膏（研）24g、制乌头9g、知母12g、白芷12g、川芎12g、淡豆豉（捣）12g、山栀9g、豨莶草12g、山药30g，水煎服。煎服法同前。

天竺黄1.5g、琥珀1.5g、朱砂0.3g，共研细粉，分2次冲服。服药后半小时，饮热米汤一碗，待1小时后再服第二次药，避风，令出透汗。

三诊（1970年4月21日）：服药1剂，汗出已透，身痛、耳后痛等明显减轻，口角歪斜已好转。仍感头晕，耳鸣，烦躁，时有心慌，左眼睑仍闭合不紧。舌苔薄白，脉弦细。表证已解，诸症好转，再用祛风活血，化痰通络，育阴平肝，清热除烦之法治之。

汤药方：山药30g、代赭石（研）18g、制乌头9g、生牡蛎（研）24g、当归15g、生地15g、陈皮12g、制天南星9g、远志12g、淡豆豉12g、红花12g、山栀12g、炒酸枣仁（捣）21g、全蝎（去刺）15g、苍耳子（捣）9g、川芎12g、竹沥30g（分2次服）、钩藤12g、怀牛膝15g，水煎2遍，分2次温服。

琥珀 1.2g、朱砂 0.6g、天竺黄 1.5g，共研细粉，分 2 次冲服。

丸药方：当归 15g、血竭 9g、没药 12g、乳香 12g、白芷 12g、全蝎（去刺）15g、白术 18g、陈皮 12g、僵蚕 12g、地龙（炙）12g、天麻 15g、生黄芪 15g、朱砂 6g、冰片（后入）3.6g

上药共为极细粉，每 30g 药粉加精制马钱子粉 0.9g，研匀，炼蜜为丸，如黄豆大。每次服 5~7 粒，早晚各服 1 次。

1970 年 6 月 23 日随访：服汤药 20 余剂，丸药一料，诸症逐渐痊愈。

病例 3 张某，女，44 岁，1971 年 7 月 26 日初诊。

［病史］口眼歪斜已 13 天。13 天前开始，先感左面部麻木，腿麻发软，心烦，第二天突然口眼歪斜，经治疗略轻，但未痊愈。现感头昏沉如裹，口干，少津，恶心，干呕。

［检查］左眼睑不能闭合，口角右歪。舌苔白厚，脉细滑稍数。

［辨证］外感暑湿，风痰阻络。

［治法］散风化痰，通经活络，清暑祛湿。

［处方］防风 12g、荆芥穗 9g、柴胡 9g、生石膏（研）24g、生滑石（研）30g、当归 12g、全蝎（去刺）15g、稀莶草 12g、天花粉 18g、金银花 15g、鸡血藤 12g、香薷 12g、制天南星 12g，水煎 2 遍，分 2 次温服。

天麻 36g、浙贝 24g，共研细粉。每次服 7.5g，早晚各 1 次，冲服。

二诊（1971 年 8 月 27 日）：上药共服 15 剂，口眼歪斜基本恢复正常，余症也减。仍感口中麻木发涩，有时耳鸣。舌苔薄白，脉沉细而弦。暑湿已除。原方去清化暑湿之药，略加通络活血药，继服，以资巩固。

按语：面神经炎是面神经的一种非化脓性炎症，目前病因未明。某些患者发病与受凉或受风有关。常突然发病，初起可有耳下或耳后部疼痛，数小时内可达高峰，有的病人清晨起床含漱时发现面颊动作不灵，或口眼歪斜，病侧面部表情消失等，经服药、针灸等治疗，多数病人在一两个月内能恢复健康。

本病与中医学之"口眼㖞斜"或"面瘫"密切相关，属于中风的范畴。历代医学文献对此病均有详细记述，多认为本病与风寒中于经络，导致经络阻痹有关。如《诸病源候论》风病诸候之中风口㖞候项下有："风邪入于足阳明手太阳之经，遇寒则筋急引颊。故使口㖞僻，言语不正，而目不能平视。"故治疗多以祛风通络为大法。

刘老认为，由于足阳明之脉挟口环唇，足太阳之脉起于内眦，外感风邪中于足太阳经络或足阳明经，痰浊内蓄，积久生热等，均可引起风痰之邪阻滞经络，产生气血郁滞而引起本病。故他治疗本病除宗前人祛风养血、活血通络等法外，常配以清热豁痰之品，多仿古方牵正散、三生饮等方义加减成方。用荆芥、防风、蝉蜕、羌活、白芷、天麻、苍耳子、全蝎、僵蚕、豨莶草、地龙、钩藤等祛风通络，用当归、白芍、熟地、川芎、鸡血藤、血竭、乳香、没药、红花等养血活血，用生石膏、金银花、知母、天花粉等清阳明胃经之热，用天南星、川贝、浙贝、天竺黄、竹沥等清化热痰，并根据兼证之不同随证加减。如例1合并腮腺炎则取普济消毒饮之义，用升麻、黄芩、金银花、玄参、陈皮等疏风、清热解毒。例2伴有风寒表证及肝阳上亢的表现，故用麻黄、羌活等药以解表散寒，怀牛膝、代赭石、牡蛎、菊花等平肝潜阳。例3属风邪内侵，兼挟暑湿，故加柴胡、金银花、滑石、香薷等清热祛暑利湿而收效。

三叉神经痛

病例1 段某，男，33岁，1971年6月23日初诊。

[病史] 右侧牙齿和面颊部肌肉阵发性跳痛6年。初发于1966年春某日，突然右侧牙齿灼热样疼痛，持续几分钟自行缓解。此后经常反复发作，并逐渐发展到右面颊部皮肉跳痛。发作时，吃饭、喝水，说话均可使疼痛加重，甚则整个头均痛。平时遇冷、热易诱发。经医院检查，诊断为三叉神经痛。曾用酒精封闭治疗1次，未愈。常有失眠，多梦，记忆力差，有时头晕。

[检查] 舌质红，舌苔薄白，脉沉细而弦。

[辨证] 肝肾阴虚，肝阳上扰。

[治法] 滋养肝肾，清热平肝，通络。

[处方]

（1）山药25g、何首乌12g、枸杞子12g、白芷12g、菊花12g、藁本12g、玄参15g、生石决明（捣）31g、生珍珠母（捣）43g、炒酸枣仁（捣）19g、石菖蒲（捣）12g、远志12g、钩藤12g、灯心2g，水煎2遍，分2次温服。服3剂，休药1天。

（2）天麻31g、全蝎（去刺捣）25g、琥珀15g。研极细粉，每次3g，早晚各服1次。

二诊（1971年8月10日）：服汤药9剂，药粉两料，患侧面部有虫行样感觉，疼痛逐渐减轻，发作次数较前减少，睡眠好转，饮食如常，自觉右面颊皮肉有时还跳动。舌苔薄白，脉弦，较前有缓象，依原方略行加减继服。

[处方]

（1）山药31g、红白何首乌各9g、枸杞子15g、白芷15g、生珍珠母（捣）50g、豨莶草15g、藁本15g、生白龙骨（捣）19g、酸枣仁（生炒各半）25g、羌活12g、石菖蒲（捣）15g、远志肉12g、陈皮12g、钩藤15g、灯心2g，水煎服。煎服方法同前。

（2）天麻37g、全蝎（去刺）31g、琥珀15g，共研细粉，每次5g，早晚各服1次。

三诊（1971年9月18日）：又服汤药数剂，药粉两料，右侧牙齿及面颊部疼痛基本痊愈。只在过于劳累时偶有轻微疼痛。舌苔脉象同前。原方去龙骨、石菖蒲、灯心，加蔓荆子（捣）12g、生石膏（捣）25g、菊花15g，继服，以资巩固。

按语：三叉神经痛，为三叉神经感觉分布区阵发性短暂剧烈疼痛，多反复发作，但可有长短不定的自然缓解期。病因尚未明了，局部刺激常为诱发因素。目前尚缺乏理想的治疗方法。根据本病的临床特点，似与牙痛病有密切的关系。中医学书籍对本病虽无专题论述，但对牙病一症早有记载，如隋朝《诸病源候论·齿病候》载："若髓气不足，阳明脉虚，不能荣于牙齿，为风冷所伤，故疼痛也。"后世医家将牙痛原因分为多种，其中除龋齿牙痛外，风热、风寒、虚火，均可能与本病有所关连。本例为肾阴不足、肝失所养、肝阳上亢所致，故治疗采用攻补兼施之法，以滋肾平肝、疏风泻火、镇痉止痛，以枸杞子、何首乌、酸枣仁、菊花补肝肾，灯心、石决明、蔓荆子、玄参、钩藤清热平肝，白芷、藁本、全蝎、琥珀、天麻疏风、镇痉止痛而收效。

急性感染性多发性神经炎

病例 王某，男，41岁，1955年10月14日初诊。

[病史] 全身无力，四肢瘫痪 2 个多月。病发于同年 7 月 17 日，忽然感觉周身不适，寒栗发热，体温达 39.3℃，次日开始腹泻，每日大便 10 余次，伴有腹痛和里急后重感，大便呈红色脓血样，经治疗 2 天腹泻止。发病后第九天（7 月 26 日）感到全身瘫软无力，两手活动失灵，不能持物，继之两腿也活动失灵，不能持重、走路，腰腿疼痛，遂去医院检查，诊断为急性感染性多发性神经炎。经用新斯的明、维生素 B₁、电疗、热敷等治疗，病情稳定，但肢体瘫痪未明显好转，四肢及腰部仍酸疼无力。食欲稍差，大便每天 1 次，稀薄，小便略频。经常失眠，多梦，有时头晕，烦躁易怒。

[检查] 神志清楚，面色黯黄，四肢肌肉消瘦，呈不全软瘫，温度较低。舌质稍红，后部有黄白苔，稍厚。语声低哑。脉沉细而弱。

[辨证] 肝肾虚弱，气血不足，筋骨失养。

[治法] 补肝肾，壮筋骨，祛风养血活络。

[处方] 枸杞子 24g、狗脊 12g、天麻 12g、何首乌 12g、防风 9g、千年健 9g、桑寄生 9g、白芍 9g、僵蚕 9g、全蝎（去刺）9g、当归 9g、乳香 9g、苍耳子 9g、桂枝 6g，水煎 2 遍，分 2 次温服。

二诊（1955 年 10 月 20 日）：服药 6 剂，自觉肢体稍有力，且有蚁行感。睡眠、食欲稍有进步。舌脉同前。原方加重药量，并少加活血通络、祛风清热之品，继服。

[处方] 炒酸枣仁 45g、枸杞子 15g、全蝎 15g、防风 12g、千年健 12g、桑寄生 12g、海藻 12g、白芍 12g、僵蚕 12g、天麻 12g、葛根 12g、狗脊（去毛）12g、桂枝 9g、当归 9g、羌活 9g、没药 9g、䗪虫 9g、红花 9g，水煎服。煎服法同前。

另以犀角（水牛角尖亦可）2.4g、琥珀 0.9g，共研细粉，分 2 次冲服。

三诊（1955 年 11 月 1 日）：服上方明显好转，搀扶已能站立。原方加人参 9g，以益气。继服 6 剂。

四诊（1955 年 11 月 9 日）：病情继有好转，搀扶已能走四五步。仍觉全身沉重，疲乏无力，肢体自主活动尚欠灵活，口唇发干，易烦躁。舌苔薄白，脉沉细。以补益肝肾、祛风养血、益阴清热之品，继服。

[处方] 枸杞子 15g、桑寄生 12g、天门冬 12g、钩藤 12g、千年健 12g、淡豆豉 12g、石斛 9g、葛根 9g、何首乌 9g、橘络 9g、天麻 9g、当归 9g、

山栀皮 6g、秦艽 9g，水煎服。煎服法同前。

五诊（1956 年 1 月 27 日）：服上药后，病情继续好转，原方加减，配药粉继服，以振痿起颓，有助于肢体功能恢复，并以葛根、黄芪等为主药，煎汤为引，以升阳、益气、振痿、通经活络。

药粉方：天麻 90g、生白术 60g、全蝎（去刺）60g、当归 45g、红花 45g、虎骨 45g、僵蚕 60g、白芷 36g、没药 36g、乳香 36g、血竭 36g、千年健 36g、红豆蔻 36g、人参 36g、琥珀 33g、犀角（水牛角尖亦可）30g、羚羊角骨 30g、麝香 2.1g、冰片 1.5g、蜈蚣（隔纸炙）15 条，共为细粉，每 30g 药粉加精制马钱子粉 1.5g，研细研匀，装瓶。每次服 2.1g，每日 3 次，饭后以蜜调服。

汤药方：桑寄生 15g、炒酸枣仁 30g、葛根 15g、秦艽 12g、千年健 12g、橘络 12g、狗脊 12g、黄芪 18g，水煎 2 遍，送服药粉。

六诊（1956 年 2 月 19 日）：药粉服完两料，已能自动坐卧、穿衣、行走，不用拐杖能走 200 米左右。脉较前有力。改方继服。

药粉方：全蝎（去刺）120g、天麻 120g、人参 90g、生白术 90g、虎骨 75g、当归 60g、红花 60g、何首乌 60g、白芷 45g、没药 45g、乳香 45g、血竭 45g、红豆蔻 45g、羚羊角骨 36g、蜈蚣（隔纸炙）25 条，共为细粉。用炒酸枣仁 500g、枸杞子 360g、淡豆豉 180g、千年健 150g、桑寄生 150g、狗脊 150g、地风 120g，共捣粗末，水泡 1 天，煎 2~3 遍，过滤，文火熬成流膏，拌入药粉中，拌匀，干燥，再研细粉，加冰片 3.6g、麝香 3g，每 30g 药粉加精制马钱子粉 1.5g，再研细匀。服法同前。

汤药方：炒酸枣仁 24g、枸杞子 15g、狗脊 15g、芡实 15g、葛根 12g、桑寄生 12g、何首乌 12g、神曲 9g、泽泻 9g、天麻 9g、当归 9g、秦艽 9g、补骨脂 6g、橘络 12g，水煎 2 遍，分 2 次温服。

另以全蝎（去刺）500g，香油炸酥。每次服 9g，每日 3 次。

1956 年 6 月 17 日随访：自主运动基本恢复，肢体肌力逐渐增加，四肢肌肉仍有轻度萎缩。

1958 年 8 月随访：已完全恢复健康，无后遗症。

按语：急性感染性多发性神经炎，是多发性神经炎的一种特殊类型，病因迄今不明。起病急，病前多有上呼吸道或消化道感染病史，1~3 周后急性发病，开始为肢体远端麻木、酸痛等感觉异常，继之，四肢可有不同程度的驰缓性瘫痪，腱反射减弱或消失，后期可有肌肉萎缩，严重者可出现颅神经麻痹症状（如面神经麻痹等），甚至出现吞咽困难等延髓麻痹表现。

根据本病恢复期与后遗症之临床表现，与中医学"痿证"相似，尤与其中"肉痿""骨痿"更为接近。痿即痿软无力、不能行用之意。《内经·痿论篇》云："肺热叶焦……则生痿躄也……脾气热则胃干而渴，肌肉不仁发为肉痿……肾气热则腰脊不举，骨枯而髓减，发为骨痿。"张景岳也指出：本病由于"败伤元气者亦有之"。说明痿证大致与肺、肝、肾、脾等脏腑有密切关系。

本例为急性感染性多发性神经炎恢复期，刘老认为乃肝肾两虚，气血不足，筋骨失养所致。故以补肝肾，壮筋骨，益气养血，祛风活络，养阴清热等法治之而收效。方中用何首乌、枸杞子、酸枣仁、狗脊、天门冬、石斛、桑寄生、千年健、秦艽、虎骨、地风等滋补肝肾、强壮筋骨，用人参、黄芪、白术、红豆蔻、神曲等益气健脾，用羌活、苍耳子、白芷、防风、桂枝等以祛风，用当归、白芍、乳香、没药、红花、血竭、䗪虫等养血活血，用钩藤、天麻、僵蚕、全蝎、蜈蚣等以平肝，用羚羊角、犀角、山栀等清热，用海藻、橘络等豁痰，共奏通经活络，息风止痉，起颓振痿之功。并重用葛根及马钱子。葛根为阳明经药，兼入足太阴脾经，有疏通经络，振痿起颓之功，又风药住往偏燥，而葛根独能鼓舞胃气上行，生津止渴，与诸药配伍能通阴达阳。马钱子含士的宁，能兴奋脊髓前角运动神经原，促进反射功能，提高肌张力，有通经活络、强肌振痿的作用。

神经性头痛

病例1 刘某，男，50岁，1972年3月24日初诊。

［病史］头痛、头晕多年。平时症状较轻，每当看书阅读文件时则加重，甚至不能坚持日常工作。睡眠欠佳、梦多，情绪易激动，饮食、二便如常。曾在医院检查，心电图、脑电图、颅骨拍片及副鼻窦拍片，均无异常发现。

［检查］身形高大，中等胖，舌质淡红，舌苔根部白稍厚。脉弦细，血压120/80mmHg。

［辨证］肝肾阴虚，心肾不交。

［治法］滋养肝肾，养心安神。

［处方］白何首乌 15g、枸杞子 15g、女贞子 15g、白芍 12g、栀子 12g、远志 12g、白芷 12g、天麻 12g、生石决明 37g、炒酸枣仁 43g、石菖蒲 12g、百合 15g、白术 15g、白豆蔻 12g，水煎 2 遍，晚睡前、早八点各服一次。

二诊（1972 年 4 月 11 日）：服药 12 剂，头痛减轻，心烦已除，睡眠改善，仍有头晕。舌苔根部白稍厚，脉弦细。

［处方］白何首乌 15g、枸杞子 15g、女贞子 15g、白芍 12g、菊花 12g、蔓荆子 12g、远志 12g、白芷 12g、天麻 12g、生石决明 43g、炒酸枣仁 46g、石菖蒲 12g、百合 15g、白术 15g、白豆蔻 12g，水煎服。煎服方法同前。服之有效，可将此方三倍量，配水丸，每服 3g，每日 3 次。

1972 年 9 月 12 日随访：服药 10 余剂后，即按上方配丸药一料，服后饮食、睡眠正常，头痛、头晕等症消除，可坚持日常工作。

病例 2 朱某，女，42 岁，1971 年 1 月 6 日初诊。

［病史］左侧偏头痛 10 多年。1964 年曾发生偏头痛，每年发病持续数天，并伴有头晕、失眠、头皮发紧等症，曾请刘老处方，服药 3 剂而愈。1970 年又连续发病 3 次，经针灸，效果不大，又按 1964 年刘老的处方服中药 3 剂而愈。昨天下午旧病再发，伴有乏力、气短、不欲活动。

［检查］舌苔薄白，脉细弱。

［辨证］此次除原偏头痛外，尚见乏力、气短等气虚兼证，故以 1964 年方加生黄芪 12g 服之。

处方（1964 年方）：防风 15g、菊花 12g、白芷 15g、蔓荆子 12g、薄荷 12g、生石膏 25g、柏子仁 15g、远志 12g、当归 15g、苍耳子 12g、酸枣仁（炒捣）31g、熟地 12g、山药 31g，水煎 2 遍，分 2 次温服。

琥珀 1.5g，朱砂 0.6g，共研细粉，分 2 次冲服。

1976 年 8 月 26 日随访：服药 3 剂，头痛即愈，至今已 6 年未再复发。

按语：头痛为一临床自觉症状，可见于各种急、慢性病的病程中，神经性和血管性头痛较常见。中医所谓"头痛"，系指在内科杂病中以头痛为主要症状者。其病机可分外感头痛及内伤头痛。外感所致的头痛，病程多较短暂，痛势较剧，多属实证，治疗常以祛邪为主。内伤头痛病程多较长，病势常较缓，时发时止，多属虚证，常以滋阴潜阳，补益气血为治。若由于痰饮瘀血所致者，则属虚中有实，治时应视具体情况，虚实兼顾。又头为诸阳之会，三阳经均循头面，厥阴经也上会于颠顶，大抵太阳经头痛多在头后部，下连于项；阳明经头痛多在前额部及眉棱等处；少阳经头痛多在头之两侧，并连及耳部；厥阴经头痛则在颠顶部，连于目系；血瘀头痛多有定处。故了解经脉循行部位，对头痛的辨证、审因治疗，极为重要。

病例 1，证见头痛而昏，兼有烦躁、失眠，此属肾水不足致水亏木旺，《经》云："诸风掉眩，皆属于肝。"肝肾阴虚，肝阳亢盛，故见头痛而眩，治疗以何首乌、枸杞子、女贞子、白芍滋养肝肾，天麻、石决明平肝潜阳，蔓荆子、菊花、白芷散头风，远志、石菖蒲、酸枣仁、百合养心安神，交通心肾。病例 2 为偏头痛，中医也称偏头风，乃因肾水下亏，风热上扰，灼阴伤气所致，故治疗以防风、菊花、白芷、蔓荆子、薄荷、苍耳子疏散风热，清利头目，当归、熟地、柏子仁、酸枣仁滋阴养血安神，黄芪益气，而收效。

癫　痫

病例 1　朱某，男，3 岁，1957 年 7 月 10 日初诊。

[病史] 患儿自生后 2 个月开始，常有发作性意识丧失，两目上视，口吐泡沫，牙关紧闭，四肢抽搐，严重时面唇青紫，皮肤发凉，每次持续 10 余分钟，醒后如常。平时食欲欠佳。病初多六七个月发作 1 次，后期逐渐频繁，甚则半月 1 次。曾服中药牛黄散等，未效。

[检查] 两手指纹色紫、至气关，脉虚弱稍数。

[辨证] 脾气不足，痰火闭窍，肝风内动。

[治法] 健脾益气，清热豁痰，息风镇痉。

[处方]

（1）药粉方：牛黄 3g、马宝 3g、全蝎 6g、人参 6g、天竺黄 4.5g、天麻 4.5g、青黛 2.7g、琥珀 1.8g、朱砂 1.5g，共为细粉。每次 1.5g，每日服 3 次。

（2）汤药方：钩藤 6g、薄荷 3g、龙骨 3g、全蝎 3g、天门冬 4.5g、麦门冬 4.5g、陈皮 2.4g、银柴胡 2.4g、胆星 2.1g、炙甘草 1.5g、灯心 1.5g，水煎 2 遍，分 2 次温服。

二诊（1957 年 9 月 5 日）：服药粉一料，汤药数剂，至今已月余未发病，食欲好转，体重增加。指纹紫色已退，脉象已趋缓和。仍以药粉原方加减继服，以资巩固。

[处方] 马宝 18g、人参 15g、天竺黄 12g、天麻 9g、全蝎 9g、琥珀 6g、僵蚕 6g、牛黄 4.5g、青黛 4.5g、胆南星 4.5g、朱砂 3g，共研细粉。服法同前。

1959 年随访：服药后，2 年来痫症一直未再发作。

病例 2 王某，男，2 岁半，1964 年 8 月 12 日初诊。

[病史] 患儿 4 个月时从床上摔下，右侧太阳穴部碰青肿。1 个月后突然四肢抽搐，两眼上翻，数秒钟即恢复，此后时有类似发作。今年 3 月又因摔跤后，抽痛发作乃转频繁。平素皮肤发热，食欲欠佳。

[检查] 面色黄，舌苔白，指纹青紫、至气关。脉细弱。

[辨证] 脾虚胃弱，痰热内阻，引动肝风。

[治法] 健脾调胃，清热豁痰，息风镇痉。

[处方] 生白术 45g、薄荷 30g、鸡内金 30g、僵蚕 24g、茯神 24g、党参 24g、全蝎 24g、砂仁 24g、白薇 24g、沙参 24g、天麻 24g、麦门冬 24g、千年健 24g、荆芥穗 21g、龙齿 21g、玳瑁 21g、天竺黄 21g、蝉蜕 21g、蛇含石 18g、马宝 18g、琥珀 15g、胆南星 15g。

上药共研细粉，用钩藤 60g，煎水打小丸。每次服 3g，每日 3 次。服 3 周后，改为每次服 4.5g。

1965 年 8 月 20 日随访：服上药 5 料，恢复健康。

病例 3 刘某，女，26 岁，1965 年 5 月 13 日初诊。

[病史] 自 1955 年开始，常出现发作性两目发直，眼前发黑，严重时视物不清，但神志清晰。1958 年后，发病时伴有肢体抽搐，神志不清。过后则头痛、乏力。曾在北京某医院诊断为"痫病"。眼用"医痫无双丸"等药无数。现发作频繁，发作时突然跌倒在地，神志不清，四肢抽搐，每次持续二三分钟，每日发作三四次，生气、感冒或阴雨天则发作尤频，每日 10 余次。平时烦躁易怒，睡眠不宁，时有恐惧感，大便偏干。

[检查] 面黄体瘦，精神不振，气短，舌苔黄，脉弦细。

[辨证] 肝肾虚弱，痰火气郁，阻闭清窍。

[治法] 清热平肝，调气涤痰，息风镇痉，补肾养心。

[处方]

（1）汤药方：炒酸枣仁 30g、生石决明 24g、当归 15g、何首乌 12g、玉竹 12g、肉苁蓉 12g、钩藤 12g、陈皮 9g、木香 9g、僵蚕 9g、胆南星 6g、枳实 6g、大黄 6g、芦荟 0.6g，水煎 2 遍，分 2 次温服。

（2）药粉方：马宝 15g、郁金 9g、僵蚕 9g、胆南星 6g、红豆蔻 6g、牛黄 2.1g、羚羊角 2.1g、朱砂 1.5g、蜈蚣 2 条，共研细粉，每服 3g，每日 2 次。

二诊（1965 年 5 月 17 日）：服药 2 剂，发作时抽搐症状减轻，大便已不干。舌脉同前。汤药方改芦荟 0.45g，加半夏 9g，继服。

三诊（1965 年 5 月 21 日）：每日发作次数减少，发作持续时间缩短，大便正常。汤药方去大黄、芦荟，加菟丝子 12g，补肾益肝，龙胆草 4.5g、青礞石 12g、全蝎 12g、蜈蚣 2 条，以清肝镇痉，息风化痰。

四诊（1965 年 5 月 28 日）：近 2 天未发病，唯感左胁部不适。舌苔白厚，脉沉细弱。汤药方加白术 15g、厚朴花 9g，理气健脾。另配丸药方，继服。

［处方］马宝 30g、何首乌 36g、全蝎 36g、郁金 36g、肉苁蓉 30g、石菖蒲 27g、天竺黄 27g、枳实 27g、半夏 27g、橘红 27g、红豆蔻 27g、胆南星 18g、羚羊角骨 18g、琥珀 9g、朱砂 3g、蜈蚣 7 条、牛黄 2.1g，共为细粉，另用炒酸枣仁 105g、钩藤 45g、龙胆草 48g、竹茹 48g，水煎，取浓汁与药粉共打小丸。每次服 6g，每日 2 次。

按语：癫痫俗称羊痫风，是一种常见的神经症状，表现为突发性脑功能异常，如抽风、意识丧失等。多有反复发作的特点，某些患者可因发热、饥饿、情绪变化而诱发。发作时间长短不一，可持续发作数秒钟或数小时，发作间歇也有久暂，可数十日发作一次，或每日发作数十次不等，发作时的症状也有轻重不同。

中医学称本病为痫证，认为本病的发作主要由于风、痰、气逆所致，或与先天因素有关。如《临证指南》指出：痫病或由惊恐，或由饮食不节，或由母腹中受惊，以致脏气不平，经久失调，一触积痰，厥气内风，卒焉暴逆。关于症状的描述也非常细致，如《证治准绳》载："痫病发则昏不知人，眩仆倒地，不省高下，甚而瘛疭，抽掣，目上视，或口眼㖞斜，或口作六畜之声。"治疗方面，发作期前人多以豁痰理气，清热平肝为法。如龚信云："治之不须分五，俱宜豁痰顺气，清火平肝。"李梴云："痫本表热挟惊，宜寒药清心，降火化痰为主。"

刘老认为，本病机制可概括为脏腑功能失调，阴阳升降失职，以致风、痰、火、气四者交杂，但以脏腑病变为主，与肝脾心肾关联密切。如肝肾阴虚，水不涵木，木旺化火，热极生风，肝风内动，出现肢体抽搐，角弓反张。若脾虚不能运化，津液水湿积聚成痰，痰迷心窍，则出现神不守合，意识丧失。故在治疗上多采用滋肾平肝，健脾养心，清热化痰，息风定惊，调理气机等法，标本兼顾，攻补兼施。常用玳瑁、石决明、钩藤、僵蚕、蝉蜕、全蝎、蜈蚣、天麻平肝潜阳，镇痉息风，用天竺黄、山栀、黄连、青黛、胆南星、半夏、橘红、石菖蒲、牛黄、马宝、麝香清热化痰、开窍，用大黄、芦荟、枳实清热涤痰，用酸枣仁、柏子仁、朱砂、琥珀宁心安神，定惊，控制发作以治其标，用女贞子、枸杞子、何首乌、天门冬、麦门冬滋养肝肾，用人参、党参、白术、砂仁、鸡内金、陈皮、红豆蔻等益气健脾和胃，兼顾治本。此外，有时配用民间验方、偏方。如：

（1）蜜蜂9个，装于鲜羊胆囊内（带胆汁），以白线扎好，外用白纸包十几层，再以黄泥固封约两指厚，以炭火烧焦（约2小时左右）去泥与纸，研细粉，分三四次服，每日2次，隔日后再服，可服一至三料。

（2）羊鼻蛆7只，焙干研细，用黄酒30ml，烧热冲服，红糖为引。清晨、晚睡前各服1次。

精神病

病例1 刘某，女，17岁，1971年1月23日初诊。

［病史］精神失常2周。半月前，患者精神遭受刺激，开始时，日夜不能入睡，头痛，烦躁，易怒，继之，时而悲伤欲哭，时而骂詈、呼号、打人毁物，闹得全家不得安宁。其堂兄特来请刘老处方治疗。

刘老认为证属气郁痰结，蒙闭清窍。治宜泻火涤痰调气为法，处方试服。

［处方］

（1）厚朴12g、槟榔15g、枳实15g、陈皮12g、制天南星12g、大黄9g、神曲9g、木香12g、甘草9g、青礞石15g、元明粉（分2次冲服）12g，水煎2遍，分2次温服。

（2）陈皮12g、制天南星12g、生龙骨15g、炒酸枣仁45g、合欢皮18g、枳壳12g、瓜蒌15g、生代赭石18g、百合15g、栀子12g、神曲12g、钩藤 15g、青礞石 15g、灯心草 2g，水煎服。煎服方法同前。

另：琥珀 2.4g、朱砂 1g，共研细粉，分 2 次冲服。

先按处方（1）服药 1 剂，令泻四五次，以清泻痰火，再换服第二方，以清肝化痰，养心安神。

1971 年 2 月 24 日家属来述：服第一方后，泻下 7 次，次日开始服第二方，连服 3 剂，休药 1 天，又服 3 剂，精神完全恢复正常。

1976 年底随访：精神病愈后，一直未再复发。

病例 2 吕某，女，22 岁，1958 年 5 月 2 日初诊。

[病史] 精神失常 6 年。1952 年因家庭问题精神受刺激，性情逐渐发生变化，常闷闷不乐，孤僻，不愿接近人，对周围事情毫无兴趣，性情急躁，易激动。症状逐渐加重，有时到处乱跑，摔打器物，打人骂人，甚至吃屎、吃痰，或企图自杀，又无决心。有时想杀其父。症状缓解时，则悔恨自己，向人赔礼道歉，进行自我批评。几年来，曾在某精神病院多次住院治疗，无效。

[检查] 中等身材，面色红，表情淡漠，呆板。舌苔白厚，脉象滑数。血压 120/80mmHg。

[辨证] 气郁痰结，阻闭神明，心血内亏，心神失养。

[治疗] 理气化痰，清肝滋肾，养心安神。

[处方] 炒酸枣仁 48g、柏子仁 12g、生菟丝子 24g、生珍珠母 30g、生龙齿 12g、天竺黄 9g、枸杞子 12g、当归 12g、肉苁蓉 12g、熟地 15g、橘红 9g、胆南星 6g、丹参 12g，水煎 2 遍，兑在一起，分 2 次温服。晚 7 点服 1 次，10 点服 1 次。

芦荟 0.6g、牛黄 0.5g、马宝 1.5g、琥珀 1g，共为细粉，分 2 次冲服。此方服 2 剂，令泄泻数次，即去芦荟，加杜仲 15g、木香 9g 继服。服 3 剂，休药 1 天。

1958 年 5 月 25 日其父来函述：服药 12 剂，病情好转，情绪较为稳定，急躁明显减轻，睡眠较前好转。唯此次月经来潮，行经时间较长，血量较多。

[处方] 炒酸枣仁 54g、柏子仁 12g、生菟丝子 24g、生珍珠母 30g、天竺黄 12g、枸杞子 15g、当归 15g、肉苁蓉 12g、熟地 18g、仙鹤草 9g、橘红 6g、胆南星 8g、木香 9g、丹参 12g、生白芍 9g，水煎服。煎服法同前。

芦荟 0.5g、牛黄 0.6g、马宝 1.8g、琥珀 1.2g，共为极细粉，分 2 次冲服。

二诊（1958 年 5 月 31 日）：服药 6 剂，病情大有好转，心情舒畅，头脑清楚，悲观厌世、骂人、打闹等异常表现均已消除。食纳如常，睡眠较好，有时仍有头晕、头胀、耳鸣、易惊、烦躁、胸闷、怕冷、吐酸、小便频数等不适。舌苔薄白，脉象弦滑。

［处方］

（1）炒酸枣仁 45g、柏子仁 12g、生菟丝子 24g、生珍珠母 30g、生海螵蛸 12g、天竺黄 12g、枸杞子 15g、当归 15g、肉苁蓉 12g、熟地 18g、续断 12g、橘红 12g、胆南星 9g、木香 9g、丹参 15g、益智仁 9g、生白术 9g、芦荟（分 2 次冲服）0.5g，水煎服。煎服法同前。

（2）酸枣仁流膏，每次服一匙，每晚临睡前服 1 次。

（3）羊鼻蛆（洗净、培干）30g、天竺黄 6g、琥珀 24g、马宝 36g、猴枣 3g、羚羊角骨 24g、白人参 30g、沉香 15g、天南星 18g、桑螵蛸 18g，共为极细粉，装瓶，每次 2.4g，与煎剂同服。

1958 年 6 月 25 日其父来函述：共服汤药 12 剂，药粉一料，睡眠已正常，食欲好转，精神正常，心情愉快，行动语言无异常表现，也无任何自觉不适，但较易疲劳。要求改方治疗。

［处方］炒酸枣仁 48g、柏子仁 12g、生菟丝子 24g、生珍珠母 30g、夜交藤 12g、桑葚子 12g、当归 15g、肉苁蓉 12g、熟地 18g、茜草根 12g、橘红 9g、胆南星 6g、木香 9g、丹参 12g、生白术 9g、芦荟（分 2 次冲服）0.3g，水煎服。煎服法同前。

又服药 12 剂，精神完全恢复正常。据悉，已由某高等学校毕业，参加工作多年。

病例 3 刘某，男，36 岁，1962 年 7 月 7 日初诊。

［病史］同歇性失眠、头痛 14 年，自卑、害怕、企图自杀半年余。1948 年，因家庭问题，内心不快，引起失眠、头痛，短期内自行好转。1959 年又因精神受创伤，情志郁闷不疏，再度出现失眠、多梦。1960 年工作调动，环境改变，任务繁忙，精神极度紧张，失眠加重，经常彻夜不眠，用大量安眠药也无效。健康情况急剧衰退，体重减轻 20 余斤。至 1962 年初，经常心情烦躁，坐卧不宁，情感易冲动，不能自制，悲现失

望，自卑，失眠，甚则彻夜不限，语言明显增多，重复，企图跳楼自杀。3月上旬，在济南某医院神经科诊为抑郁症，建议住院治疗。患者当即大怒，否认有病，认为医生诊断有错误，拒绝住院。之后，强行住某精神病院，症状明显加重，阵发性烦躁不安，坐卧不宁，精神压抑，严重自卑，悲观失望，恐惧，抑郁，发作时则认为唯有死才快慰，企图自扼、触电、碰头、坠床、跳楼、绝食等，心烦时摔东西，事后又后悔，害怕死。住院1周，不得已，假出院，当天，患者趁人稍有疏忽撞头寻死，碰得头破血流，当即再度住院，予以胰岛素休克治疗。共2个疗程，好转，自动出院。请刘老继续治疗。

诊时症状：每天均有数次阵发性心烦、急躁、坐卧不宁、头胀、头痛、悲观、失望，矛盾重重，犹豫不决，自杀念头仍很重，语言续叨，重复，怕光，怕乱，失眠，服安眠药可睡三四小时，多恶梦，胃纳欠佳，大便干燥。

［检查］衣着整洁，表情忧郁，舌苔黄，稍厚，脉弦滑数。

［辨证］肝郁气滞，痰火郁结，心血失养。

［治法］清肝化痰，理气养心安神。

［处方］炒酸枣仁48g、夜交藤12g、山药24g、枸杞子15g、菟丝子30g、珍珠母36g、磁石15g、天竺黄9g、龙齿12g、淡豆豉15g、栀子12g、香附12g、陈皮9g、清半夏9g、茯神12g、龙眼肉9g、生白术15g、木香12g，水煎2遍，下午3时、晚睡前各服1次。

琥珀1.2g、人参2.4g、马宝1.8g，共研极细粉，分2次冲服。

二诊（1962年8月5日）：服药6剂，心烦意乱减轻，每天仍发作两三次，睡眠好转，服药后半小时即有乏力疲劳感，遂即可很快入睡，恶梦减少，食欲增加，仍有悲观情绪和自杀念头，头脑木胀不适。舌苔黄薄，脉象弦滑。

［处方］炒酸枣仁54g、夜交藤15g、山药30g、枸杞子15g、菟丝子36g、珍珠母42g、龙齿15g、磁石15g、生牡蛎24g、栀子15g、淡豆豉18g、陈皮12g、胆南星12g、香附12g、竹茹15g、茯神12g、桂圆肉12g、生白术15g、木香12g，水煎服。煎服法同前。

人参2.4g、马宝1.8g、琥珀1.2g，共研极细粉，分2次冲服。

三诊（1962年8月27日）：病情继续好转，心烦、急躁、悲观情绪均有减轻，自杀念头消除，自己可以控制情绪变化，精神好，头胀、头痛也见轻，劳累后或忆及不愉快的往事时仍烦躁。舌苔根部黄厚，脉弦细。

[处方] 炒酸枣仁60g、夜交藤15g、制何首乌18g、龙齿15g、磁石18g、枸杞子15g、生菟丝子36g、生珍珠母45g、生牡蛎30g、淡豆豉18g、栀子15g、橘红12g、胆南星15g、钩藤15g、香附12g、天竺黄12g、茯神12g、天门冬15g、生白术18g、木香15g，水煎服。煎服法同前。

人参2.4g、马宝1.8g、琥珀1.2g，共研极细粉，分2次冲服。

补肾健脑丸1000粒，每次服12粒，中午、晚睡前各服1次。首乌桑椹补脑汁1000ml，每次服15ml，以送服补肾健脑丸。

四诊（1962年9月19日）：服汤药15剂，烦躁减轻，情绪可自己控制，每夜能睡六七小时，仍多梦，饮食二便均正常。有时后脑发胀，记忆力差。舌苔薄白，脉象弦缓。

汤药方：炒酸枣仁75g、夜交藤15g、何首乌18g、枸杞子15g、菟丝子36g、生珍珠母30g、龙齿15g、磁石18g、天竺黄12g、淡豆豉18g、栀子15g、橘红15g、胆南星15g、钩藤15g、香附12g、天门冬15g、柏子仁15g、白术18g、木香15g，水煎服。煎服方法同前。

人参2.4g、马宝1.8g、琥珀1.2g，共为极细粉，分2次冲服。

丸药方：马宝90g、天竺黄45g、琥珀30g、人参45g、胆南星45g、龙胆草30g、白何首乌90g、陈皮48g、川贝45g、枸杞子90g、木香48g、白术54g、茯神45g、龙齿48g、牛黄12g、广犀角30g、沉香12g、黄连36g、朱砂24g，共为细粉，打水丸，干燥装瓶。每次5g，每日服3次。

五诊（1963年8月27日）：服丸药两料，诸症好转，精神恢复正常，睡眠好，夜梦减少，自1962年10月起，已能参加部分工作。舌苔薄黄，脉象弦细。前方略行调整，配药丸继服。

[处方] 马宝48g、天竺黄30g、橘络30g、白何首乌60g、党参54g、胆南星36g、陈皮42g、川贝36g、枸杞子45g、木香36g、沉香15g、牛黄6g、龙齿45g、广犀角15g、黄连30g、琥珀15g、龙胆草18g、朱砂12g、清半夏24g、生白术42g、茯神30g，共研细粉，打水丸。每次5g，日服3次。

六诊（1970年10月29日）：从1964年恢复全日工作以来，未再连续服药，可以坚持繁忙的日常工作。睡眠不好时，则间断服几剂中药。1968

年初，因在文化大革命中受冲击，工作紧张，生活不规律，对一些问题不理解，病情一度轻微反复，出现失眠，遇事畏难，忧疑，精神紧张时呕吐，幻听，头晕、头胀，痰多，口干，夜尿频，每夜10余次。经新医疗法治疗，症状有好转。经检查，舌苔中部白厚，脉象细滑。仍以补肾、化痰、养心法治之。

[处方]山药30g、枸杞子12g、泽泻12g、补骨脂15g、神曲6g、橘红15g、制天南星12g、礞石8g、炒酸枣仁36g、生珍珠母42g、胆南星12g、龙骨15g、砂仁12g、远志12g、钩藤12g，水煎服。煎服法同前。

七诊（1970年12月31日）：服药6剂后，幻听消失，睡眠好转，精神也好些。仍多疑，畏难，有时恐惧，痰多，腰酸，尿频。舌苔白，微厚，脉象弦细，宗前法处方继服。

[处方]山药30g、白何首乌12g、枸杞子15g、珍珠母45g、橘红15g、礞石18g、炒酸枣仁42g、胆南星12g、远志12g、生龙牡各12g、白术15g、木香12g、百合15g、狗脊18g、钩藤15g，水煎服。煎服方法同前。

1977年5月随访，自1970年就诊后，间断服汤药。几年来病情一直稳定，可坚持日常工作，有时睡眠不好，心烦，照原方服药后即好转。

病例4 杨某，男，61岁，1955年12月19日初诊。

[病史]自幼性格刚强，早年用脑过度，生活不规律，精神过度紧张。多年来即患头痛、头晕，失眠，健忘，烦躁易怒，记忆力减退，时有焦虑多疑，有时精神错乱，不识亲疏，语无伦次。今年2月始，失眠严重，有时彻夜不眠，烦躁易怒，敏感多疑等症明显加剧，有时出现幻听，意识不清，饮食减少，大便秘结。否认有病，不肯就医服药。医院诊为躁狂抑郁型精神病（抑郁期）。

[检查]表情呆滞，舌质红，舌苔薄黄，脉象弦滑。

[辨证]痰火郁结，阻闭清窍。

[治法]清肝泻火，涤痰开窍。

[处方]大黄6g、枳实9g、橘红9g、胆南星6g、代赭石9g、当归9g、芦荟0.5g、淡豆豉12g、栀子9g、山药15g、清半夏9g、白龙齿12g、炒酸枣仁42g、钩藤12g、灯心1.5g，水煎2遍，分早晚2次温服。

沉香1.8g、琥珀1.2g，共研细粉，分2次冲服。

二诊（1955年12月21日）：服药1剂，腹泻四五次，睡眠较前安静，说话较清楚。舌质红，舌苔薄黄，脉象弦滑。痰火渐清，宜加养心重镇安神药，继服。

[处方] 石斛 9g、淡豆豉 12g、栀子 9g、香附 9g、神曲 12g、橘红 9g、天麻 9g、胆南星 5g、白龙骨 12g、菟丝子 12g、石菖蒲 9g、炒酸枣仁 12g、钩藤 12g、清半夏 6g，水煎服。煎服法同前。

沉香 1.8g、羚羊角 1.2g、牛黄 0.5g、琥珀 0.9g，共研细粉，分 2 次冲服。

三诊（1955 年 12 月 22 日）：服药后大便 4 次，为黏液状便，睡眠酣熟，能睡 5 小时，神志已清晰，表情仍较呆板，思维较迟钝。

[处方] 石斛 9g、淡豆豉 12g、栀子 15g、香附 9g、神曲 12g、橘红 9g、清半夏 6g、胆南星 6g、白龙齿 12g、天麻 9g、菟丝子 12g、石菖蒲 9g、炒酸枣仁 42g、钩藤 12g，水煎服。煎服法同前。

沉香 1.8g、羚羊角 1.2g、牛黄 0.5g、琥珀 0.9g，共研细粉，分 2 次冲服。

四诊（1956 年 1 月 6 日）：症状继续好转，每天可睡五六小时，梦仍较多，偶有烦躁，短时即消失，表情神志已近正常，食欲好，大便每日 1 次，吐痰甚多。舌苔薄白，脉象弦。

痰火近清，继服汤药巩固。另以补肾养心、化痰药配膏剂常服。

[处方] 石斛 9g、淡豆豉 15g、栀子 6g、香附 6g、神曲 12g、橘红 9g、清半夏 8g、胆南星 5g、白龙齿 12g、菟丝子 12g、海藻 12g、石菖蒲 9g、天麻 9g、珍珠母 15g、炒酸枣仁 45g、钩藤 12g、槐实 9g，水煎服。煎服法同前。

沉香 1.8g、羚羊角 0.9g、琥珀 0.9g、朱砂 0.3g，共为细粉，分 2 次冲服。

服药 6 剂后，改用药膏常服。

药膏方：枸杞子 500g、酸枣仁（生炒各半）250g、覆盆子 150g、菟丝子 50g、生地 120g、千年健 120g、巴戟天 120g、山药 150g、炒槐实 120g、海藻 180g、陈皮 90g、清半夏 90g、淡豆豉 180g、栀子 60g、橘络 60g、石菖蒲 90g、远志 60g、天麻 120g、杜仲 180g、何首乌 150g、天门冬 150g、泽泻 120g、桂圆肉 180g、当归 90g，共捣为粗末，净水浸泡 1 天，用文火熬成浓汁，过滤去渣，再加蜂蜜 500g、冰糖 500g、阿胶 200g 溶化，以文火徐徐熬成流膏，装瓶。每次服一茶匙，每日服 3 次。

五诊（1950年5月21日）：已服药膏半料多，睡眠每天6小时，精神较好，头脑清晰，唯记忆力仍较差，食欲、二便如常，体重增加10多斤。舌苔薄白，脉弦细。嘱药膏继服，并间断服用汤药。

［处方］炒酸枣仁45g、炒槐实12g、菟丝子8g、淡豆豉12g、枸杞子12g、橘络12g、灯心1.5g、钩藤12g，水煎服。前服法同前。

1958年7月21日随访：一直服用药膏，并间断服汤药24剂，精神好，记忆力也恢复，睡眠好，每天可睡7小时左右，已恢复工作2年多，能坚持8小时工作，有时工作较紧张，但未发病。

1976年夏，已82岁高龄，身体健壮，20多年未再发病。

按语：精神病，包括在中医学"癫狂"范畴中。两千年来，历代医家积累了极其丰富的临床经验。《内经·癫狂》篇是我国有精神病记载的最早的一部医书，明王肯堂著有《证治准绳》，他总结了前人的经验，将精神病症状分为癫、狂、痫三大类型。三者发病错综复杂，常可互相转化，癫中有狂，狂中有癫，很难绝然分开，也很难与西医学之各种类型精神病完全等同。

关于癫，《灵枢·癫狂》记有"癫疾始生，先不乐，头重痛，视举，目赤，甚作极，已而烦心……"。《证治准绳》也记有"癫者，或狂或愚，或歌或笑，或悲或泣，如醉如痴，言语有头无尾，秽洁不知，积年累月不愈，俗呼心风，此志愿高而不遂所欲者多有之。"《临证指南》也载有"癫……其候多静而常昏……由积忧积郁，病在心脾、包络，三阴蔽而不宣，故气郁则痰迷，神志为之混淆"。对精神病表现症状描述生动、逼真。癫证发病慢，病程长，虚多实少，多属心血亏虚，湿痰阻闭为患。治疗虚者可养血调气、镇心悦脾，实者则须开其壅塞，清痰泄火为法。可见癫证，与西医学之精神分裂症、心因性精神病、抑郁症，或其他精神病表现为抑郁状态者颇为相似。

关于狂，《灵枢·癫狂》曰："狂始发，少卧不饥，自高贤也，自辨智也，自尊贵也，善骂詈，日夜不休。""狂，目妄见，耳妄闻，善呼者，少气之所生也。""狂言，惊，善笑，好歌乐，妄行不休者，皆得之大恐。""狂始生，先自悲也，喜忘，苦怒，善恐者，得之忧饥。"《证治准绳》则曰："狂者，病之发时，狂刚瀑，骂詈不避亲疏，甚者登高而歌，弃衣而走，踰垣上屋，非力所能，或与人语所未尝见之事。"《临证指南》曰："狂由大惊大怒，病在肝胆胃经，三阳并而上升，故火炽则痰涌，心窍为之闭塞。"狂证发病快，实多虚少。实者，宜凉肝泻胃法治之，虚者，宜壮水制火。可知狂证，与西医学躁狂型精神病、精神分裂症、心因性精神病之躁狂症，以及其他精神病表现为狂躁者，颇为相似。

关于痫，《内经·癫狂》中虽有症状记载，并无痫之名称。如"癫疾始作，而引口啼喘悸……吐多沃沫……暴仆……"故张景岳认为"癫即痫也"。以后医家为将痫另立一门，为痫证。《临证指南》说："痫则发作无时，卒然昏仆，筋脉瘛疭，口中作声，其候经时必止。"从以上描述中可以看出，痫证主要指西医学的癫痫病，不属精神病范畴。

刘老治疗精神病，经验丰富，治愈病例不在少数。他认为，本病病因以七情内伤、痰郁内阻为主，顽痰凝集，阻蔽气机，痰湿、痰火上扰清窍，蒙闭神明，轻则出现头痛、头晕、惊悸等症，重则发为癫、狂。因而他主张治疗精神病从痰着手。但仍十分注意从整体观念出发，根据标本缓急，进行辨证施治。大抵狂为痰火实盛，癫为心血不足。痰盛者化痰，火盛者清火，气郁者舒气，心血不足者则养血安神。一般在发作期应治其标，以涤痰、化痰、清热、息风、开窍等法，先攻其邪实，但应以祛邪为度，不可过量，以防止正气受伤。若病情稳定，或病程较长者，则往往虚实夹杂，须以滋阴润燥、养心安神、柔肝定志、滋补肝肾等法兼治之，以补其不足，求治其本。方中常以牛黄、羚羊角骨、龙齿、珍珠母、琥珀、磁石、天麻、钩藤平肝息风，以菖蒲、远志、胆南星、半夏、青礞石、瓜蒌、竹茹、橘红开窍化痰，以黄连、龙胆草、栀子、淡豆豉、大黄、元明粉、芦荟清热泻火，以木香、香附、枳壳、合欢皮顺气开郁，以天门冬、麦门冬、百合、石斛、当归、熟地、肉苁蓉滋阴润燥，以酸枣仁、柏子仁、茯神、夜交藤、当归、远志养心安神，以女贞子、白芍、何首乌等柔肝定志，以菟丝子、枸杞子、续断、山药、益智仁补肝肾。

心因性精神病是精神病之一种，多在急剧的精神刺激情况下，导致大脑功能失调，迅速发生精神异常反应，病例 1 即属此病。患者有明显的精神创伤史，发病急，症状也较典型，与狂证相似。刘老认为，此系暴怒伤肝，气郁痰结，痰火上扰，蒙闭清窍所致，证属实火，治疗当泻火调气涤痰法，先祛其痰火，调其气机，继之，以凉肝豁痰，养心安神法而收效。

精神分裂症是最常见的一种精神病，多见于青年期，病因尚不明了。

临床表现为精神活动障碍，例如情感、思维和行为方面紊乱及协调失常等，一般无意识障碍。初期并无智能缺损，而以思维与情感障碍为主，其特点为缺乏逻辑性和连贯性，称为"联想散漫"，也可出现脱离现实环境的各种妄想和各种幻觉体验。病例2、3属于本病，探求病因，均有明显的精神创伤史，积忧积郁，郁久化热，阻闭神明，而发癫证，癫病日久，心血内亏，心神失养，证属虚实兼见，虚中夹实，故以攻补兼施，用理气涤痰、清肝解郁、滋阴养心安神等法治之而收效。

狂躁抑郁性精神病，以情感失调为主要症状，故有情感性精神病之称。表现为时而躁狂性兴奋，时而抑郁沮丧，两者交替出现。躁狂状态多见于青年人，抑郁状态多见于中年人。有人将更年期忧郁症也划分在本病范围内。病因尚未完全了解。本病多见强而不均衡的兴奋型神经类型，发作一般有周期性，间歇期精神状态可完全正常。每次发作可自愈。虽反复发病，但无精神衰退或痴呆。病例4即属本病。患者自幼性格刚强，用脑过度，思虑伤脾，导致津液凝滞，生痰化火，蒙闭心窍，神明失守，故语言颠倒，昏昏蒙蒙，躁扰不宁，妄见、妄闻。治疗宜先清泻肝火，涤痰开窍，待痰火渐清，再配以滋养肝肾，养心安神，交通心肾之法，以攻固疗效。

三、妇科

月经病

月经是妇女的主要生理特点之一，早在《内经》中即有"女子二七，天癸至，任脉通，太冲脉盛，月事以时下"的记述，说明了冲任二脉的通盛与月经的密切关系。月经的主要成分是血，血的统摄、运行又全赖于气，且气血的生成又都来源于脏腑，可见脏腑在月经的生理中起着重要作用，其中尤以肝、脾、肾、心等更为重要。故前人也有"肝藏血""脾统血""心主血""肾藏精、为先天之本""脾胃为后天之本"等论述。可见，月经的产生及其是否正常，都直接受到脏腑、经脉、气血盛衰的影响，只有在脏腑健康，经脉通调，气血充盛的情况下，月经才能正常，反之，即易产生疾病。

月经病包括月经周期、经量、经质等改变，以及经期腹痛、腹泻、吐衄等兼症，临床常见的有月经周期紊乱、月经过多、月经过少、闭经、痛经、崩漏等。

月经病的发病，常因机体正气不足，气血失调或因外感、内伤，或因饮食、起居、劳逸等方面的失节，引起脏腑功能失调，冲任二脉损伤所致。因此，治疗月经病首先须辨明病属原发，或是继发于它病。若属继发，则当先治它病，病去，月经自调；如为原发，则应以调经为主。

刘老治疗月经病也有极其丰富的经验，除了根据妇女的生理特点辨证施治外，在上述"肝藏血""脾统血""心主血""肾为先天之本""脾胃为后天之本"等理论的指导下，也特别重视对肝、脾、肾、心等脏腑功能以及冲任二脉的调理，常用疏肝解郁、理气和血、健脾和胃、滋养肝肾、养心安神等方法，以四物汤为主方，再根据见证，随证加减，灵活运用。常以香附、吴茱萸、延胡索、乌药、郁金等疏肝解郁，用菟丝子、续断、狗脊、杜仲、补骨脂、肉桂等滋养肝肾，用山药、党参、黄芪、鸡内金、神曲等健脾益气，用炒酸枣仁、柏子仁等养心安神，用生蒲黄、五灵脂、丹参、红花、桃仁、月季花、茜草根、益母草等理血调经，常能收到较好的效果。

（一）月经周期紊乱

病例 1 张某，女，39 岁，已婚，1973 年 7 月 13 日初诊。

［病史］月经先期 3 年多。每 20 多天行经 1 次，持续七八天，经期伴有腰酸腹痛。平时自觉疲乏无力，气短，食纳尚好。

［检查］体形瘦弱，面色黄黯，精神不振，舌质淡红，苔薄白，脉象细弱。

［辨证］气虚不摄，冲任不固。

［治法］健脾益气，养血摄血。

［处方］黄芪 12g、白术 15g、山药 31g、当归 12g、熟地 15g、白芍 12g、茜草根 15g、仙鹤草 12g、地榆（炒）12g、旱莲草 15g、续断（酒炒）15g、醋香附 12g、砂仁 9g、鸡内金 12g、陈皮 12g，水煎 2 遍，分 2 次温服。

二诊（1973 年 8 月 31 日）：服药 9 剂，本月行经血量减少，持续四五天，经期腹痛、腰酸均减。余症同前。原方加丹参 15g、月季花 12g，以活血调经。

1973 年 11 月 12 日随访：服上方 12 剂，月经周期已正常，每月行经一次，持续六七天，血量较先减少，余症均有减轻，自觉全身有力。

按语：本例体质较弱，面黄，脉细，系中气不足，冲任不固，不能摄血所致之月经先期，经量多，故以健脾益气、养血摄血为法，仿四物汤、《医学衷中参西录》安冲汤之义加减，用黄芪、白术、山药健脾益气，丹参、月季花、茜草根和血调经，当归、熟地、地榆、旱莲草、白芍、仙鹤草、续断补血止血，砂仁、香附、鸡内金、陈皮理气健胃和中，而收效。

病例2 李某，女，17岁，未婚，1973年5月11日初诊。

[病史] 月经周期紊乱2年多。15岁初潮，周期一直不准，每月2次或2个月1次，血量不多，有紫血块，持续一周，伴有经期小腹胀痛，腹泻，腰腿酸痛等不适。平时白带较多，稀薄无臭，曾多方治疗无效。

[检查] 舌质淡红、苔薄白，脉弦迟。

[辨证] 肝气郁滞，脾肾虚寒。

[治法] 疏肝解郁，补肾健脾，和血调经。

[处方] 当归12g、白芍12g、川芎12g、益母草15g、红花12g、五灵脂12g、生蒲黄（布包）12g、醋香附12g、延胡索9g、山药31g、白术9g、泽泻9g、吴茱萸12g、煨草果仁9g，水煎2遍，分2次温服。

二诊（1973年5月24日）：服药9剂，服至3剂时月经来潮，腹痛、腹泻及腰腿酸痛均较前轻。白带仍多，舌苔、脉象如前。原方加补骨脂9g、神曲（炒）9g，以温肾调中。

三诊（1973年6月7日）：又服药9剂，饮食增进，白带减少，经期大便已正常。仍按原方略作加减，继服。

1973年6月25日随访：共服药30余剂，月经周期正常，经期诸症均愈。

按语：本例系肝气郁滞，脾肾虚寒所致的月经紊乱，经期腹泻，故治以疏肝解郁，温肾健脾，活血调经之法，用香附、延胡索疏肝解郁，当归、白芍、川芎、益母草、蒲黄、五灵脂养血活血、行瘀止痛，山药、白术、补骨脂、吴茱萸、草果仁、神曲温肾、健脾、调中，而收效。

病例3 杨某，女，17岁，未婚，1973年6月30日初诊。

[病史] 月经周期紊乱年余，一两个月行经1次，持续七八天，血量不多，血色淡，经期腰酸背痛，小腹胀痛。

[检查] 舌质淡红，苔薄白，脉弦。

[辨证] 气滞血瘀，月经不调。

［治法］疏肝理气，祛瘀调经。

［处方］当归 15g、川芎 15g、生地 15g、红花 12g、桃仁 12g、益母草 25g、续断（酒炒）12g、醋香附 12g、乌药 12g、柴胡 12g、羌活 12g，水煎 2 遍，分 2 次温服。

半年后随访：服药 9 剂，月经周期恢复正常，经期诸症也消。

按语：本例之月经后延，乃因肝气不舒，气滞血瘀所致，故用疏肝理气，祛瘀调经之法，参仿红花桃仁煎之义加减，用当归、川芎、生地养血调经，红花、桃仁、益母草、续断行血祛瘀，香附、乌药、柴胡理气解郁，治疗得愈。

病例 4 俞某，女，20 岁，未婚，1973 年 6 月 29 日初诊。

［病史］月经先期近 1 年，10~20 天行经 1 次，持续 7~10 天，血色淡，经量多。行经前后小腹坠痛，全身无力，倦怠食少。本次行经 10 余天，血仍未净。

［检查］面黄，体瘦，精神不振，舌质淡红，苔薄白，脉细弱。

［辨证］气虚不摄，冲任不固。

［治法］健脾补气，养血调经。

［处方］生黄芪 12g、党参 12g、白术 15g、当归 15g、熟地 19g、白芍 12g、何首乌 12g、益母草 15g、丹参 15g、续断（酒炒）15g、地榆（炒）15g、生牡蛎 19g、醋香附 12g、陈皮 12g、远志 12g，水煎 2 遍，分 2 次温服。

二诊（1973 年 7 月 30 日）：服药 9 剂，服 2 剂血即止，食量增加。本次月经周期 27 天，持续 3 天，量不多，经期无其他不适。舌脉正常。嘱再按原方继服数剂，以巩固疗效。

按语：本例系气虚之证。气虚不能统摄，冲任不固，因而月经先期。故用健脾补气，养血调经之法，仿归脾汤之义，以党参、黄芪、白术补脾益气，熟地、当归、白芍、何首乌、益母草、丹参补血活血调经，续断、地榆、牡蛎补肾止血固经，香附、陈皮疏肝理气，远志养心安神，而收效。

病例 5 岳某，女，30 岁，1969 年 10 月 8 日初诊。

［病史］月经周期后延已 9 年，40~50 天行经 1 次，量不多，色黑紫，经期持续四五天，无明显不适，偶有右下腹部疼痛，医院检查诊为输卵管

炎。白带量多，色白、质稀薄、无臭味，饮食正常。结婚 5 年未孕。

[检查]舌质淡红，舌苔薄白，根部微厚，脉沉细而弦。

[辨证]脾肾不足，下元虚冷。

[治法]温肾健脾，调经止带。

[处方]当归 15g、川芎 12g、白芍 12g、熟地 12g、醋香附（捣）12g、鸡血藤 12g、红花 9g、红月季花 12g、吴茱萸 12g、白术（土炒）15g、橘皮 12g、清半夏 12g、乌贼骨（捣）12g、生菟丝子（捣）19g、丹参 25g，水煎 2 遍，早晚各服 1 次。服药 3 剂，休药 1 天。

二诊（1969 年 11 月 5 日）：服药 10 余剂，白带减少，右下腹部仍有时轻微疼痛，尚未行经。舌苔薄白，脉沉细，仍守原方义加减继服。

[处方]当归身 15g、川芎 12g、熟地 12g、白芍 12g、醋香附（捣）15g、红花 12g、延胡索（捣）12g、鸡血藤 15g、吴茱萸 12g、白术（土炒）15g、肉桂（捣）6g、陈皮 12g、清半夏 12g、乌贼骨（捣）15g、生菟丝子（捣）19g、丹参 25g，水煎服。煎服法同前。

配服胎盘粉。每日 2 次，每次 3g。

三诊（1969 年 12 月 10 日）：服药 9 剂，11 月准时行经，血量不多，持续四五天，紫黑色。白带显著减少，右下腹部仍轻微疼痛，但较前明显减轻。舌苔薄白，脉沉弦细。仍守原方义重加益气暖宫之药，配丸药服。

[处方]生黄芪 43g、党参 43g、陈皮 37g、清半夏 37g、全当归 37g、川芎 43g、生地 43g、醋香附 46g、红花 37g、白芍 43g、续断 50g、生菟丝子 62g、阳起石（生研、水飞）50g、紫石英（生研、水飞）110g、枸杞子 46g、女贞子 37g、红月季花 43g、乌贼骨 46g、肉桂 37g、延胡索 43g、丹皮 43g、白术（土炒）50g、砂仁 37g、麦门冬 46g、紫河车 2 具，共为细粉，用丹参 125g、益母草 62g、杜仲（炒）93g，水煎 2 遍，取浓汁打小丸，干燥备用。每次服 9g，早晚各 1 次，温开水送服。服药 1 周，休药 1 天。

半年后来信述：药后带证已愈，月经周期已完全恢复正常，腹痛消除。

按语：月经周期延后 40~50 天，甚至数月者，称"经期后延"。本例经期后延已 9 年，月经量少，白带量多，稀薄，无味，证属脾肾不足，下元虚冷，故治疗以温肾健脾，调经固带为法，而收良效。

病例 6 徐某，女，34 岁，已婚，1965 年 4 月 2 日初诊。

[病史]月经后延 10 余年。10 多年来月经周期经常错后，多在 40~60

天，最长延至半年行经 1 次。近几个月来经常是 2 个多月 1 次，经前乳房轻度胀痛。经期 4 天，血量中等，无血块，血色尚正常，经期伴有腰酸，少腹发凉。平素常头晕，易疲劳，睡眠多梦，记忆力差，心情易烦躁，食纳尚可。

［检查］舌质淡，苔薄白，脉弦细。

［辨证］气虚血滞，下元虚寒。

［治法］益气活血，补肾暖宫。

［处方］炒酸枣仁 25g、制何首乌 12g、生菟丝子 19g、香附 9g、月季花 9g、凌霄花 9g、丹参 15g、红花 46g、紫石英 12g、肉桂 6g、葫芦巴 9g、黄芪 25g、延胡索 9g、吴茱萸 9g、小茴香 6g、川芎 12g、山药 12g、当归 15g，水煎 2 遍，分 2 次温服。

另：十珍益母膏 1 瓶，每次服 10ml，每日 2 次。

保母荣 500 片，每次 7 片，每日 2 次。

二诊（1965 年 4 月 19 日）：服药 6 剂，精神较好，食欲尚佳，睡眠好转，舌苔薄白，脉弦细。

改方：上方去延胡索、川芎，加路路通 12g、郁金 9g、白芍 12g、桂圆肉 12g，水煎服。煎服法同前。

益母膏及保母荣继服。

三诊（1965 年 4 月 26 日）：尚未行经，白带减少，睡眠仍差，多梦，头胀。舌苔薄白，脉弦细。

［处方］炒酸枣仁 46g、蕤仁 12g、制何首乌 12g、当归 19g、红花 9g、香附 12g、月季花 9g、肉桂 6g、黄芪 25g、小茴香 9g、吴茱萸 12g、丹参 19g、路路通 12g、凌霄花 9g、紫石英 19g、郁金 9g、生桃仁 6g、山药 12g，水煎服。煎服法同前。

琥珀粉 0.6g，分 2 次冲服。

继服益母膏、保母荣。

四诊（1965 年 5 月 7 日）：又服药 6 剂，即行经，本次月经周期为一个半月，持续 4 天，血量中等，血色尚正，无血块，伴有轻度小腹部疼痛，乳房胀已除，睡眠好转，食欲尚佳，舌苔薄白，脉弦细。再调方，嘱间断服用，以求全效。

改方：当归 15g、香附 15g、生菟丝子 37g、续断 15g、路路通 15g、红花 12g、月季花 15g、凌霄花 15g、阳起石 19g、紫石英 25g、肉桂 12g、延胡索 12g、生黄芪 25g、丹参 19g、木香 12g、白芷 9g、制何首乌 12g、炒酸枣仁 31g、益母草 12g，水煎服。煎服法同前。

按语：本例系因气虚血滞，下元虚寒所致的月经周期后延，故用补肾暖宫，益气活血之法，使下元温暖，气足血充，气行血行，因而月经得复。方中用菟丝子、续断、肉桂、葫芦巴、小茴香、阳起石、紫石英补肾暖宫，用月季花、凌霄花、延胡索、路路通、丹参、桃仁等活血，四物汤养血，黄芪、山药益气。

（二）月经过多

病例 1 陈某，女，26 岁，已婚，1957 年 6 月 15 日初诊。

［病史］自 1955 年产后，月经即不正常，周期尚准，但经量很多，有血块，每次持续 7~12 天，经期自觉发热、心烦，头晕、眼花、腰腿酸痛、全身无力、睡眠不佳，食欲差。平时白带很多，色黄稠。

［检查］面黄少华，舌苔薄白，脉虚弱。

［辨证］脾肾两虚，阴虚血热。

［治法］健脾益肾，补气养血，清热除烦，固经止带。

［处方］当归 12g、白芍 9g、菟丝子 19g、黄芪 12g、白术 9g、砂仁 9g、生鸡内金 12g、淡豆豉 12g、山栀皮 9g、白薇 9g、白芷 9g、乌贼骨 15g、炒酸枣仁 37g、蔓荆子 9g，水煎 2 遍，分 2 次温服。

天竺黄 2g、琥珀 0.9g，共研细粉，分 2 次冲服。

二诊（1957 年 9 月 29 日）：服药 30 余剂，近 3 个月来月经已正常，血量不多，白带减少，睡眠好转，食欲、体力均有增加。偶有腰背酸痛。脉象已缓和，仍稍弱。原方略行加减，继服数剂，以资巩固。

按语：月经周期不变，经量超过正常，或行经时间延长，均为"月经过多"。其病因主要有气虚和血热两种。气虚不摄，则冲任不固，血热则迫血妄行。本例系因产后冲任损伤，脾肾两虚，血失统摄而引起的月经过多及虚烦不得眠，身热等症。故用健脾益肾，补气养血，清热除烦，固经止带之法，以菟丝子、白术、砂仁、鸡内金补肾健脾，当归、白芍、黄芪补气养血，白芷、乌贼骨涩经止带，栀子、豆豉、白薇、天竺黄清热除烦，酸枣仁、琥珀镇静安神而治愈。

病例 2 刘某，女，42 岁，已婚，1965 年 1 月 19 日初诊。

[病史] 月经过多已 3 年，每次行经持续 20 多天，经量多，血色淡，周期尚准，经期伴有小腹坠痛、腰腿酸痛等不适。现已行经 10 余天，仍流血不止。全身起荨麻疹，发痒，大便干，两三天 1 次。

[检查] 舌苔白，略厚，脉细弱而涩。

[治法] 肝肾不足，冲任不固，阴虚血燥。

[治法] 滋养肝肾，暖宫调经，佐以益气祛风润燥。

[处方] 何首乌 12g、当归 12g、阿胶（烊化）12g、肉苁蓉 12g、知母 15g、菟丝子 25g、续断 15g、千年健 12g、狗脊 6g、蒲黄炭 6g、茜草根 12g、红花 12g、仙鹤草 12g、五灵脂 9g、吴茱萸 9g、小茴香 9g、艾叶 9g、生黄芪 12g、枳壳 9g、厚朴 6g、生牡蛎 12g、白蒺藜 9g，水煎 2 遍，分 2 次温服。

二诊（1965 年 1 月 22 日）：服药 3 剂，皮疹已消，大便正常，余症未减，舌脉如前。按原方义加补气养血、止血等药。

[处方] 何首乌 6g、当归 12g、阿胶（烊化）12g、白芍 12g、肉苁蓉 12g、生菟丝子 25g、续断 15g、枸杞子 12g、千年健 12g、蒲黄炭 9g、杜仲炭 15g、生地炭 15g、茜草根 12g、红花 6g、丹参 9g、仙鹤草 12g、艾叶 9g、五灵脂 9g、吴茱萸 9g、生黄芪 12g、党参 9g、生杜仲 12g、赤石脂 9g，水煎服。煎服法同前。

三诊（1965 年 1 月 25 日）：服药 3 剂，血量减，色淡红，腹部微痛。舌苔薄白，脉象缓和。原方加醋香附 6g、三七粉（冲服）1.5g，水煎服。煎服法同前。

四诊（1965 年 2 月 6 日）：又服药 6 剂，流血止。下腹部仍有坠痛感，两眼干涩。此系失血过多，气血损伤所数。原方加山药 15g、胎盘粉（冲服）6g，水煎服。煎服法同前。

1965 年 12 月 2 日随访：诊后又服药数剂，月经正常，身体恢复健康。

按语：本例为肝肾不足，冲任不固所致的月经过多。因失血较多，阴虚血燥而便秘，复感风邪引起荨麻疹。故以滋养肝肾，暖宫调经，佐以益气、祛风、润燥之法，用何首乌、阿胶、当归、白芍、知母、肉苁蓉滋阴养血润燥，菟丝子、枸杞子、续断、狗脊、千年健滋补肝肾，艾叶、小茴香、吴茱萸温经暖宫，杜仲炭、生地炭、赤石脂、蒲黄炭、茜草根、仙鹤草、丹参、牡蛎止血调经，党参、黄芪、枳壳、厚朴补气行气，白蒺藜祛风止痒而收功效。

病例3 姜某，女，14岁，1973年7月14日初诊。

［病史］月经初潮，流血不止已七八天，量多色红，挟紫血块，伴有小腹胀痛、腰腿酸痛、全身无力、头晕等不适。

［检查］面色苍白，舌质红，苔薄白，脉滑稍数，沉取虚弱。

［辨证］血热妄行。

［治法］清热凉血，调经止血。

［处方］当归12g、白芍12g、续断（酒炒）12g、地榆（炒）12g、大蓟9g、生地12g、红花9g、旱莲草12g、白术15g、香附12g、仙鹤草12g、丹参12g、灶心土（包）15g、小蓟9g，水煎2遍，分2次温服。

二诊（1973年7月19日）：服药2剂，流血已止，昨日外感后又流血，腰腿酸痛，五心烦热。舌质淡红、苔薄白，脉滑数。原方加香薷12g、银柴胡12g，以清热祛暑。嘱继服数剂，外感愈后，再继服初诊方。

随访：共服药20余剂，月经恢复正常。

按语：患者正值青春发育期，阳气充盛，阳盛则易生热，热则血溢不守，又加外感暑邪影响冲任，冲任失守，血海不固，邪热迫血妄行，而致月经过多，故以清热凉血，止血调经之法治疗得效。方中用当归、白芍、生地、丹参、红花、续断养血活血，旱莲草、地榆、小蓟、大蓟、灶心土、仙鹤草凉血止血，香附理气解郁，香薷、银柴胡清热祛暑，白术健脾益气。

（三）痛经

病例1 刘某，女，46岁，已婚，1954年3月4日初诊。

［病史］经期小腹胀坠而痛，难以忍受，已两三年。经量少，挟紫血块，持续两三天，周期尚准，经期前后食少纳呆。

［检查］舌苔薄白，脉沉弦而涩。

［辨证］气滞血瘀，痛经。

［治法］活血祛瘀，舒肝行气，佐以补肾健脾。

［处方］当归15g、川芎9g、白芍9g、红花6g、丹参15g、延胡索9g、吴茱萸6g、生菟丝子12g、陈皮9g、砂仁9g、白术9g、清半夏9g、炙甘

草 5g、覆盆子 12g，水煎 2 遍，分 2 次温服。

二诊：服药 9 剂，经期腹痛已轻，有时小腹发凉，经量仍少，色黯，有血块。舌苔、脉象同前。按原方加温肾暖宫之品，配丸药继服。

[处方]当归 125g、川芎 62g、白芍 62g、红花 46g、胎盘粉 187g、香附 62g、延胡索 62g、乌药 62g、陈皮 46g、青皮 46g、菟丝子 93g、枸杞子 62g、肉桂 46g、乌贼骨 62g、紫石英 93g、巴戟天 62g、砂仁 62g、白术 62g、鸡内金 62g，共为细粉。用淫羊藿 155g，水煎，取汁，与药粉共打小丸。每次服 9g，日服 3 次。

病例 2 尹某，女，26 岁，1971 年 8 月 25 日初诊。

[病史]痛经 7 年，加重 1 年。7 年来，每当行经前七八天，即感小腹剧烈疼痛难忍，伴有乳房胀痛，经期 3 天，血量少，色淡，有小量血块，行经期间小腹下坠，腰痛，且有恶心、食欲减退等症。周期尚准，30 天左右行经 1 次。平时食欲差。

[检查]舌苔薄白，脉弦细。

[辨证]肝气失舒，气滞血瘀，脾肾不足。

[治法]舒肝理气，活血行瘀，补肾健脾。

[处方]吴茱萸 9g、当归 15g、川芎 12g、白芍 12g、香附 12g、五灵脂 12g、生蒲黄 12g、白术 15g、煨草果 12g、红花 12g、续断 15g、生菟丝子 24g、丹参 15g、延胡索 12g、肉桂 6g，水煎 2 遍，分 2 次温服。

二诊（1971 年 9 月 6 日）：服药 6 剂，尚未行经，药后尿有灼热感，腰痛，口苦，食纳欠佳。舌苔薄白，脉弦细。

[处方]嫩柴胡 12g、当归 15g、川芎 12g、白芍 12g、生熟地各 9g、醋香附 15g、瞿麦 12g、五灵脂 15g、生蒲黄 12g、白术 15g、龙胆草 9g、煨草果 12g、红花 12g、续断 15g、生菟丝子 24g、丹参 15g，水煎服。前服法同前。

三诊（1971 年 10 月 9 日）：服药 13 剂，食欲好转，饭量增加，小便灼热感减轻。此次行经前小腹疼痛明显减轻，乳房胀痛也减轻，仅在经前 2 天小腹略有下坠感，伴有腰痛，经期已无腹胀及心烦等不适，血量较先增多，色红，经期小腹痛也减轻。舌苔薄白，脉弦细。

[处方]柴胡 9g、当归 15g、川芎 12g、白芍 12g、生熟地各 9g、香附 15g、五灵脂 15g、生蒲黄（包）12g、延胡索 12g、白术 15g、王不留行 12g、红花 12g、续断 15g、煨草果 12g、生菟丝子 30g、丹参 18g，水煎服。

煎服法同前。

先服 3 剂，有效，再服 9 剂，以获全功。

病例 3　于某，女，34 岁，1975 年 5 月 24 日初诊。

[病史] 痛经数年。16 岁月经初潮，周期尚准，约 28 天左右 1 次，经期 3 天，经血量少，色淡，呈稀水样，无血块。行经前七八天，两乳房胀痛，伴有恶心。行经时小腹疼痛，腰骶酸楚。平时食欲不振，饭量甚少，喜冷食，腰痛，周身无力，下肢酸懒，四肢发凉，睡眠欠佳，白带多，清稀，呈水样。妇科检查无异常。

[检查] 舌苔白，稍厚，脉沉细弱。

[辨证] 脾肾两虚，气血不足。

[治法] 补肾健脾，益气养血。

[处方] 吴茱萸 12g、当归 15g、红花 12g、补骨脂 12g、五灵脂 15g、生蒲黄 15g、延胡索 12g、生菟丝子 30g、枸杞子 15g、白术 15g、砂仁 12g，水煎 2 遍，分 2 次温服。

二诊（1975 年 6 月 28 日）：服药 12 剂，食欲好转，食量增加，睡眠也有好转，此次行经前，恶心消除，乳房胀痛减轻，行经时小腹痛已除，仅略有腰酸感，血量仍少，血色较正，白带减少。乏力及四肢发凉等症同前。舌苔薄白，脉沉细。

[处方] 吴茱萸 15g、当归 15g、丹参 18g、生菟丝子 30g、补骨脂 12g、覆盆子 15g、狗脊 15g、乌贼骨 24g、丹皮 12g、生黄芪 15g、续断 18g、杜仲 15g、荆芥穗 12g、厚朴 12g、白术 15g、砂仁 12g，水煎服。煎服法同前。

三诊（1975 年 9 月 1 日）：服药 12 剂，饮食睡眠均正常。行经前及经期已无不适。舌苔薄白，脉象沉细。

[处方] 黄芪 18g、当归 15g、丹参 15g、吴茱萸 15g、枸杞子 12g、生菟丝子 30g、覆盆子 15g、延胡索 12g、狗脊 15g、乌贼骨 24g、红花 12g、续断 15g、厚朴 12g、白术 15g、砂仁 12g，水煎服。煎服法同前。

病例 4　盛某，女，28 岁，1954 年 1 月 25 日初诊。

[病史] 患"痛经病"多年。月经周期尚准，经量甚少，2 天即净，行经早期血色淡红，继则发黄发黑，经期小腹绵绵作痛，腰腿酸楚。平时手脚心发热、怕冷，白带甚多，清稀无味。曾诊治多时未效。婚后 4 年未孕。

［检查］舌苔薄白，脉沉细。

［辨证］血虚气滞，冲任失养。

［治法］补肾疏肝，滋养阴血。

［处方］薄荷 9g、当归 15g、山茱萸 12g、丹皮 9g、香附 12g、山药 12g、常山 5g、红花 12g、木香 9g、地骨皮 9g、白芍 12g、桔梗 12g、炮姜 9g、桑寄生 12g，水煎 2 遍，兑在一起，分 2 次温服。

服药 5 剂，痛经痊愈，2 个月后妊娠。

按语：妇女行经前后，或在经期伴有小腹及腰部疼痛，甚至剧痛难忍，且随月经周期反复发作，称为"痛经"。经期外感寒湿，内伤七情，均可引起气血运行不畅，发生本病。因经血为血所化，而血随气行，若气血充沛，气调血和，则经行通畅，若气虚血少，或气滞血瘀则经血涩滞不畅，不通则痛，而病痛经。《景岳金书·妇人规》："经行腹痛证，有虚实。实者或因寒凝，或因血滞，或因气滞，或因血热；虚者，有因血虚，有因气虚。然实痛者，多痛于行经之前，经通而痛自减；虚痛者，于既行之后，血去而痛未止，或血去而痛益甚。大都可接可揉者为虚，拒按拒揉者为实。有滞无滞，于此可察。但实中有虚，虚中有实，此当于形气禀质兼而辨者之。"临床上乃参照以上原则，将痛经分为气滞、血瘀、寒湿凝滞、气血虚弱，肝肾亏损等类型，辨证施治。

病例 1、2 证属肝气不舒，气机不畅，气滞血瘀，经脉不利，经血滞于胞中而作痛。故以舒肝理气，活血行瘀，温补脾肾为法，仿血府逐瘀汤之义，以当归、白芍、何首乌、胎盘粉养血调经，川芎、红花、丹参活血祛瘀，延胡索、香附、乌药、青皮、陈皮疏肝行气止痛，肉桂、吴茱萸、紫石英温经暖宫，覆盆子、菟丝子、枸杞子、淫羊藿、巴戟天、乌贼骨温补肝肾，白术、炙甘草、半夏、砂仁、鸡内金调理脾胃而收效。

病例 3，系因平素脾肾两虚，气血不足，经行后血海空虚，胞脉失养而致痛经。故用补肾健脾，益气养血法，使气血充沛，血海充实而经行痛止。方中菟丝子、枸杞子、覆盆子、杜仲、补骨脂等用以补肾，白术、砂仁、黄芪健脾益气，四物汤、蒲黄、五灵脂养血行血。

病例 4，症见经血量少，血色淡红，行经仅 2 天，此为血虚之候，经期少腹绵绵作痛，白带清稀，为虚寒之象，腰腿酸楚，手脚心热，为肝肾不足，冲任失养。故治以补肾柔肝，滋养阴血为法，方中以当归、红花、白芍养血柔肝，山药、桑寄生、山茱萸滋阴，补肝肾，香附、木香以行气，炮姜温通血脉，故气顺血调，痛经愈，且得以受孕。

（四）月经淋漓

病例 于某，女，34岁，已婚，1973年7月19日初诊。

[病史] 产后月经周期紊乱1年多，27~40天行经1次，量不多，持续两三天，色紫红，有时带血块，经前时有右胁胀痛。此次月经已持续半月余，时多时少，淋漓不尽，伴有腰腿及关节酸痛、头晕、烦躁、睡眠不宁等症状。

[检查] 面色黄，舌质红，苔白略厚，脉弦细而涩。

[辨证] 肝郁脾虚，气血不足。

[治法] 健脾益气，疏肝和血。

[处方] 生黄芪12g、白术15g、当归12g、何首乌12g、白芍12g、生地9g、熟地9g、醋香附12g、乌药12g、莱菔子（炒）12g、茜草根12g、丹参15g、续断（酒炒）12g、炒酸枣仁37g、菊花9g、豆豉12g，水煎一两遍，分2次温服。

二诊（1973年8月2日）：服药6剂，头晕已除，烦躁减轻，睡眠好转，月经仍淋漓未尽，有1个月余，舌苔正常，脉弦细。原方加党参12g、旱莲草12g、仙鹤草12g，以补气摄血。

三诊（1973年8月16日）：服药12剂，流血止，诸症明显减轻。嘱按原方继服几剂，以资巩固。

按语：本例证属肝郁脾虚，气血不足，故以健脾益气，疏肝和血之法，用黄芪、党参、白术健脾益气，当归、白芍、熟地养血滋阴，香附、乌药、莱菔子行气疏肝解郁，茜草、丹参活血祛瘀，续断、何首乌、酸枣仁、菊花滋补肝肾，宁心安神，豆豉、生地清热除烦而奏效。

（五）闭经

病例 丁某，女，30岁，已婚，1960年4月19日初诊。

[病史] 闭经2年，10余年来月经周期紊乱，短则10余天，长则三四个月，经期小腹冷痛，腰腿酸痛，1954年、1957年曾因子宫功能性出血先后2次住院，治疗好转。1958年开始经闭，每月均需应用黄体酮治疗方

能行经，2 年来已用黄体酮 200 余支。平时常有失眠，多梦，心慌，头晕，五心烦热，气短，乏力，纳呆等症。

［检查］面黄，体瘦，眼圈发青，舌质红，苔薄白，脉弦细迟涩。

［辨证］肝郁血滞，脾肾两虚。

［治法］疏肝活血，健脾温肾，佐以宁心除烦。

［处方］当归 12g、红花 6g、月季花 12g、丹参 15g、赤芍 9g、延胡索 12g、醋香附 9g、炙黄芪 15g、白术 15g、砂仁 12g、厚朴（姜汁炒）6g、肉桂 6g、桑寄生 15g、菟丝子 6g、杜仲（糯米炒）19g、炒酸枣仁 46g、豆豉 12g、山栀 9g，水煎 2 遍，分 2 次温服。

保母荣 500 片，每次 10 片，每日 3 次。

十珍益母膏 500ml，每服 15ml，每日服 3 次。服药 1 周，休药 1 天。

1963 年 5 月 25 日随访：诊后共服汤药 12 剂，保母荣 1500 片，十珍益母膏约 250ml，于 1960 年 5 月开始行经，经期 10 天，血量、血色均正常，以后按月行经已 3 年。

按语：本例月经不调 10 年，经闭 2 年，曾按内分泌紊乱多方治疗未效。刘老医生认为，此系肝郁血滞，脾肾两虚，冲任不通所致。故以疏肝活血，健脾补肾为法，用保母荣、十珍益母膏、当归、红花、月季花、丹参、赤芍、延胡索、香附疏肝活血，祛瘀调经，黄芪、白术、砂仁、厚朴健脾益气，肉桂、桑寄生、菟丝子、杜仲温补肾阳，滋补肝肾，炒酸枣仁、豆豉、栀子宁心除烦而奏效。

白带过多

病例 程某，女，61 岁，1963 年 6 月 8 日初诊。

［病史］白带增多半年多。近半年来白带明显增多，无色，透明，无臭味，伴有腰痛，小腹发冷。近月来饮食欠佳，小便次数增多，大便稍稀，每天 1 次。

［检查］消瘦，舌苔薄白，脉沉细而弱。

［辨证］下元亏损，脾肾不足。

［治法］温补肾阳，健脾固带。

［处方］黄芪 62g、当归 46g、附子片 46g、白芍 46g、生乌贼骨 93g、生白术 62g、桑寄生 46g、知母 46g、益智仁 46g、砂仁 46g、丹参 37g、甘

草 31g，共研细粉，炼蜜为丸，每丸重 6g。每次 1 丸，每日服 2 次。

二诊（1963 年 8 月 4 日）：服药一料，白带减少，诸症减轻。饮食增加，舌苔、脉象同前。嘱按原方继服，以收全功。

按语：白带是正常情况下妇女阴道内少量无色透明的分泌物，有滑润阴道、保护黏膜的作用。如果白带量增多，或色、质异常，有臭味，甚至伴有全身症状，即为带下病。

中医学认为，带下病的主要原因为脾气虚弱，水湿下陷；或肾阳不足，带脉失约，任脉不固，也有因感受湿毒所致者。故治疗多以健脾升阳、温肾固带、清热解毒除湿为法。如兼有肝郁者，则佐以疏肝理气。《傅青主女科》曰："夫带俱是湿证，而以带为名者，因带脉不能约束而有此病，故以名之。盖带脉通于任督，任督病而带脉始病……脾气之虚，肝气之郁，湿气之浸，热气之逼，安得不成带下之病哉，故妇人有终年累月流下白物，如涕如唾，不能禁止，甚则臭秽者，谓白带也……治法宜大补脾肾之气，稍佐以舒肝之品。"

刘老所治本例，乃因肾阳不足，命门火衰，不能上温脾阳，下温膀胱，故用温补肾阳，健脾固带之法治疗，方中黄芪、白术、砂仁、甘草益气健脾，桑寄生、益智仁、附子补肾助阳，当归、丹参、知母、白芍和血敛阴，乌贼骨固涩，收效。

先兆流产

病例 毕某，女，36 岁，已婚，1953 年 10 月 20 日初诊。

[病史] 停经四个半月，阴道流血 20 多天，血量不多，有时小腹隐隐作痛，有下坠感。医院检查诊为先兆流产。婚后妊娠六次，均为足月顺产。

[检查] 舌苔薄黄，脉沉细而滑。

[辨证] 气虚血热，冲任不固。

[治法] 益气凉血，固肾安胎。

[处方] 荆芥穗 3g、当归 9g、黄芩 5g、厚朴（姜汁炒）2g、川芎 6g、茜草根 12g、羌活 3g、白术 12g、杜仲 12g、续断 15g、砂仁 6g、地榆 9g、人参 5g、艾叶 2g，水煎 2 遍，兑在一起，分 2 次温服。

二诊（1953 年 10 月 24 日）：服药 3 剂，流血止，小腹已无下坠感，平卧时仍微痛，舌苔薄白，脉沉细。

［处方］杜仲 6g、续断 3g、白术 3g、砂仁 3g、人参 3g，水煎服。服用方法同前。

1953 年 11 月 4 日随访：小腹已无疼痛，坠感消失，初诊后未再流血。

按语：先兆流产，中医称之为胎动不安，可由气虚、血虚、肾虚、血热、外伤等因素导致气血不调，冲任不固所致，故应以调气养血为治。气血调和，冲任得固，方可免除坠胎之虞。

本例患者乃因气虚血热，气血失调所致。故以益气凉血、固肾安胎法治之而收效，方中人参、白术、砂仁、厚朴健脾益气，当归、黄芩、茜草根、地榆养血凉血，杜仲、续断配荆芥穗、黄芩、白术、砂仁固肾安胎。

习惯性流产

病例 李某，女，29 岁，已婚，1955 年 4 月 10 日初诊。

［病史］连续流产 4 次，多在怀孕 1 个多月或 2 个月即流产，均无明显外伤史。平素食少体弱，精神倦怠，疲乏无力。现又怀孕 1 个多月，恐再流产来就诊。

［检查］舌苔薄白，脉虚滑。

［辨证］肾气不足，气血两虚，冲任不固。

［治法］益气养血，补肾安胎。

［处方］人参 3g、当归 6g、川芎 3g、荆芥穗 3g、羌活 3g、厚朴 12g、续断 6g、杜仲 12g、白术 9g、砂仁 5g、桑寄生 6g、黄芩 3g、炙甘草 1.5g，水煎 2 遍，分 2 次温服，服药 3 剂，休药 1 天。

1956 年 2 月患者来信述：共服药 10 余剂，于 1955 年 12 月足月生一男婴，母子健康。

按语：习惯性流产，中医称为滑胎。主要由肾气虚弱、气血不调、冲任不固所致。治疗多以补气、养血、安胎为主，使气血调和冲任得固，胎儿得保。本例为肾气不足，气血两虚所致之滑胎，故以益气养血、补肾安胎法采用《景岳全书》泰山盘石散、验方保产无忧方综合加减，而治愈。

山东省东阿县某赤脚医生，曾用此方治愈一先后流产五胎的习惯性流产患者，第六胎怀孕后开始间断服用此方得以保胎，足月生一男婴，全家皆大欢喜。

妊娠呕吐

病例1 芦某，女，26岁，1964年1月11日初诊。

[病史]结婚4个月，停经1个月。近日感觉心胸烦闷，头晕乏力，食少纳呆，恶心，呕吐痰涎，时感发冷身热。妊娠试验阳性。

[检查]舌苔薄白，脉弦滑。

[辨证]早妊。脾虚痰滞，少阳蕴热。

[治法]健脾豁痰，清解少阳，理气止呕，佐以和血安胎。

[处方]陈皮9g、竹茹9g、杜仲12g、砂仁9g、黄芩6g、厚朴9g、枳壳6g、川芎6g、白术（炒）15g、麦门冬9g、柴胡3g、生姜3g、川贝3g、当归6g，水煎2遍，分2次温服。

1周后随访：服药3剂，诸症均愈，饮食如常。

病例2 刘某，女，27岁，1960年3月9日初诊。

[病史]停经2个月，近六七天来胃口不适，不欲进食，不欲进食，闻到饭味即恶心欲呕，自觉胃内发热。全身无力，倦怠嗜睡。原有慢性胃炎史。

[检查]体型瘦弱，精神不振，舌苔薄黄，脉弦而稍数。

[辨证]早孕。脾气虚弱，胃失和降。

[治法]健脾和胃，调气降逆。

[处方]荆芥穗3g、羌活2.5g、厚朴（姜汁炒）2g、当归身6g、川芎1.5g、白芍5g、砂仁（捣）6g、杜仲（糯米炒）15g、黄芩6g、陈皮3g、法半夏3g、枳壳5g、生菟丝子19g、生白术9g、竹茹6g，水煎2遍，兑在一起，分2次温服。

半月后随访：服药3剂病除。

病例3 盛某，女，28岁，1954年3月12日初诊。

[病史]今年1月25日曾因痛经请刘老诊治，服药痊愈。本次月经已超过周期20余日，尚未行经，近日食欲不振，厌食，恶心，呕吐。验尿妊娠试验阳性，诊为早期妊娠。

[检查]舌苔薄白，脉弦滑。

[辨证]早妊。胃失和降，发为恶阻。

[治法]健胃和中，调气降逆安胎。

〔处方〕荆芥 3g、陈皮 6g、厚朴（姜汁炒）2g、羌活 3g、枳壳 5g、半夏 6g、白术 12g、当归 9g、续断 9g、砂仁 6g、竹茹 5g、黄芩 6g、艾叶 2g，水煎 2 遍，分 2 次温服。

1954 年 9 月 7 日随访：服药 4 剂，恶阻愈。现已妊娠 7 个月余。

按语：早妊期间恶心、呕吐、头晕、烦闷、恶闻食气或食后即吐，称谓妊娠呕吐，中医称恶阻。恶阻的发生，或因脾胃虚弱、痰湿阻滞，或因肝胆郁热，致使胃失和降，冲脉之气上逆所致，轻者不服药也可越期自愈，重者多需用调气和中、降逆止呕，或配合清热豁痰等法调理方能好转。病例 1 患者乃因脾虚痰滞，少阳蕴热而致病，故经用健脾豁痰、理气止呕、清解少阳，佐以和血安胎之法，仿《医宗金鉴》加味四七汤、加味温胆汤、保生汤、小柴胡汤等方义综合加减，用陈皮、竹茹、枳壳、麦门冬、川贝、生姜等豁痰和胃、降逆止呕，砂仁、厚朴、白术、杜仲等理气健脾安胎，柴胡、黄芩清解少阳，当归、川芎养血和血而收效。病例 2、病例 3 素来脾胃虚弱，中阳不振，浊气失降，以致呕逆不食，故以健脾和胃、调气降逆之法治疗而收效。方中用荆芥穗、羌活非取其解表，而是用其安胎。

产后身痛

病例 宋某，女，30 岁，1971 年 9 月 23 日初诊。

〔病史〕周身关节疼痛数年。病因产期调理不当，引起周身肌肉关节疼痛难忍，腰骶酸楚，活动不便，尤以左半身为重，脚底痒痛，双手指端发木且痒，两侧腓肠肌胀痛，晨起面部肿胀，有时胸闷，食欲、睡眠尚可。

〔检查〕舌苔薄白，脉沉细。

〔辨证〕产后血虚，风寒阻络。

〔治法〕祛风除湿、和血散寒、通经活络。

〔处方〕当归 15g、川芎 12g、羌活 12g、独活 12g、千年健 15g、防风 12g、桂枝 9g、白芍 12g、红花 12g、木瓜 12g、狗脊 15g、肉苁蓉 15g、山药 31g、伸筋草 15g、益母草 19g，水煎服。第一剂药，晚上服头煎，半小时后，喝热米汤一碗。2 小时后，再服第二煎，令出透汗，避风 1 日。第二天后，再按常规服药法服药。服药 3 剂，休药 1 天。

1971 年 10 月 21 日来信述：服药后，前三四天周身疼痛加重，继服则病情大有好转，周身疼痛明显减轻，尤以下肢最为显著，双手指端麻木也减轻，疼痛略减，低头时，头仍胀痛，食欲、睡眠均好。宗前法略行改方继服。

[处方] 当归 15g、白芷 12g、独活 12g、羌活 15g、千年健 15g、蔓荆子 12g、生珍珠母 37g、红花 12g、木瓜 12g、狗脊 15g、山药 31g、枸杞子 12g、伸筋草 15g、醋香附 12g，水煎 2 遍，兑在一起，早晚各一次温服。服药 3 剂，休药 1 天。

按语：妇女产后，气血双虚，易为外邪（风寒湿）侵袭，乘虚阻滞经脉，使气血周流失于疏畅，导致周身酸楚疼痛，如不及时调治，常缠绵难愈，甚至可造成终生之痛苦，故对产后身痛的及时治疗，实不容有丝毫的忽视。

本例患者，既属产后血虚，又有外邪内袭，阻闭经络，导致气滞血瘀，乃属虚中挟实之证，故刘老治以益气和血、通经活络、祛风除湿散寒之法而收效。完全符合治产后病"勿拘于产后，亦勿忘在产后"的原则。

产后缺乳

病例 1 徐某，女，28 岁，1964 年 5 月 20 日初诊。

[病史] 产后 5 天无乳。乳房无胀感，有时轻微头晕。

[检查] 体瘦面黄，舌苔薄白，脉虚弱。

[辨证] 产后气血两虚。

[治法] 补气血，生津液，通络下乳。

[处方] 当归 9g、黄芪 12g、天花粉 19g、王不留行（酒炒）9g、炙穿山甲 9g、漏芦 12g、陈皮 9g、通草 9g。加猪蹄 2 只，煮汤同服。

二诊（1964 年 5 月 24 日）：服药 3 剂，乳汁开始分泌，但量不多，舌脉同前。原方加木香 6g、山药 12g、路路通 9g，水煎服。煎服法同前。

又服药 3 剂，乳汁增多。

病例 2 徐某，女，28 岁，1956 年 8 月 10 日初诊。

[病史] 产后 6 天无乳，乳房无胀感，仅有少许清稀乳汁，饮食尚可。

[检查] 面色黄，舌质淡红，舌苔薄白，脉细弱。

[辨证] 气血两虚。

［治法］益气养血，通络下乳。

［处方］当归9g、黄芪12g、天花粉12g、王不留行（酒炒）9g、穿山甲（炙）9g、漏芦9g、陈皮9g、通草9g，水煎2遍，滤取药汁，加猪蹄1只，炖烂，吃蹄喝汤。每日服1剂。

1956年8月15日家人来述：服药3剂，有好转，但乳汁量仍不多，按原方义加减继服。

［处方］当归9g、黄芪12g、天花粉18g、漏芦12g、王不留行（酒炒）9g、穿山甲（炙）9g、陈皮9g、通草9g、木香6g、山药12g、路路通9g、猪蹄1只，水煎服，煎服法同前。

半月后家人来述：共服药6剂，乳汁增多，已足够婴儿哺乳。

另有张某，产后七八天无乳，按本例二诊方服药3剂，乳汁大增。

按语：产后乳汁很少或全无，称"缺乳"或"乳汁不行"，此病多见于产后气血虚弱者，哺乳期内也可出现，多因肝气郁结所致，前者属虚，后者属实。虚宜补气养血，实宜疏肝解郁，均兼以通络下乳。本文两例乃属前者，故仿《傅青主女科》通乳丹、《清太医院配方》下乳涌泉散等方义综合加减，以黄芪、山药补气，当归、天花粉、猪蹄养血滋阴，穿山甲、王不留行、通草、漏芦、路路通、木香利气通络下乳而奏效。

恶露不绝

病例1 赵某，女，25岁，1957年5月3日初诊。

［病史］4月2日足月产一男婴，产后恶露13天止，25日起又开始阴道流血，至今未尽，量不多，色淡红，无臭味，时有小腹坠痛，伴有腰背酸痛、四肢无力、失眠、多梦、食欲差等症状。

［检查］面黄，体瘦，舌质淡红，舌苔薄白，脉虚弱。

［辨证］气虚失摄。

［治法］益气摄血，佐以补益心肾。

［处方］黄芪12g、白术9g、白芍9g、仙鹤草9g、茜草根12g、党参12g、续断15g、狗脊15g、砂仁9g、白芷6g、炒酸枣仁25g、菟丝子19g、柏子仁9g、山药19g，水煎2遍，分2次温服。

二诊（1957年5月15日）：服药6剂，血已止，余症也明显减轻。白带较多，食欲仍差，近几天胃部有时轻微胀痛。舌苔薄白，脉象较前有力。原方加理气调胃止带之品继服。

[处方] 当归 9g、白术 9g、白芷 9g、仙鹤草 9g、党参 12g、续断 15g、砂仁 9g、厚朴 6g、乌贼骨 12g、炒酸枣仁 15g、菟丝子 19g、柏子仁 9g[①]、山药 19g，水煎服。煎服法同前。

半月后家属来述：共服药 12 剂，诸症痊愈，食量、体力均增加。

病例2 梁某，女，26 岁，1964 年 3 月 5 日初诊。

[病史] 产后 2 个多月恶露不止，淋漓不尽，量不多，带紫红色血块，小腹有时轻微坠痛。素有风湿性心脏病，临产时心慌较甚，现仍心慌，且伴有头晕、头痛、腰背酸痛、睡眠不好、食欲不振、饭后上腹胀闷，有时微痛、呕吐酸水等症状。

[检查] 面黄，体瘦，舌苔薄白，脉细，沉取无力。

[辨证] 气虚血瘀，心肾不足。

[治法] 益气和血行瘀，补肾养心安神。

[处方] 当归 12g、白芍 9g、仙鹤草 12g、续断 12g、党参 12g、生白术 12g、狗脊 15g、生菟丝子 25g、生牡蛎 12g、生乌贼骨 12g、山药 6g、炒酸枣仁 37g、柏子仁 9g、茯神 12g、炮姜 6g、砂仁（盐炒）9g，水煎 2 遍，分 2 次温服。

孩儿参 2g、三七 1.8g、琥珀 0.9g，共研细粉，分 2 次冲服。

二诊（1964 年 3 月 13 日）：服药 6 剂，恶露减少，偶有小血块，小腹坠痛减轻，睡眠好转，食量增加，余症均有减轻。舌苔、脉象同前。原方加丹参 12g，继服。

2 个月后随访：共服药 50 多剂，诸症痊愈。

病例3 姜某，女，25 岁，1963 年 4 月 5 日初诊。

[病史] 产后 40 天恶露不尽，量不多，带紫色血块，小腹时有坠感，有时腰膝酸痛，睡眠差，乳汁量少。

[检查] 舌苔薄白，脉沉涩。

[辨证] 气虚血瘀，阻闭经络。

[治法] 补气行瘀，通络下乳。

[处方] 当归 9g、人参 6g、王不留行（酒炒）9g、黄芪 9g、穿山甲（炙）6g、漏芦 9g、路路通 9g、天花粉 12g、陈皮 9g、桔梗 9g、浙贝（捣）

---

① 柏子仁 9g：此下原重出"白芷 9g"，今删。

9g、炒酸枣仁 25g、通草 6g，水煎 2 遍，分 2 次温服。

二诊（1963 年 4 月 7 日）：服药 2 剂，恶露色淡，有时还有血块，睡眠好转，乳汁仍少，腰膝酸痛，饮食较差，舌苔、脉象同前。原方略行加减继服。

[处方] 当归 9g、人参 6g、王不留行（酒炒）9g、漏芦 12g、千年健 12g、桑寄生 9g、狗脊（去毛）12g、红花 3g、白术 9g、鸡内金 12g、橘络 9g、炙甘草 5g、益母草 9g、炮姜 5g，水煎服。煎服法同前。

1963 年 4 月 18 日随访：又服药 6 剂，恶露止，小腹坠感已除，乳汁增多。

按语：妇女产后两三周内，有小量暗红色血性液体从阴道排除，称为"恶露"。正常情况一般三周以内应完全排尽，若超过三周仍不尽者，称"恶露不绝"，又叫"恶露不尽"或"恶露不止"。

中医认为，本病发生可因气虚不摄，或气滞血瘀，或阴虚血热、迫血妄行所致。治疗时，气虚不摄者，宜补气养血；阴虚血热者，宜养阴、清热、凉血；血瘀者，宜活血、祛瘀、行气。《医宗金鉴·妇科心法要诀》曰："恶露不绝伤任冲，不固时时淋漓行，或因虚损血不摄，或因瘀血腹中停，审色污淡臭腥秽，虚补实攻要辨明。"《薛氏医案》曰："若肝气热，而不能生血，六味地黄丸……若血妄行，加味四物汤。"指出了产后恶露不绝的病机和治疗原则。

刘老认为，导致本病的原因虽可分气虚、血热、血瘀等多种，但各种原因互相错杂而致病者不在少数，故治疗本病除按一般治法外，也常用攻补兼施之法。如病例 1 属气虚不摄，乃治以补气摄血为主。病例 2、3 属气虚血瘀。为虚中挟实，故治以益气、养血、通络、行瘀之法，攻补兼施而收效。

不孕症

病例 1 窦某，女，36 岁，1955 年 3 月 24 日初诊。

[病史] 结婚 4 年未孕。月经 20 多天 1 次，经量少，血色淡，经期伴有乳房及小腹胀痛、腰腿酸痛等不适。平日食量较少，饮食略有不当即感上腹饱胀不适。

[检查] 舌质淡红，苔白微厚，脉沉弦。

［辨证］肝郁气滞，气血不和。

［治法］疏肝理气，和血调经。

［处方］当归 15g、白芍 12g、肉桂 6g、香附 12g、延胡索 12g、白术 12g、红花 12g、木香 12g、鸡内金 12g、川芎 9g、五灵脂 12g、丹参 19g、炙甘草 6g，水煎 2 遍，早晚各服 1 次。

服药 30 多剂，经色及经量均正常，经期腰腿酸痛、小腹胀痛等症均已见轻。停药 2 个月即受孕。

病例2 沈某，女，39 岁，1956 年 2 月 26 日初诊。

［病史］结婚 16 年未孕。月经周期提前，量多，色黯红，持续四五天，经前及经期均伴有腰部酸痛，小腹发凉，坠痛，乳房胀痛，有时头痛，头晕，血压有时偏高。经妇科检查，诊断为输卵管炎、原发性不孕症。

［检查］体形较胖，舌苔薄白，脉象弦滑。

［辨证］肝经郁热，痰湿内阻，肾气不足，冲任失调。

［治法］清肝豁痰，补肾益气，养血调经。

［处方］十珍益母膏，每次服 15ml，每日 2 次，早晚各服 1 次，黄酒为引。

丸药方：当归 93g、延胡索 93g、菟丝子 93g、覆盆子 93g、人参 93g、肉桂 93g、陈皮 93g、草决明 93g、败酱草 93g、何首乌 93g、焦山栀 93g、半夏 93g、白术 93g、木香 93g、醋香附 93g、炒槐米 93g、川牛膝 93g、茯苓 93g、丹皮 93g、红花 93g、女贞子 93g、硼砂 93g、紫石英 93g、鹿茸 15g、蛤蚧（去头足）7 对、神曲 77g、胎盘粉 187g，共为细粉，用桑寄生 187g、枸杞子 250g，水煎 2 遍，取汁，浓缩成膏，拌入药粉中，干燥后再研细，用龟甲胶 31g，溶水打小丸。每次服 9g，每日 3 次，饭后开水送下。

1960 年 12 月来函诉：诊后共服十珍益母膏 9 瓶，丸药两料，月经已正常，行经时已无不适，并已怀孕 3 个月。

病例3 姚某，女，36 岁，1965 年 2 月 18 日初诊。

［病史］12 年前（1953 年）曾小产 2 次，至今一直未孕。第二次小产流血较多，刮宫后血止。白带较多，小腹经常胀坠，经期加重，月经周期二十四五天，持续四五天，经量较多，伴有腰痛，烦躁。妇科检查诊为右侧输卵管炎，继发不孕。经中西药治疗未效。

［检查］面色黄黯，舌质微红，舌薄黄，脉沉细略弦。

［辨证］肾气不足，肝经蕴热，冲任失调。

［治法］补肾疏肝清热，和血调经止带。

［处方］当归 15g、白芍 12g、生菟丝子 25g、吴茱萸 9g、鸡血藤 12g、醋香附 12g、延胡索 12g、红花 9g、丹参 19g、月季花 12g、肉桂 5g、白术 12g、木香 9g、淡豆豉 12g、续断 12g、煨草果 12g、夏枯草 12g、杜仲 12g、黄芩 12g、清半夏 9g，水煎 2 遍，早晚各服 1 次。

十珍益母膏，每次服 15ml，每日 2 次。

二诊（1965 年 3 月 8 日）：服上药 12 剂，白带已很少，烦燥减轻，舌苔，脉象同先。原方去清半夏、淡豆豉，继服。

1965 年 5 月 5 日随访：又服药 16 剂，其间行经 2 次，经量减少，现已停经 40 多天，经医院检查诊为早期妊娠。

病例 4 张某，女，26 岁，1956 年 4 月 20 日初诊。

［病史］结婚 3 年多未孕。月经后延，40~80 天行经 1 次，持续 5 天左右，量少，有血块，最后一天经色紫黑。行经前性情烦躁，腰腹作痛，乳房发胀，小腹发凉。睡眠易醒，多梦，惊悸，头晕，眼胀，记忆力减退。

［检查］面黄少华，舌苔薄白，脉沉细而弦。

［辨证］肾虚肝郁，胞宫虚寒。

［治法］补肾疏肝，温经和血。

［处方］生菟丝子 25g、枸杞子 15g、肉桂 5g、香附 6g、延胡索 9g、柴胡 9g、白芍 9g、吴茱萸 9g、木香 9g、当归 15g、月季花 9g、丹参 19g、川芎 9g、炒酸枣仁 45g，水煎 2 遍，早晚各服 1 次。

十珍益母膏，每次服 15ml，每天服 2 次，黄酒为引。

来信诉：按上方共服药 24 剂，十珍益母膏 5 瓶，诸症均愈，按期行经 2 次后受孕，并已足月顺产一男婴。

病例 5 程某，女，33 岁，1963 年 4 月 22 日初诊。

［病史］婚后 12 年未孕。18 岁月经初潮，1 年行经两三次，每次持续四五天，经期小腹冷痛，月经色淡，量少。近几年来 1 个多月行经 1 次，每次三四天，有血块。经期口苦而渴，有时手心发热，妇科检查有附件炎。

［检查］舌质红，少苔，脉沉细。

［辨证］阴虚内热，血虚不孕。

［治法］滋肾养阴，清热，益气，和血调经。

［处方］

（1）十珍益母膏 1 瓶，每次 15ml，每日服 2 次。

（2）菟丝子 15g、桂圆肉 9g、女贞子 12g、丹参 15g、醋香附 9g、红花 6g、月季花 12g、荆芥穗 5g、炙鳖甲 15g、神曲 9g、木香 9g、生白术 12g、黄柏（盐炒）9g、炒山栀 9g、地骨皮 6g、党参 12g，水煎 2 遍，早晚各服 1 次。

二诊（1963 年 5 月 25 日）：服药 10 余剂，经期口苦、口渴、手心烦热等症已轻，余症同前。舌质淡红，苔薄白，脉象沉细。虚热已轻，肝肾不足、胞宫虚冷仍在，继以补养肝肾、益气活血、暖宫调经等法治之。

［处方］菟丝子 62g、覆盆子 46g、香附 56g、山栀 37g、陈皮 37g、半夏 37g、紫石英 77g、续断 43g、何首乌 43g、肉桂 43g、黄柏（盐炒）43g、木香 43g、孩儿参 37g、凌霄花 46g、月季花 46g、桂圆肉 37g、淫羊藿 43g、地骨皮 37g、桑寄生 43g、红花 37g、延胡索 37g、胎盘粉 62g、狗脊 50g、吴茱萸 37g，共为细粉，水泛为小丸。每次服 7.5g，每日 3 次。

1965 年 1 月来信述：共服丸药两料，月经正常，经期诸症消失，并于 1964 年 12 月生一男婴。

病例 6 郝某，女，24 岁，1955 年 6 月 10 日初诊。

［病史］婚后 3 年未孕。月经周期不定，20~50 天 1 次，血量少，色先淡后红，经期小腹及乳房胀痛。平时食欲差，体倦乏力，睡眠较差，大便稍干。经医院检查诊断为慢性输卵管炎，原发性不孕。

［检查］面色黯黄，舌质淡红，苔薄白，脉沉细而弦。

［辨证］肝郁脾虚，气血不足，冲任失养。

［治法］疏肝健脾，补气养血，和血调经。

［处方］当归 15g、川芎 9g、生地 12g、白芍 9g、红花 9g、醋香附 12g、延胡索 9g、木香 9g、天门冬 9g、黄芪 9g、酸枣仁（炒）31g、山药 12g、菟丝子 12g、丹参 25g、吴茱萸 6g、炙甘草 1.5g，水煎 2 遍，分 2 次温服。

十珍益母膏，每次 20ml，每日 3 次，饭后服。

1963 年秋随访：服药 60 余剂，十珍益母膏 10 余瓶，诸症皆愈，月经正常，共足月生产 3 胎，小孩均健康。并云：其友人，窦某，也为原发性不孕，自觉症状相似，经服上药后也已怀孕生子。

病例7 闵某，女，26岁，1961年8月5日初诊。

［病史］结婚3年未孕。月经周期50余天，经量不多，血色红，持续5天，伴有腰腹冷痛，两胁酸胀。近几年来逐渐消瘦，自觉疲乏无力，饮食尚可，睡眠不佳，多梦，记忆力减退，时有头晕、头痛，偶有心慌、气短。

［检查］面黄，体瘦，舌质淡红，苔薄白，脉沉细而迟。

［辨证］脾肾两虚，气血不足。

［治法］温肾健脾，益气养血，佐以疏肝养心。

［处方］熟地15g、菟丝子12g、覆盆子12g、续断（酒炒）9g、白术15g、砂仁12g、黄芪（炙）25g、当归12g、丹参15g、月季花9g、醋香附9g、延胡索9g、木香9g、炙甘草6g、酸枣仁（炒）43g、蕤仁（炒）15g，水煎2遍，分2次温服。

丸药方：熟地46g、生菟丝子56g、肉桂31g、覆盆子46g、女贞子43g、熟附子31g、续断（酒炒）46g、紫石英93g、生白术77g、砂仁37g、鸡内金50g、黄芪（炙）50g、党参56g、当归46g、何首乌87g、桂圆肉43g、红花43g、凌霄花62g、月季花43g、延胡索43g、醋香附50g、青皮46g、木香37g、琥珀31g、天竺黄37g、茯神37g、远志43g、生牡蛎37g，共为细粉，以酸枣仁（炒）250g、丹参186g，水煎2遍，取汁，与药粉共打小丸。每次服9g，每日3次，饭后半小时服。服药1周，休药1天。

保母荣500片，每次10片，早晚各服1次。

二诊（1961年11月24日）：共服汤药30余剂，配服丸药及保母荣片，月经周期基本正常。头痛、头晕减轻，睡眠好转。仍略气短，经期仍感腰腹冷痛。舌苔、脉象已近正常。原汤药方加肉桂12g、杜仲15g、天门冬15g、黄精15g、熟附子9g、凌霄花9g、大枣4枚，水煎服。煎服法同前。

1972年3月11日来信述：又服汤药6剂，继配服丸药及保母荣片。月经正常，诸症好转，已停经2个多月。经妇科检者，诊为早期妊娠。

病例8 苏某，女，34岁，1959年3月15日初诊。

［病史］婚后15年，早年曾生产2次，婴儿均因抽风死亡，至今已12年未再怀孕。月经周期35~48天。持续两三天，经量少，色黯红。有血块，行经前后时感小腹坠胀而痛。平时睡眠不好，梦多，饮食较差。西医检查

诊断为子宫内膜炎，输卵管炎，继发性不孕。曾注射大量青霉素，并行输卵管通气及刮宫等治疗，均未效，来诊。

［检查］面色黯黄，舌质淡红，苔薄白，脉沉细而迟。

［辨证］肾气不足，胞宫虚冷，冲任失调。

［治法］补肾暖宫，温经通脉，和血调经。

［处方］生菟丝子 25g、女贞子 12g、益智仁 12g、紫石英 12g、覆盆子 15g、吴茱萸 9g、艾叶 6g、当归 15g、川芎 9g、红花 9g、月季花 9g、桃仁 9g、阿胶（烊化）9g、生白术 12g、砂仁 9g、酸枣仁（炒）37g，水煎 2 遍，分 2 次温服。

保母荣每服 10 片，每日 3 次。

十珍益母膏，每次服 20ml，早晚各 1 次。

1959 年 12 月随访：服汤药 20 余剂，十珍益母膏 5 瓶，保母荣 2000 片，月经正常，睡眠、饮食均已好转，并已怀孕 5 个月。

按语：凡育龄妇女，婚后夫妇同居 3 年以上，配偶健康，但一直未孕，或曾受孕，其后又多年未孕者，均可称为不孕症。前者称原发性不孕，后者称继发性不孕。

早在《内经》中即有"不孕"的记载，《薛氏医案·妇人良方》中指出："六淫、七情之邪有伤冲任，或宿疾淹留，传遗脏腑，或子宫虚冷，或气旺血衰，或血中伏热，又有脾胃虚损不能营养冲任"等因素是本病的原因，《医宗金鉴·妇科心法要诀》也提到有"因体盛痰多，脂膜壅塞胞中而不孕"的。

刘老认为，不孕症的病机主要与肾气不足、胞宫虚冷、气血失调、冲任失养；情志不遂、肝郁气滞，脾虚湿盛、痰湿内阻等因素有关，并与月经病有着直接联系。因此，他治疗不孕症也多以调理脏腑、冲任为重点，兼以调经。特别注重补肾、疏肝、健脾、调经诸法。根据见证虚实，分别采用补肾暖宫、滋肾养肝、补气养血、和血调经、疏肝解郁、健脾除湿化痰等治法。仿《景岳全书》毓麟珠、泰山盘石散，《医宗金鉴》苁蓉菟丝丸，《丹溪心法》五子衍宗丸，《傅青主女科》开郁种玉汤，《妇人大全良方》紫石英丸等方义加减化裁，用菟丝子、何首乌、女贞子、枸杞子、桑寄生、续断、益智仁、杜仲、覆盆子等补肾养肝，附子、蛤蚧、肉桂、紫石英、鹿茸等暖宫助阳，香附、吴茱萸、木香、延胡索等疏肝解郁，白术、党参、砂仁、陈皮、半夏、鸡内金、黄芪、人参、紫河车、炙甘草等益气健脾，当归、熟地、川芎、白芍、丹参、五灵脂、月季花、凌霄花、红花、鸡血藤、阿胶、桂圆肉等和血调经，每收良效。

四、儿科

小儿疳积

病例 1 丁某，女，7 岁，1955 年 8 月 6 日初诊。

[病史] 1 年前曾患肺炎，治愈后身体一直未复原，常易感冒，发热，咳嗽，时觉气短，食欲不好，消化不良，大便常稀，体瘦无力，有时腹痛。

[检查] 发育中等，营养较差，面黄，肌瘦，皮肤干燥，唇干，舌苔稍黄，语言低微，脉濡细弱。

[辨证] 脾胃虚弱，痰热蕴积。

[治法] 健脾和胃，消积驱虫，佐以祛痰。

[处方] 白术（土炒）60g、生鸡内金 36g、使君子肉（炒）36g、雷丸（炒）36g、整槟榔 36g、榧子仁 36g、胡黄连 24g、木香 24g、神曲（炒）36g、沙参 24g、枳壳（炒）24g、天竺黄 24g、龙齿 24g、薄荷 24g、党参 30g，共为细粉。以钩藤 90g，水煎 2 遍，过滤取汁，与药粉共打小丸，干燥装瓶。每次 4.5g，1 天 3 次，饭后服。服药 1 周，休药 1 天。

复诊：上药服完一料，诸症大见好转，气短减轻，食量增加，明显见胖，面色红润，舌苔正常，脉缓和稍弱。

原方加川贝 30g、桔梗 24g、银柴胡 24g、白及 24g，配药丸继服。

1 年后患儿之父述及：服上药效果极好。体力已恢复正常。

病例 2 吕某，男，6 岁，1962 年 3 月 28 日初诊。

[病史] 1 年来经常咳嗽，吐痰，有时低热，五心烦热，食欲差，食量少，常感腹胀，便溏，身体逐日瘦弱，精神萎靡不振，曾驱虫治疗，打下蛔虫数条，但上症未减。

[检查] 发育中等，营养差，面黄，体瘦，眼下发青，皮肤无华，毛发干枯成束，口唇干红，舌质红，苔薄微黄。

[辨证] 脾虚痰湿，阴虚发热。

［治法］补气健脾，益阴清热，化痰驱虫。

［处方］人参24g、白术45g、生鸡内金60g、使君子肉30g、榧子仁30g、雷丸24g、草果仁（炒）30g、茯苓24g、天竺黄24g、白僵蚕24g、神曲24g、麦门冬30g、麻黄24g、生石膏36g、青果24g、川贝24g、桔梗24g、紫菀24g、地骨皮24g、白薇24g、橘络24g、陈皮24g、清半夏24g、甘草18g，共为细粉，水泛小丸，干燥装瓶备用。每次3g，每日3次，饭前服。服药1周，休药1天。

按语：疳证又称疳积，是指小儿脾胃虚损，津液干涸而致的一种慢性营养不良性疾病。

临床上可表现为精神不振，头皮光亮，毛发焦稀，腹大，肢瘦，青筋暴露，或口馋善饥，便秘，溏泻，以及其他气血双虚的症状。《医宗金鉴》有"大人为痨小儿疳"之说，说明本证与成人虚劳类似，常由多种疾病（消化不良、肠寄生虫病、肝病、结核病、营养缺乏病等）所造成，故在儿科疾病中占有重要地位。

刘老认为，导致疳证的原因很多，综括不外有以下几种。

（1）调护不当，饮食失节。如多食肥甘，不能消化，导致乳积、食积，或饮食不洁，感染诸虫，导致虫积；积滞日久而生内热，热则伤阴，脾胃津枯，肌日瘦而成疳证。如《古今医鉴》曰："夫诸疳者，谓肥甘饮食所致也。"《六科准绳》也有"小儿脏腑娇嫩，饱则易伤……疳皆乳食不调……疳以伤得"的记述。

（2）积聚失治日久，损耗气血，脾胃虚弱，中焦气机不运，而成疳积。如《六科准绳》曰："积是疳之母，所以有积不治乃成疳候。"此外也有"无积不成疳"之说。

（3）药物攻伐大过，气血损耗太甚，脾阴受损，津液耗失而成疳积。如《六科准绳》中有"诸疳皆脾胃之病……因大病或吐泻后，医又以药吐下，致脾胃虚弱，亡失津液，且小儿病疳皆愚医之所病"的记载。

（4）小儿偏食日久，致营养缺乏，气血虚弱而致疳病。

鉴于积、虫等证为导致脾胃虚损，津液干涸，而发生疳证的重要原因，且此证的证候繁杂，虚实兼见，故刘老临床治疗本证多采用健脾调胃、化积消食、清热杀虫等法，攻补兼施，并强调适当的饮食和护理。方中多用白术、党参、鸡内金、神曲、草果、茯苓、陈皮、木香等益气健脾消食，使君子、雷丸、槟榔、榧子等消积杀虫，胡黄连、银柴胡、白薇、地骨皮等清热除蒸。

麻疹逆证

病例 1　陈某，女，9 个月，1959 年 1 月 23 日初诊。

［病史］发热五六天，出疹 2 天，抽风 1 天。患儿自五六天前，先发热、咳嗽、流涕，两眼羞明、畏光，眼泪汪汪，烦躁哭闹，不吃奶。2 天前热度增高，咳嗽加剧，轻度憋气，并开始出疹。先自头面部，继之胸腹部也出现。腹泻绿水，每日数次。昨天开始，突然烦闹加剧，神昏，呕吐，时有抽搐，赴医院急诊，经检查，诊为麻疹合并脑炎，请刘老会诊。

［检查］神昏，两目紧闭，头颈及胸部均有紫红色斑疹，呼吸急促，指纹青紫，时有抽搐。

［辨证］疹毒失宣，内陷心包，痰热阻闭，引动肝风。

［治法］解毒透疹，清热豁痰，息风止痉，佐以调和脾胃。

［处方］山药 12g、西洋参 0.6g、生石膏 18g、生滑石 9g、竹茹 9g、胆南星 0.6g、蜈蚣 1 条、全蝎 6g、白僵蚕 6g、山楂 4.5g、槟榔 4.5g、白头翁 3g、葛根 12g、桔梗 6g、射干 4.5g、牛蒡子 6g、蝉蜕 6g、钩藤 6g、川贝 9g，水煎 2 遍，约得药液 250ml，每隔 3~4 小时服 50ml。

另用福幼丹，每次 1 片，研细，于服汤药前冲服。

二诊（1959 年 1 月 24 日）：服药 1 剂，神志开始转清，已能睁眼，抽搐减轻，略能自动吸吮、吃奶，服 2 剂后，继有好转，烦闹减轻，体温下降，皮疹已逐渐消退，仍咳嗽有痰。前方去山药、白头翁、胆南星，加瓜蒌仁 6g、天竺黄 3g、白芍 6g，水煎服。煎服法同前。继服福幼丹，服法同前。

三诊（1959 年 1 月 25 日）：又服药 1 剂，神志已清，体温逐渐下降，仍发热，已能吃奶进食，抽搐大见好转。

前方西洋参加至 3g，加柴胡 3.6g，继服。

四诊（1959 年 1 月 27 日）：服药 2 剂，神志全清，体温已退至正常，皮疹也大部消退，再就原方略行修改，嘱继服一两剂。

病例 2　杨某，男，3 岁，1959 年 1 月 20 日初诊。

[病史] 患儿素来体质较弱，于 1 月 12 日发热，流泪，喷嚏，不欲进食，轻微咳嗽，1 月 16 日自头面部发现红色斑丘疹，迅速遍及周身。昨日因故受凉，今日突然烦躁不安，泻稀水 10 余次，全身发凉，无汗，四肢逆冷。疹色由红变为暗紫，有欲骤然隐退之象，呼吸急促，唇、指发青，患儿家长急邀赴诊。

[检查] 患儿精神萎靡，口唇青紫，四肢发凉，喘息急促，全身干冷，无汗，布满紫黑色疹痕，指纹青紫达命关，脉沉细微弱。

[辨证] 疹毒内陷，阳气欲绝。

[治法] 宜急发表升阳，托毒外透，补中益气固脱，佐以解毒、化痰。

[处方] 升麻 9g、葛根 15g、生滑石 12g、白芍 9g、山药 18g、泽泻 9g、金银花 9g、浙贝 12g、桔梗 9g、牛蒡子 6g、麻黄 6g、荆芥穗 4.5g、芫荽 15g、鲜芦根 30g、炙甘草 4.5g，水煎 2 遍，约得药液 200ml，分 2 次服。服第一次药后，饮热米汤一碗，隔 1 小时后再服第二次药，令出微汗。

1959 年 1 月 21 日随访：诊后立即熬服中药，自中午至下午频频饮完，2 小时后全身微汗出，至晚，病情明显好转，喘息已平，全身皮疹由暗转红，四肢已温，体温回升，精神已恢复如常，腹泻次数大减，已转危为安，嘱其继服 1 剂，疹即透齐而愈。

病例 3 刘某，男，1 岁半，1955 年 2 月 15 日初诊。

[病史] 患儿母述，小孩发热伴有咳嗽、气促已 3 天，并有流泪怕光、烦躁等症状。昨天因高热抽风，曾在某医院用冰水灌肠降温，体温略退，但继而回升。

[检查] 面红，两眼羞明，口唇红而少津，舌苔白厚，根部微黄，身热无汗，指纹青紫达命关。

[辨证] 内热炽盛，疹毒不宣。

[治法] 清热解毒，发表透疹，镇痉。

[处方] 荆芥穗 6g、生石膏 15g、蝉蜕 4.5g、麻黄 4.5g、葛根 12g、牛蒡子 6g、连翘 4.5g、甘草 1.5g、钩藤 6g、鲜芦根 30g、白僵蚕 3g、芫荽 6g、犀角粉 0.6g（分 2 次冲服），水煎 2 遍，兑在一起，频服之，每天 1 剂。

二诊（1955 年 2 月 16 日）：服药 1 剂，微汗出，体温见退，未再抽风。烦躁减轻，已能安静入睡。颈部和耳后、腮部已见红色皮疹，躯干及四肢尚未见皮疹。以原方加减继服。

[处方] 荆芥穗 6g、麻黄 0.9g、生石膏 15g、蝉蜕 4.5g、葛根 12g、牛蒡子 6g、连翘 4.5g、犀角粉（分 2 次冲服）0.45g、赤芍 4.5g、钩藤 6g、白僵蚕 6g、升麻 6g、桔梗 4.5g、鲜芦根（劈）30g，水煎服。煎服法同前。

三诊（1955 年 2 月 17 日）：全身疹子出齐，色红，体温仍未退清，微咳，气息已平，指纹淡红，已退至气关。按原方继服两剂。

四诊（1955 年 2 月 21 日）：皮疹已消退，仍微咳，不欲饮食。余热未清，改方清其余热。

[处方] 金银花 6g、紫草 4.5g、麦门冬 9g、玄参 6g、钩藤 6g、粉丹皮 4.5g、炙桑皮 4.5g、竹茹 6g、灯心 5g，水煎服。煎服法同前。

接语：麻疹是由麻疹病毒引起的一种最常见的小儿发疹性传染病。传染性极强，多在冬、春流行，我国自麻疹病毒疫苗问世后，已基本控制流行。本病临床以发热、上呼吸道炎症、结膜炎、口腔黏膜斑及全身斑丘疹为特征。因皮疹稍隆起，扪之碍手，状如麻粒而得名。临床病程一般可分为初热（前驱）期，见形（出疹）期，收没（恢复）期，如病情顺利无并发症，一般 10~14 天即可痊愈，是谓顺证，愈后可获终身免疫。但如患儿体质虚弱，或治疗护理失当，则常在出疹期发生并发症而威胁生命，最常见者如麻疹合并肺炎、脑炎，以及出疹期出现周围循环障碍，面白，肢冷，皮疹骤没，下利清水等，是谓逆证。

我国医学远在宋代《小儿药证直诀》中，已对本病的病因、症状以及治疗方法等，作了全面的论述。此后历代医家对本病的证治也有许多专门著作。通过历代劳动人民及医学家的临床实践，对本病已获得了全面系统的认识，并积累了异常丰富、简便有效的治疗方法，至今仍广泛应用于临床治疗。一般病人在初热期应以辛凉透表为主，见形期以清热解毒为主，佐以透发，收没期以甘凉养阴为主。如病情变化或出现并发症，则应根据具体情况，随症加减才能收效。

刘老治疗的此三例患儿，皆非一般麻疹顺证，病例 1 为麻疹合并脑炎，症见出疹期出现神昏抽风等症状，乃是疹毒失宣，生痰化热，蒙蔽清窍，引动肝风所致。故治以清热豁痰，镇痉息风，佐以透疹之法而收效。方中用胆南星、竹茹、川贝等清热豁痰，用蜈蚣、全蝎、僵蚕等息风镇痉，以桔梗、射干、生石膏等清宣肺热，用山药、西洋参、葛根、牛蒡子、蝉蜕、钩藤等益气生津，托毒外出。病例 2 因出疹期间复受寒邪，寒邪外束，疹毒不得宣透，出现阳虚欲脱（周围循环衰竭）之危症，如疹骤收没、肢冷、下痢等。故急以益气固脱和升发透疹之法并用，使阳气得以升发，疹毒得以宣透，疹出泻止，转危为安。方中升麻、牛蒡子、葛根、桔梗、荆芥穗、麻黄、芫荽、芦根等宣阳透疹，滑石、山药、泽泻、白芍利湿健脾益气固脱。病例3出疹前高热因用冰水灌肠降温，导致热毒内陷，疹毒不得宣透，疹出不畅，故以清热解毒，发表透疹之法，使疹毒得宣，疹出，热退。

哮喘性支气管炎

病例 吴某，女，8岁，1959年7月4日初诊。

[病史]患儿5岁半时曾出麻疹合并肺炎，疹后遗留哮喘性支气管炎。2年多来，时有发作性咳嗽、憋气、喘促，重时面色发白，出汗，呼吸困难，张口、抬肩，喉中有哮鸣声及痰声，心跳快，不能平卧，夜间尤甚。平时呼吸也较短促，食欲差。曾用过多种抗生素、激素，紫外线穴位照射、超短波、组织疗法、推拿及中药等治疗，均未能根治。目前正值发病期，来信索方。

患者正值发作期，痰多、气憋，喘促，不能半卧，且久病反复发作，此系本虚标实，急宜先治其标，拟宣肺止咳化痰平喘为法，处方试服。

[处方]麻黄3g、杏仁4.5g、生石膏12g、苦桔梗6g、苦葶苈3.6g、款冬花6g、川贝9g、射干4.5g、陈皮4.5g、清半夏4.5g、橘红4.5g、甘草3g、山药15g、生姜3g、大枣2枚，水煎2遍，约得药液150ml，分3次服，每隔2小时服1次。

来诊（1959年7月25日）：服药3剂，白天咳嗽、喘促见轻，痰仍多，出汗。

患儿面色较黄，眼圈发青，喉中仍有痰声，舌苔白稍厚，脉虚弱。标证已轻，改用补益肺肾为主，兼用化痰平喘法，配粉剂常用，以治其本。

[处方]冬虫夏草45g、川贝45g、白及60g、沙参36g、百合36g、白前36g、柿霜36g、胎盘粉90g、紫菀36g、麻黄30g、藏青果36g、甘草30g，共研极细粉，装瓶备用。

服法：每次3g，日服3次，用芫荽4.5g、浮小麦（捣）9g，温水加白糖少许，送服。

另用肺得宁，每次 10ml，每日 3 次，开水送服。

1961 年 6 月随访，自 1959 年 7 月诊后，服药粉及肺得宁，半年后咳喘逐渐好转，1 年后身体恢复健康，未再发病，已基本治愈。

按语：哮喘性支气管炎，包括在中医学中"哮"和"喘"之范畴。元代朱丹溪首创哮喘之名，并阐明其病机曰："肺以清阳上升之气，居五脏之上，通荣卫，合阴阳，升降往来，无过不及，六淫七情所感伤，饱食动作，脏气不和，呼吸之息，不得宣扬，而为喘急，亦有脾胃俱虚，体弱之人，皆能发喘，又或调摄失宣，为风寒暑湿邪气相干，则肺气胀满，发而为喘。"指出，哮喘病机的基本环节在于痰阻、气闭，肺有伏痰而外感风寒，以及生冷、海腥、恼怒气逆、劳累等，皆可触动肺内伏痰，诱发本病。发作时痰因气升，气因痰阻，痰气互结，阻塞气道，影响肺气升降，发为哮喘。《景岳全书》进一步指出："盖实喘者有邪，邪气实也；虚喘者无邪，元气虚也。实喘者，气长而有余；虚喘者，气短而不续。实喘者，胸胀气粗，声高息涌，膨胀然若不能容，唯呼出为快也；虚喘者，慌张气怯，声低息短，皇皇然若气欲断……此其一为真喘，一为似喘，真喘者其责在肺，似喘者其责在肾。"说明病有虚实之分，实喘邪在肺，虚喘尚有肺、脾、肾之别。

其治疗原则，《金匮要略》指出："肺胀，咳而上气，烦躁而喘，脉浮者，心下有水，小青龙加石膏汤主之。""咳而上气，喉中有水鸡声，射干麻黄汤主之。"此后，各代医家又在此基础上补充，丹溪曰："久喘之证，未发应扶正气为主，已发用攻邪为主。"《景岳全书》曰："然发久者，气无不虚，故于消散中，宜酌加温补，或于温补中，宜酌加消散。"为治疗提出了系统的理论基础。

本例患儿，素日脾土虚弱，积湿成痰，宿痰内伏，致反复发作，又因湿痰上贮于肺，使肺虚卫外不固，易被各种因素侵袭，诱发本病。肺肾虚为其本，痰湿之邪为其标。索方时，患儿正值发作，急则治标，驱邪当先，以宣肺、化痰、止咳、平喘为治。二诊时痰少、喘渐平，故在平喘化痰同时，又加百合、柿霜、沙参养肺阴，以冬虫夏草、胎盘粉、白及补肺肾培本，标本同治。更以肺得宁配服，养阴清热，润肺化痰，以收全功。方中配用芜荑一味乃取其醒脾和胃之功效。

五、外科

急性乳腺炎

病例1 于某，女，32岁，1956年4月12日初诊。

[病史] 产后半月，右侧乳房红肿、疼痛2天，头晕，不欲活动，食欲不振，大便干。家人来索方。此系产后气血虚弱，阳明蕴热与肝经之气互结，经络阻塞，而发乳痈。以益气血、通经络、清热解毒之法拟方试服。

[处方]

（1）金银花12g、天花粉15g、乳香9g、穿山甲9g、王不留行（酒炒）9g、炒牛蒡子9g、漏芦9g、通草15g、黄芪12g、甘草4.5g、肉苁蓉12g、炒酸枣仁24g、橘红12g、当归9g，水煎2遍，分2次温服。

（2）外用硫酸镁局部湿热敷。

二诊（1956年4月14日）：服汤药2剂，配用硫酸镁湿热敷，乳房红肿较前消退，疼痛减轻，大便已通。舌质红、苔薄白，脉弦细。

[处方] 当归9g、金银花15g、天花粉18g、乳香9g、穿山甲9g、皂角刺6g、王不留行（酒炒）9g、牛蒡子9g、蒲公英9g、连翘9g、通草9g、黄芪12g、生甘草6g、鹿角（捣）9g、橘络12g，水煎服。煎服法同前。

继续用硫酸镁局部湿热敷。

三诊（1956年4月16日）：又服药2剂，乳房红肿明显消退，大便又干。舌质红、苔薄黄，脉弦细。嘱原方加肉苁蓉12g、大黄3g、木香9g、柴胡9g，水煎服。煎服法同前。

四诊（1956年4月18日）：乳房红肿及疼痛全消，大便仍干。嘱原方加芦荟0.3g、皂角刺加至12g，再服3剂，以资巩固。

病例2 刘某，女，21岁，1956年6月17日初诊。

[病史] 产后37天，左侧乳房起一硬块，红肿、疼痛，发热1天。

[检查] 左乳房有一硬块，局部皮肤红肿，有压痛。舌苔薄白，脉弦数。

[辨证] 肝郁胃热，经络阻闭。

[治法] 清热解毒，益气通乳。

[处方] 金银花9g、天花粉12g、穿山甲（炙）6g、王不留行（酒炒）9g、

牛蒡子（炒）6g、黄芪9g、灯心1.5g、乳香9g，水煎2遍，分2次温服。

随访，服上药方3剂即愈。

按语：急性乳腺炎是因乳汁潴留，细菌侵入所致的一种急性乳房化脓性疾病，多见于哺乳期。中医认为本病多由于肝经气滞，阳明蕴热，两者相互郁结，阻滞经络，导致营气不从，乳汁不通而成，故历代医者多以舒肝解郁，散结通乳，清解阳明等法为治疗原则。

刘老治疗本病，除宗前人上述治法用药外，特别强调产后气血不足、气阴两虚，故治时多在清热解毒、散结通乳药物中，配以益气、补血、养阴生津之药，以达扶正祛邪之功效。初期热偏盛者，多以《外科发挥》仙方活命饮加减；后期局部炎症明显者，以《外科正宗》透脓散为主方加减。常用黄芪、当归、白芍、天花粉益气补血，养阴生津，皂角刺、穿山甲、王不留行、漏芦、通草、路路通通经下乳、消肿软坚，鹿角、乳香、丹参、赤芍活血、散瘀、消肿，金银花、连翘、蒲公英、牛蒡子、黄芩、甘草清热解毒，柴胡、白蒺藜、陈皮、枳实疏肝理气、化滞，知母、大黄、肉苁蓉润肠通便、泻火。外用硫酸镁湿热敷，可起活血、祛瘀、消肿之效。

乳房纤维瘤

病例 边某，女，15岁，1973年5月13日初诊。

[病史] 左侧乳房外上方生一杏核大小硬块半年多，逐渐长大，时有胀痛，曾到医院就诊，疑为乳房纤维瘤或乳腺增生，嘱服中药逍遥丸、小金丹等治疗观察，初服有效，肿块缩小，胀痛减轻，但继服则效果不显。又去复查，诊为乳房纤维瘤。因不同意手术治疗，来诊。

[检查] 身体瘦弱，舌苔薄白，脉细弱而迟。左侧乳房外上方可触到的3cm×3cm×2cm大小、椭圆形、质韧之包块，边缘清楚，推之移动，无压痛，表面皮肤无红肿。

[辨证] 肝郁气滞，痰热痰结。

[治法] 疏肝理气，清热解毒，豁痰软坚，消瘀散结。

[处方] 陈皮75g、清半夏60g、浙贝60g、炮姜36g、砂仁36g、麻黄36g、炙穿山甲36g、全蝎（去刺）42g、蜈蚣（隔纸炙）10条、当归45g、延胡索30g、山药60g、海藻36g、没药36g、肉桂30g、红花36g，共研细

粉，用夏枯草150g，熬水2遍，过滤，再熬浓汁，拌药粉中，干燥，炼蜜为丸，每丸重9g。每次服1丸，每日3次。用夏枯草24g、白花蛇舌草18g、半枝莲15g，煎水送服。服药1周，休药1天。

二诊（1973年7月30日）：服药丸一料，乳房肿块较服药前缩小约一半，质地变软，已无疼痛。舌苔白，脉细弱。按原方义加减继服。

[处方] 青皮105g、生黄芪75g、党参75g、当归75g、川芎75g、白芍75g、厚朴（姜汁炒）60g、柴胡75g、浙贝90g、槟郎60g、炮姜60g、煨草果仁75g、苏梗60g、全蝎（去刺）90g、蜈蚣（隔纸炙）20条、延胡索75g、五灵脂75g、款冬花60g、炒白术90g、熟地90g、鹿角胶75g、肉桂75g、白芥子90g、山药75g、没药（去油）60g、红花60g、清半夏75g、陈皮75g、甘草60g、黄药子60g、麻黄75g、炙穿山甲75g、乌药60g，共研细粉，用夏枯草360g、益母草300g、海藻360g，煎水2遍，取汁打小丸。每次12g，每日3次。用夏枯草30g、白花蛇舌草24g、半枝莲18g、半边莲15g，煎水送服。服药1周，休药1天。

三诊（1974年11月7日）：服药丸三料，食纳增多，体质增强，乳房肿块继续缩小，变软。舌苔薄白，脉细弱，改方继服。

[处方] 生黄芪84g、青皮90g、党参75g、当归84g、川芎78g、白芍78g、浙贝105g、厚朴（姜汁炒）72g、蒲公英90g、紫花地丁60g、炮姜90g、肉桂90g、麻黄78g、全蝎（去刺）125g、穿山甲（炙）84g、蜈蚣（隔纸炙）25条、白术（土炒）114g、延胡索84g、鸡内金90g、熟地90g、白芥子90g、红花84g、陈皮84g、清半夏84g、没药90g、乳香90g、黄药子90g、王不留行75g、漏芦75g、甘草75g、草果仁84g、槟榔75g、鹿角105g、乌药75g、半枝莲90g、半边莲78g、白花蛇舌草108g、三棱（醋炙）90g，共研细粉，用夏枯草465g、益母草360g、海藻360g，水煎2遍，滤取浓汁，打小丸。每次服12g，每日3次。用夏枯草30g、白花蛇舌草24g、半边莲24g，煎水送服。服药1周，休药1天。

1976年11月随访：左侧乳房肿块已完全消失。

按语：乳房纤维瘤，常见于青春发育期妇女，多为单发。中医学中凡乳中肿块，统称为乳中结核，细则可分为乳岩、乳疬、乳癖、乳痨诸证，多由肝郁痰结所致。如《医宗金鉴》曰："乳中结核梅李形，按之不移色不红，时时隐痛劳岩渐，证由肝脾郁结成。"根据症状和发病年龄，本例与乳疬或乳癖等证近似。

关于本例的病因，刘老认为是肝郁气滞，冲任不调，痰火郁结而成。故以舒肝理气，清热豁痰，行瘀软坚散结为法治疗而收效。方中陈皮、半夏、浙贝、夏枯草、白芥子、海藻化痰散结，半边莲、半枝莲、白花蛇舌草、全蝎、蜈蚣清热解毒，白芍、青皮、乌药、柴胡、香附疏肝解郁，当归、黄芪、熟地、鹿角胶、党参、山药补肾益气养血，红花、没药、川芎、益母草、延胡索、穿山甲活血祛瘀。

六、五官科

牙 痛

病例 宋某，男，60岁，1955年9月20日初诊。

[病史] 经常牙痛多年。重时引起头痛、头晕，因疼痛反复发作已陆续拔除数枚牙齿，近日又拔除两枚，尚存的四五枚牙齿也已活动，且时疼痛。平时常耳鸣、耳聋，记忆力差，大便干燥，食纳、睡眠一般。

[检查] 舌苔微黄，脉沉弦，血压正常。

[辨证] 肝肾不足，虚火上炎。

[治法] 滋肝肾，清虚火。

[处方] 白何首乌12g、枸杞子15g、菟丝子12g、天麻9g、海藻12g、炒槐实9g、炒酸枣仁24g、橘络12g、细辛1.5g、白芍12g、黄芩6g，水煎2遍，分早晚2次温服。

1955年12月5日随访：诊后共服药6剂，牙痛即愈。

按语：牙痛病因很多，有风寒、风热、胃热、虚火等多种，其病机与阳明蕴热或肾气不足关系最为密切，如《医学正传》云："夫齿者，肾之标，骨之余也。足阳明胃之脉贯络于齿上龈，手阳明大肠之脉贯络于齿下龈，手阳明恶寒而喜热饮，足阳明恶热饮而喜寒饮，故其为痛有恶寒恶热之不同也……大抵齿龈宣露而动摇者，肾元虚也，治宜滋阴补肾为要。憎寒恶热而口臭秽者，胃气热也，治宜安胃泻火为良。"本例年老，证见齿根松动、脱落等肾气不足表现，又兼头晕、耳鸣、便干等肝肾阴虚之证，舌苔微黄为轻微热象，故以补肝肾清虚热之法治疗而收效。

复发性口疮

病例1 龚某，男，38岁，1954年4月28日初诊。

［病史］口腔生溃疡数年，反复发作，久治不愈。局部剧疼，伴有口干。

［检查］下唇内有一卵圆形豆大溃疡，舌尖红，苔薄白，脉沉细。

［辨证］脾肾阴虚，虚火上炎。

［治法］滋肾养阴，清热降火。

［处方］生菟丝子18g、黄精12g、天门冬15g、黄柏（盐炒）12g、知母12g、金银花9g、天花粉9g、甘草6g、淡竹叶9g，水煎2遍，早晚各1次温服。

二诊（1954年5月1日）：服上方3剂，溃疡较前缩小，疼痛减轻，仍口干。舌苔脉象同前。前方加玄参12g、麦门冬15g、生石膏24g，水煎服。煎服法同前。

三诊（1954年5月14日）：服药6剂，溃疡愈合。后曾复发，但症状较轻，服上药仍有良效。

病例2 尚某，男，29岁，1958年2月13日初诊。

［病史］口唇黏膜经常发生溃疡已三四年。多在睡眠不足，饮食不当或劳累时复发，溃疡局部疼痛异常，曾服用复合维生素B、C等治疗无效。大便常干，有时腹泻、腹痛（患有慢性痢疾）。睡眠多梦，时有头晕，眼花，耳鸣，倦怠，烦躁。

［检查］面色正常，舌苔薄白，上唇内侧有一豆粒大圆形溃疡，脉沉细弦。

［辨证］心肾不足，脾胃蕴热。

［治法］补肾养心，清热降火，佐以健脾和胃。

［处方］酸枣仁（炒）45g、覆盆子12g、生菟丝子30g、白头翁9g、白芍12g、生白术12g、生鸡内金12g、白豆蔻9g、天门冬15g、黄柏6g、金银花9g、黄精12g、甘草4.5g、柿霜（冲）9g、丹皮6g、橘络12g，水煎2遍，早晚分2次温服。

二诊（1958年4月14日）：服上药6剂，口腔溃疡治愈，腹泻也未再犯，睡眠安宁。曾有3次因食韭菜而引起复发，每次发病服上方五六剂即愈。近日因工作劳累，口腔溃疡又复发。

[检查]口唇黏膜溃疡较上次诊时略小，脉弦细，嘱其继服上方，另配药粉一料外用。

[处方]柿霜12g、硼砂6g、冰片3g、朱砂6g，共研细粉，局部外用，日3次。

病例3 潘某，男，53岁，1964年5月30日初诊。

[病史]10年来经常口腔发炎，并反复发生溃疡，时好时坏，咽部发干而热，吞咽时疼痛尤重，食欲一般，消化不良，大便时干，经多方治疗，溃疡始终不愈。

[检查]面色黄，舌质淡红，苔薄白，口唇黏膜有黄豆大小的溃疡2个，脉沉弦。

[辨证]脾肾阴虚，阳明郁热。

[治法]滋肾养阴，清热降火。

[处方]玄参9g、麦门冬12g、青果9g、金银花6g、土茯苓9g、天花粉9g，水煎2遍，早晚各1次温服。

外用药方：朱砂0.6g、硼砂1.5g、青黛0.6g、冰片0.3g，共研细粉装瓶，吹撒溃疡面，每日2~3次。

二诊（1964年6月7日）：服药后咽痛减轻，大便仍干，舌苔脉象同前。

[处方]玄参15g、麦门冬15g、青果9g、金银花9g、生石膏18g、山药24g、土茯苓9g、天花粉12g、桔梗9g、肉苁蓉12g、当归9g、大黄3g、橘络9g、淡竹叶9g、灯心1.5g，水煎服。煎服法同前。

三诊（1964年6月10日）：服药后病状继续好转，舌苔同前，脉缓和。上方加射干4.5g，继服。

1964年6月25日随访：服上药方后诸症皆愈。

按语：复发性口疮，多见于青少年，病变可发生在口腔黏膜任何部位，为单发或多发的圆形或椭圆形小溃疡，疼痛异常，不仅影响进食、说话，对体力和精神也有影响。睡眠不足、疲劳、情绪不好等可引起复发或使病情如重。反复发作，病情绵延，顽固难愈，可达数月、数年或数十年之久。多数患者可伴有消化、神经系统等症状。

本病类似中医学文献中的"口疮""口糜"，如《内经》云："火气内发上为口糜。"《诸病源候论》说："手少阴心之经也，心气通于舌，足太阴脾之经也，脾气通于口，腑脏热盛，热乘心脾，气冲于口与舌，故令口舌生疮也。"《外台秘要》中并指出本病有反复发作的特点，如"心脾中热常患口疮乍发乍瘥。"总之，认为本病乃由心脾两经火热所致，治疗多以清热降火为主，但应当辨别虚热、实热，如《圣济总录》云，有因"胃气弱，谷气少，虚阳上发而为口疮者，不可执一而论。"张景岳指出："口舌生疮，因多由上焦之热，治宜清火，然有酒色劳倦过度，脉虚而中气不足，又非寒凉可治，故虽久用清凉终不见效，此当察其所由，或补心脾或滋肾水……方可痊愈。"进一步指出了对本病辨证治疗的原则。

刘老治疗本病，也以清热降火为主，但每多加滋阴补肾之品，使虚火降而阳归于阴，正所谓"壮水之主，以制阳光"。同时根据证之兼杂，加减药味。如病例2，患者口疮多在睡眠不足、饮食不当时复发，故又佐以健脾和胃养心安神之品。病例3则兼见阳明腑热便秘之候，故又佐以大黄、肉苁蓉、当归清热润便之品，以求标本同治。其所用清热降火药有黄柏、金银花、生石膏、土茯苓、竹叶、大黄等，滋肾养阴药有玄参、菟丝子、黄精、天门冬、麦门冬、天花粉、知母、覆盆子、肉苁蓉等，健脾和胃药有白术、白豆蔻、鸡内金等，养心安神药有酸枣仁、柏子仁、远志、灯心等。此外常用牛黄、青黛、硼砂、冰片、柿霜等清热、解毒、生肌药配成粉剂，局部应用，而迅速奏效，部分病例尚可基本控制复发。

副鼻窦炎

病例1 祝某，男，42岁，1956年2月21日初诊。

[病史] 经常易患感冒。感冒后即头痛、头晕、发热、恶寒、全身不适、鼻塞不通、流黄鼻涕，每次均需用抗生素治疗数日后，方逐渐好转。近半月来又因感冒后，上述症状复发，头痛，以右额部为甚，晨起尤重，下午较轻，医院检查诊为感冒合并急性额窦炎（右侧）。

[检查] 讲话鼻音重，舌苔薄黄，脉弦细。

[辨证] 肺经郁热，上蒙清窍。

[治法] 疏风清热，宣肺通窍。

[处方]

（1）麻黄6g、生石膏15g、薄荷6g、苍耳子9g、荆芥穗6g、白芷6g、菊花 9g、金银花 9g，天花粉 12g、乳香 4.5g、山药 15g、柴胡 4.5g、甘草 6g，水煎 2 遍，分 2 次温服。

（2）鱼脑石 3 块、牛黄 2.1g、硼砂 7.5g、冰片 1.5g，共为极细粉，以凡士林 10g 调匀成膏，以棉棒蘸药塞鼻孔中，两侧交替，每日三四次。

二诊（1956 年 2 月 25 日）：服药 2 剂，局部用药膏，发热恶寒已除，全身较轻松，额痛及鼻塞均见减轻，浊涕明显减少。舌、脉同前。前方加天麻 12g、僵蚕 9g、川芎 4.5g，水煎服，煎服法同前。继续用药膏。

半年后随访：用完外用药膏两料，头痛全除，浊涕消失，通气良好，半年来未再复发。

病例 2 王某，女，24 岁，1956 年 3 月 23 日初诊。

[病史] 鼻塞不通，流黄臭浊涕五六年，有时头痛，头昏，睡眠多梦，经医院检查，诊为鼻窦炎，曾行手术治疗，但未能根除。近一两年上述症状尤重。患者 14 岁月经初潮，素来周期正常，2 个月前新婚，婚后月经未再来潮。

[检查] 舌质红润，少苔，脉弦滑略数。

[辨证] 肺经蕴热，早期妊娠。

[治法] 清宣肺窍，补益脾肾，理气安胎。

[处方]

（1）麻黄 4.5g、生石膏 15g、桔梗 6g、苍耳子 6g、白芷 4.5g、羌活 3g、荆芥穗 3g、生杜仲 12g、黄芩 4.5g、白术 9g、砂仁 6g、薄荷 3g、桑寄生 9g、天麻 6g、炒酸枣仁 24g，水煎 2 遍，分 2 次温服。

（2）鱼脑石 5 块、牛黄 2.4g、硼砂 9g、冰片 1.5g，共为极细粉，拌入凡士林 20g，以甘油 15ml 调成油膏。用棉棒蘸涂鼻腔，两侧交替，每日 2~3 次。

二诊（1956 年 4 月 13 日）：服药 12 剂，并局部涂药膏，诸症大减。涂药膏后，开始鼻涕增多，但由稠变稀，1 周后逐渐减少，现仍在用药中。脉证同前。原方去酸枣仁、桑寄生、杜仲，五倍量，加菟丝子 60g、续断 36g、菊花 30g、人参 36g，共为细粉，以桑寄生 120g、杜仲 120g，水煎两三遍，滤取浓汁，与上药粉共打小丸。每服 9g，每日 3 次。

1 年后随访，上药丸及药膏共用三料，诸症全消。并足月生产一婴儿。

注：本例因有早妊之征，故于清利同时以人参、杜仲、桑寄生、砂

仁、白术等以补益脾肾，理气安胎，以防专一清利有碍胎儿。

病例3 靳某，男，38岁，1955年6月18日初诊。

[病史] 1950年开始，时觉鼻塞，通气不畅，嗅觉迟钝，时流浊涕，并逐渐加剧，近来时感头痛，头晕，额部发胀，有时觉身热，曾在医院检查，诊断为慢性副鼻窦炎。

[检查] 舌苔薄白，脉弦略数。

[辨证] 肺气失宣，肝胆邪热上蒸清窍。

[治法] 宣利肺窍，平肝清胆。

[处方]

（1）麻黄4.5g、生石膏12g、薄荷6g、细辛1.5g、黄芩6g、金银花9g、丹皮9g、川芎6g、天麻9g、大黄2.4g、石决明12g、夏枯草9g、生菟丝子12g、甘草4.5g，水煎2遍，分2次温服。

（2）辛夷9g、冰片0.45g、牛黄0.6g，共为细粉。每次用适量，用棉花包好塞鼻孔中。

二诊（1955年6月25日）：上药服6剂，局部应用药粉，头痛减轻，浓涕减少。仍感头晕，睡眠较差。舌、脉同前。原方去黄芩、金银花、甘草，加枸杞子12g、酸枣仁18g、钩藤9g，以养肝益肾。

三诊（1955年7月10日）：又服药6剂，症状继有好转，右侧鼻腔已通气，头晕仍不减，舌苔黄，脉象同前。

[处方] 麻黄75g、羌活45g、白菊花45g、龙胆草36g、石斛60g、薄荷60g、佩兰45g、胆南星36g、细辛36g、天麻90g、生石决明60g、覆盆子60g、枸杞子90g、橘络90g、当归60g、陈皮60g、浙贝60g、清半夏60g、知母60g、白芷60g、蔓荆子45g、苍耳子60g、菟丝子60g、何首乌120g、水牛角30g、琥珀30g、牛黄3.6g、三七30g

上药共为细粉，用夏枯草180g、海藻180g，煎水2遍，过滤，熬浓汁，与药粉共打小丸。每次服9g，每日3次，饭后温开水送下。

服上药丸及外用药粉各两料后，诸症基本消失。

注：本例病程长久，累及脾肾，脾虚生痰，痰热积聚，故佐以益肾健脾化痰之品而收效。

按语：副鼻窦炎是副鼻窦的急性或慢性炎症，以慢性的为最多见，主要症状为嗅觉消失，鼻塞，浊涕，有时腥臭，有的伴有头痛，头昏等症状，急性者多是感冒、上感的合并症。

本病与中医学之"鼻渊""脑漏"极为相似，如《景岳全书》有"时流浊涕而或多臭气者谓之鼻渊，又曰脑漏"的记载。刘老认为，本病的发生原因主要有三：一为外感邪毒，入肺化热；二为胆腑郁热，上移于脑；三为脾气不运，清阳不升。故他治本病多采用清宣肺窍，疏利肝胆，健脾益气等法，对急性者常配用解表药物，病程久者酌加益肾之品，常能收效。除应用汤药内服外，多喜用鱼脑石、牛黄、冰片、硼砂等清热透窍之品，配成油膏或药粉局部应用。鱼脑石乃黄花鱼头中之石样小骨块，性味甘平，《本草纲目》中有其治"聍耳出脓"的记载，刘老经验，本品配以牛黄、冰片等药物有较好的清热、消炎、利窍之功能，故常喜采用之。

鼻 衄

病例 张某兄妹，男18岁，女12岁，1973年6月11日处方。

兄妹二人自幼即经常鼻出血，长则一两个月，短则10~12天即发病1次，每至春夏之交发作尤频。每次发病出血量均较多，伴有头晕，需用中西药物才能止血，但反复发作不能根除，甚感痛苦。医院检查为鼻黏膜干燥血管破裂所致。近日鼻衄又发，信邀刘老为其处方治疗。刘老认为，鼻衄一症属肺胃有热者居多，乃宗清泻肺胃，养阴凉血佐以止血为法，以《十药神书》十灰散及《景岳全书》玉女煎为主，综合加减，为其处方，嘱其试服。

〔处方〕金银花15g、生石膏24g、百合15g、大小蓟各9g、生地15g、旱莲草12g、知母12g、山药30g、茜草根9g、陈皮9g、白茅根45g，水煎2遍，分2次温服。

1974年5月患者家长来信述：兄妹二人先后各服上药3剂，鼻衄即愈，至写信时已近1年，未再复发。

又本整理组一同志之女陈某，11岁，经常患有鼻衄，经服用此方6剂即愈，观察3个月余，至整理本稿时未复发。

按语：关于鼻衄，早在《内经》中即有"春气者病在头，故春善病鼻衄"的记载，《金匮要略》中并指出："从春至夏衄者太阳，从秋至冬衄者阳明"的理论，认为衄血皆属阳经火热之病。其后历代医者多宗此说作过许多更具体的阐述。如《证治汇补》指出："肺开窍于鼻，阳明之经上交鼻颊，故鼻衄由肺胃之热而起，但水亏木旺亦常有患此证者。"明确提出鼻衄的发生是由于肺胃热盛，迫血妄行或肝肾阴虚，虚火上炎损伤脉络所致，故治疗也多以清热凉血养阴为基本方法。

刘老治此2例也宗上法，以金银花、生石膏、生地、知母、百合、陈皮、山药等清泻肺胃之热，兼以养阴生津，以大小蓟、旱莲草、茜草根、白茅根等凉血、止血，而收良效。

急性结膜炎

病例1 南某，男，23岁，1955年11月23日初诊。

［病史］患者近日来两眼白睛发红，有干涩及异物感，伴有灼热样疼痛，作痒，怕光，流泪，眼眵多而黏稠，不易睁眼，左眼较重。西医诊断为急性结膜炎。

［检查］两眼白睛充血，多黏眵，羞明，舌苔薄白，脉洪数。

［辨证］风热犯肺。

［治法］疏风清热。

［处方］菊花9g、生石膏24g、防风9g、黄连3g、葛根12g、金银花15g、甘草6g、蝉蜕9g、赤芍9g、淡竹叶12g、灯心1.5g，水煎2遍，分2次温服。

1955年11月27日随访：服药2剂，眼疾痊愈。

病例2 田某，男，30岁，1955年2月27日初诊。

［病史］眼睛发红，灼热疼痛1周。开始先觉两眼球发涩，有异物感，继则白睛发红，有灼热疼痛，流泪，怕光，伴有发热、头晕、心慌等不适。

［检查］白睛红，眼眵较多而稠，舌苔薄白，脉浮而数。

［辨证］风热犯肺。

［治法］疏风清热明目。

［处方］羌活6g、生石膏24g、菊花9g、赤芍9g、金银花9g、山栀9g、防风9g、玄参12g、炒酸枣仁30g、密蒙花9g、甘草4.5g、山药15g、橘络9g、蝉蜕9g、木通6g、桑叶9g，水煎2遍，分2次温服。

二诊（1955年2月29日）：服药2剂，身热已退，眼赤、流泪、眼痛等症已好大半，舌苔薄白，脉象缓和。

［处方］生石膏 24g、菊花 9g、赤芍 9g、金银花 9g、山栀 9g、防风 9g、玄参 12g、密蒙花 9g、山药 15g、橘络 9g、蝉蜕 9g、甘草 3g、木通 4.5g、桑叶 9g、黄芩 6g，水煎服。煎服方法同前。

按语：急性结膜炎，俗称火眼、红眼，系由细菌或病毒引起的传染性眼病，以结膜充血、多黏液脓性分泌物、灼痛、怕光、流泪等为主要表现，发病后三四天即达高潮，一两星期左右痊愈，一般不留任何痕迹。重症结膜炎，可因继发角膜浸润、溃疡而影响视力。中医根据临床症状将本病分为天行赤眼、暴风客热两种，并认为系风邪热毒犯肺所致。肺有郁热者易于发病，而且明确指出本病有传染性，如《审视瑶函》曰："此症目赤痛……怕日羞明，泪涕交流等，一家之内，一里之中，往往老幼相传，然有虚实轻重不同……为天时流行，热邪感染。"本病初起为风热相搏，治宜疏风泄热；病毒入侵则须加解毒凉血之品；若口渴，尿赤，便秘，为里热壅结，治应泻火通腑。

病例 1 属天行赤眼，病例 2 属暴风客热，治疗均以疏风清热泄火为法，以《证治准绳》菊花通圣散及《眼科纂要》泻肺饮加减而收效。

树枝状角膜炎

病例　王某，男，13 岁，1963 年 11 月 29 日初诊。

［病史］一个半月前，两眼睑周围出现一些大小不等的小水疱，发痒，不痛，数日后被玉米粒击中左眼，当时左眼剧烈疼痛，流泪，羞明，不敢睁眼，视物不清，随后左眼逐渐起一层云翳，遮住黑睛。在某医院诊为外伤性树枝状角膜炎（左侧），于 10 月 30 日住院治疗。

入院时检查

右眼	左眼
视力：1.2	同右眼
眼球：无突出或凹陷，活动良好	同右眼
眼睑：无浮肿及内外翻	同右眼
泪器：无异常	同右眼
睑结膜：无充血，乳头肥大（＋），肥厚（＋），无瘢痕	充血（＋＋），肥厚（＋），乳头肥大（＋），其他（－）
球结膜：无充血、水肿、出血等	充血（＋＋），水肿（＋），其他（－）

右眼	左眼
角膜:无溃疡、异物及表层浸润,感觉良好	无溃疡,表层浸润(++)。呈树枝状,睫状充血不明显,其他(−),荧光着色,此处角膜感觉消失
巩膜:未见异常	同右眼
前房:深浅正常,房水清晰	无明显细胞,未见光斑
虹膜:纹理清楚,未见异常	同右眼
瞳孔:对光及调节反射均正常	同右眼
晶体:无浑浊及脱位	同右眼
眼底:视神经盘边缘清晰,血管比例及视网膜黄斑均正常	同右眼
裂隙灯检查:均正常	角膜缘4~5点处有树枝状实质及表层浸润、近瞳孔处荧光素着色,5至6点处有表层浸润

诊为（1）树枝状角膜炎（左）星状型。（2）沙眼（双）。经用1%阿托品治疗，乙醚烧灼，地卡因麻醉下碘酊灼溃疡，及服乌洛托品合剂等治疗，至11月21日，仍流泪多，有异物感，头痛。裂隙灯检查，角膜溃疡有扩大趋势，呈肾形，上下延伸，宽度增加，荧光素染色见瞳孔3~4点处呈肾形着色，视力右眼1.2，左眼0.1。11月29日邀刘老处方。

根据所述病状及检查，刘老认为系属肝经风热所致，乃以疏散风热，清肝明目，化瘀退翳之法，拟方试服。

［处方］生石决明30g、生珍珠母24g、生菟丝子18g、草决明12g、菊花9g、密蒙花9g、蝉蜕9g、木贼草9g、丹皮9g、桑叶9g、茯神9g、黄芩6g、柴胡6g、防风6g、甘草4.5g、灯心3g，水煎2遍，分早晚2次温服。

二诊（1963年12月8日）：服上方12剂，头痛、羞明、流泪等症状减轻，视物仍不清，眼部急性炎症已消失。舌苔薄黄，脉弦细。

上方加沙苑蒺藜6g、赤芍6g、炒酸枣仁15g，继服。

外用粉剂：珍珠0.3g、炉甘石（煅）0.5g、镜面朱砂0.15g、硼砂2.4g、蝉蜕0.6g、牛黄0.3g、熊胆0.45g，共为极细粉，加麝香0.15g，再研细匀装瓶，每日3次，点患眼。

三诊（1963年12月13日）：左眼云翳退大半，流泪、疼痛已除，昨日出院。舌苔薄白，脉弦细。前方加黄芪、白豆蔻、菟丝子等益气补肾之品继服。

[处方] 黄芩 7.5g、生黄芪 9g、柴胡 6g、菊花 9g、沙苑蒺藜 9g、草决明（炒）12g、生石决明 36g、山栀 9g、密蒙花 9g、蝉蜕 12g、木贼草 9g、白芍 9g、生菟丝子 18g、丹皮 9g、桑叶 9g、防风 6g、白豆蔻（注）9g、淡豆豉 9g，水煎服。煎服方法同前。

注：关于白豆蔻，李东垣谓有"散肺中滞气，宽膈进食，去白睛翳膜"的作用。

点眼药继用。

四诊（1964 年 1 月 3 日）：自觉症状均好，云翳已近消退，视物仍欠清晰。舌脉均正常。仍守原方义，重加滋养肝肾之药配丸药服。

[处方] 羊肝（切片、烘干）150g、柴胡 24g、黄芩 18g、黄连 12g、菊花 27g、桑叶 30g、沙苑蒺藜 21g、当归 27g、红花 18g、青葙子 24g、车前子 21g、羌活 18g、天竺黄 21g、生石决明 36g、石斛 21g、羚羊角骨 18g、生珍珠母 30g、木贼草 30g、蝉蜕 30g、炒酸枣仁 18g、山茱萸 21g、生地 21g、茯神 18g、生菟丝子 24g、草决明 21g、白芍 21g，共为极细粉，用谷精草 60g、密蒙花 60g、灯心 15g，煎水打小丸，干燥，装瓶。每服 9g，每日 2 次。

1964 年 2 月 19 日随访，服药一料，眼疾痊愈，双眼视力均为 1.2。

1976 年 8 月随访：眼疾再未复发，双眼视力均为 1.5。

按语：树枝状角膜炎系由单纯疱疹病毒引起的角膜浅层溃疡，形成树枝状浸润，以单侧多见，易于复发。此种病毒寄生于人体，但不致病，当机体对外界适应能力降低时，如某种非特异性刺激、高热、上呼吸道感染，或角膜轻度外伤后，才有可能致病。病变有的仅侵犯角膜上皮，有的可引起角膜实质的炎症反应。

中医将本病列为"外障眼"范畴，主要因风热引起，早期以疼痛显著、流泪、怕光为主症，病邪以风为主，治宜祛风。若角膜周围浅层血管网充血明显，角膜浸润较深，则为风已化热，宜以清热为主，兼以祛风。若炎症消退，仅留云翳，则应重在消翳、平肝、补益肝肾。

本例病期已月余，角膜已受浸润，云翳形成，此系风邪日久化热，肝肾不足，故以山栀、桑叶、密蒙花、木贼草、菊花、蝉蜕、草决明、生石决明等祛风清热，平肝退翳，同时以沙苑蒺藜、生菟丝子、石斛、生地、山茱萸、炒酸枣仁等滋养肝肾，另加用粉剂点眼而获良效。

角膜实质炎

病例 李某，男，22 岁，1955 年 11 月 1 日初诊。

[病史] 去年开始，左眼白睛发红，渐及全眼，继则黑睛发浑，如云雾遮盖，后右眼也有类似改变，并由内眦生出红色胬肉，遮盖黑睛，视力进行性减退，仅存光感。常有头痛、耳鸣、胃脘部有发热感、大便燥结等症。10 月 8 日在某医院眼科诊为角膜实质炎。父亲有冶游史及梅毒史。

[检查] 两眼黑睛有云翳遮盖，结膜充血明显，两眼内眦有胬肉攀睛，视力仅存光感。舌苔黄厚，脉象弦数。

[辨证] 肝经风热，肾水不足。

[治法] 疏散风热，清肝凉血明目，滋养肝肾。

[处方] 菊花 9g、赤芍 9g、丹皮 12g、黄连 6g、生地 15g、生石决明 24g、生石膏 18g、木贼 12g、防风 9g、蝉蜕 12g、菟丝子 12g、沙苑蒺藜 12g、夏枯草 12g、谷精草 9g、土茯苓 12g、海藻 15g，水煎 2 遍，约得药液 300ml，午晚睡前 2 次分服。

1955 年 11 月 10 日来函述：服药 8 剂，头痛减轻，大便已不干，眼云翳变薄，白睛红赤见轻，视力有改进。嘱前方继服。

二诊（1956 年 2 月 16 日）：前方共服 80 余剂，头痛已除，云翳渐退，视力恢复已接近正常。舌苔薄白，脉象弦细。仍宗前方加减配丸药继服，并配散剂点眼。

[处方]

（1）丸药方：菊花 60g、赤芍 60g、丹皮 75g、黄连 45g、生地 100g、生石决明 165g、生石膏 126g、防风 75g、蝉蜕 90g、陈皮 60g、生菟丝子 90g、沙苑蒺藜 84g、青葙子 60g、清半夏 60g、金银花 75g、密蒙花 60g、枸杞 90g、草决明 60g、车前子 60g、天麻 60g、白羊角尖 60g，以上诸药共为极细粉，用夏枯草 180g、海藻 240g、谷精草 120g、木贼 180g、土茯苓 270g，熬水两遍，过滤，熬浓汁，拌药粉中，打小丸，干燥装瓶。每次服 9g，1 天 3 次，服药 1 周，休药 1 天。

（2）外用清毒退翳散方：珍珠母（生研）0.6g、熊胆 0.3g、牛黄 0.3g、黄连（捣，用蒸馏水泡 1 天，过滤蒸干，研粉）0.9g、硼砂 2.4g、炉甘石（水飞）1.5g、朱砂（水飞）0.9g、冰片 0.4g、麝香 0.3g，共为极细粉，装瓶。1天点眼4次，以银针蘸药粉点眼。

1956年3月12日随访：眼疾已痊愈，视力恢复正常。

按语：角膜实质炎，是角膜深层的非化脓性病变，多见于先天梅毒，常发生于青少年时期，多为双眼同时发病。较少见于后天晚期梅毒，此多为单眼发病。临床表现有羞明、流泪及不同程度的疼痛、异物感等角膜刺激症状。由于角膜深层浸润而致角膜浑浊，故常严重影响视力。

本病属中医学"浑睛障"之范畴。关于病因，多认为系肝胆热毒壅盛所致，故治疗常以清热疏风、明目退翳为法。本例方中以菊花、木贼、防风、蝉蜕、谷精草疏散风热、清肝、消目赤肿痛，以黄连、生石膏、金银花、生地、丹皮、石决明、夏枯草清热、凉血、明目，菟丝子、枸杞子、沙苑蒺藜补益肝肾、固精明目，土茯苓清热驱梅。此外，刘老认为，海藻一味，富含碘质，能促进慢性炎症的吸收，从而有助于角膜云翳之消退，故在此也采用之。

球后视神经炎

病例1 王某，女，3岁，1957年5月8日初诊。

[病史]患儿母亲代述，患儿于2月底曾发高烧，两三天后突然右眼失明，数天后左眼也失明，伴有头痛，烦躁易哭。

[检查]发育正常，面黄体瘦，两眼不红，视力仅有光感。舌苔薄白，指纹红，过气关。

[辨证]肝肾阴虚，肝经蕴热。

[治法]清肝明目，滋补肝肾，佐以清心安神。

[处方]

（1）钩藤9g、草决明9g、谷精草6g、石斛6g、生石决明12g、夜明砂5g、蕤仁5g、密蒙花5g、当归6g、山茱萸5g、生地5g、橘络5g、天竺黄3g、朱茯神5g、灯心1.5g、，水煎2遍，分2次温服。

人参1.2g、羚羊角0.6g、琥珀0.6g，共为细粉，分2次冲服。

（2）鸡肝2个，香油炸之，每天服1次。

二诊（1957年6月20日）：服药20余剂，视力大有好转，已能看见一般东西。舌苔、脉象同前。

[处方]草决明15g、谷精草12g、生石决明24g、夜明砂9g、石斛

12g、蕤仁 10g、密蒙花 10g、当归 12g、山茱萸 10g、生地 10g、橘络 10g、天竺黄 9g、朱茯神 10g、薄荷 9g、人参 9g、羚羊角 5g、犀角 5g、琥珀 3g、朱砂 3g、鸡肝（烘干）3 具，共为细粉，用钩藤 45g、灯心 24g，煎浓汁，拌药粉，打小丸。每次服 3g，日服 3 次。

1958 年 8 月 5 日随访：服丸药五料，视力基本恢复正常。

病例 2 王某，女，3 岁半，1956 年 6 月 27 初诊。

［病史］患儿之父代述，患儿于 2 月间出麻疹，发烧四五天热始退，当时两眼视力尚好，但食欲一直不好，饭量显著减少。5 天前患儿自诉左眼疼痛，眼球转动时疼痛尤甚。前天下午在玩耍时两眼突然失明，灯亮也看不见。当即到某医院急诊，诊为急性球后视神经炎。

［检查］面黄体瘦，两眼外观如常，视力仅存光感。舌苔薄白，指纹紫红，过气关。

［辨证］肝经蕴热，肾水不足。

［治法］清肝明目，滋养肝肾。

［处方］

（1）成药：小儿回春丹，每次 3 丸，日服 3 次。

（2）汤药方：钩藤 6g、覆盆子 6g、草决明 6g、生石决明 6g、谷精草 6g、黄连 2.4g、朱茯神 5g、橘络 5g，水煎 2 遍，约得药液 150ml，分 3 次温服。

（3）鸡肝 2 个，用香油炸七分熟，一天食用。

二诊（1956 年 7 月 3 日）：服药 5 剂，视力逐渐好转，能辨别人与物，对黑色东两辨别力差，食欲仍差，面色较苍白，唇内有白色小点，指纹紫红已退。汤药方中加桑叶 5g，以疏风清肝明目。小儿回春丹继服，服法同前。另配药丸一料。

丸药方：覆盆子 45g、草决明 30g、生石决明 30g、黄连 15g、朱茯神 30g、青葙子 30g、山药 45g、当归 24g、白术 30g、鸡内金 36g、橘络 30g、琥珀 5g、红豆蔻 24g、白何首乌 30g，共为细粉，用谷精草 120g、钩藤 90g、桑叶 90g、枸杞子 90g，熬水 2 遍，过滤，用文武火熬成流膏，浸入药粉中，拌匀，干燥，加鸡肝 10 具，切片干燥。以上共研细粉，以龟甲胶 30g 溶水打丸。每次服 3g，1 日 3 次，白开水送服。

1957 年 2 月 14 日随访：服汤药 16 剂，药丸一料，配服小儿回春丹，视力完全恢复正常。

按语：球后视神经炎即视神经球后段发炎，其病因常与病灶感染、热性传染病等多种因素有关，临床可分急、慢性两种。急性者常为单眼发病，或一眼先发，一眼继发，起病急骤，视力迅速减退，甚至仅存光感，或完全失明，有时伴有眼眶深部疼痛，或头痛，早期治疗预后常较好，视力可以很快恢复。慢性者多双眼同时发病，起病较缓，视力减退也较轻，但预后较差，常遗留程度不等的永久性视力损害，甚至完全失明。

中医学根据视力减退的快慢，将本病分别归入"暴盲""视瞻昏渺"及"青盲"等范畴，如《审视瑶函》云："暴盲似祟最跷蹊，蓦地无光总不知，莫道鬼神来作孽，阴阳关格与神离。""此证平素别无他病，外不伤于轮廓，内不损乎瞳神，倏然盲而不见也。"又《诸病源候论》："青盲者，谓眼本无异，瞳孔黑白分明，直不见物耳……五脏六腑之精气皆上注于目……脏腑血气不荣于睛，故外状不异，只不见物而已。"

刘老认为，本病之起因，或因肝肾阴虚，肝经蕴热，肝气上逆，气血郁滞；或因惊恐过度，心神失守，气血妄行；或因气血两虚等因素，导致脏腑精华不得上承于目，目失涵养所致，故治疗应根据病因，分别采用滋补肝肾、清肝解郁、补益气血等法。此两例患儿均属肝肾阴虚、肝经蕴热所致的"暴盲"，故以滋养肝肾，清肝泻火为法治疗而得效。方中以草决明、谷精草、石决明、青葙子、钩藤、夜明砂、密蒙花、犀角、羚羊角、天竺黄等清肝泻火明目，以生地、当归、山茱萸、石斛、枸杞子、覆盆子、何首乌、鸡肝等滋养肝肾。

七、皮肤科

荨麻疹

病例1 韩某，男，32岁，1962年9月10日初诊。

[病史] 素有胃病，每当情绪不佳或饮食不当即感脘腹疼痛不适，平时饮食较少，体质较差。近月来经常在遇风后周身起风团疙瘩，时起时消，起时瘙痒、出汗，甚则口干、发热，不能入睡，曾多方治疗未效，来诊。

[检查] 周身皮肤有散在性淡红色风团损害，舌苔薄白，脉沉细而弱。

[辨证] 气阴不足，表虚不固，复感风邪。

［治法］益气固表，疏风，养阴清热，佐以健脾和胃。

［处方］生黄芪 18g、防风 9g、荆芥穗 9g、地骨皮 9g、香薷 9g、天花粉 15g、麻黄根 9g、炒白术 15g、带壳砂仁 12g、神曲 9g、香附 9g、茯苓皮 12g、炒酸枣仁 36g，水煎 2 遍，分 2 次温服。

服药 3 剂，皮疹逐渐消退而愈。

注：方中用香薷一味，系取其祛暑解表之功用，夏秋之间刘老常喜应用之。

病例 2 周某，男，40 岁，1965 年 8 月 10 日初诊。

［病史］全身皮肤起风团疙瘩 2 个月，时起时消，奇痒，搔抓后皮肤起条纹状高出皮面的抓痕，甚则发热，伴有胸闷、憋气等不适。西医诊断为荨麻疹。

［检查］全身皮肤有散在性淡红色风团损害，皮肤划痕（＋），舌苔薄白，脉沉细而弱。

［辨证］风邪束表，肺气失宣。

［治法］祛风和血，清宣肺气。

［处方］防风 9g、荆芥穗 6g、地肤子 15g、白蒺藜 9g、蝉蜕 12g、当归 12g、苦参 9g、红花 9g、桑叶 9g、熟地 18g、生菟丝子 24g、丹皮 9g、炒杏仁 9g、麻黄 5g、生石膏 15g、甘草 6g、枳壳 9g，水煎 2 遍，分 2 次温服。

服药 3 剂，皮疹消退，未再复发。

病例 3 张某，女，成人，1959 年 8 月 6 日初诊。

［病史］素有高血压病。近月来反复起风团疙瘩，甚痒，曾用脱敏药、激素等治疗效果不显。来信索方。

暑月多湿，外感风邪，乃宗清热除湿、祛风止痒之法，拟方试服。

［处方］金银花 18g、苦参 12g、荆芥 9g、防风 9g、白蒺藜 18g、蝉蜕 9g、赤芍 9g、黄芩 9g、桑叶 12g、牛膝 6g、泽泻 12g、扁豆 12g，水煎 2 遍，分 2 次温服。

来函述，服药 1 剂皮疹见轻，服药 3 剂病愈。

病例 4 刘某，女，17 岁，1972 年 9 月 29 日初诊。

［病史］全身皮肤起荨麻疹，反复发作 10 多年。患者自述，从 1960 年开始，反复起荨麻疹，每次发病先有腹痛，两三天后皮肤出疹，由局部漫延及全身，奇痒，1 周左右皮疹逐渐消退，严重时面部及脚背肿胀，喉

咙有噎塞感，影响进食，遇风尤甚。经多方治疗效果不显。近年来发作频繁，约每月发作1次。

［检查］舌苔薄白，脉象弦细。

［辨证］表虚不固，风邪外袭。

［治法］益气，固表，和血，疏风，清热。

［处方］防风12g、荆芥穗12g、葛根15g、白蒺藜12g、蝉蜕12g、当归12g、生地15g、羌活12g、独活12g、红花12g、夏枯草18g、金银花15g、生黄芪12g、白术15g、煨草果（捣）12g，水煎2遍，分2次温服。

1972年11月8日家属来信述，共服药11剂，病愈。

按语：荨麻疹是常见的变态反应性疾病之一，一般分为急性和慢性两大类。与中医学中之"风疹块"或"瘖瘟""瘾疹"等相似。

中医认为，本病多由于湿郁肌肤，营卫失调，表卫不固，外感风邪；或多食鱼腥，肠胃滞热再感风邪；或因平素体弱，气血不足，风邪侵袭等原因所致。总之，认为风邪是引起本病的主药致病因素。根据临床表现，本病可有以下几型。

风热型：多见于急性荨麻疹，风团色红、灼热、奇痒，舌质红，脉浮数，宜以清热、疏风为法，常用金银花、荆芥、防风、蝉蜕、桑叶、白蒺藜、赤芍、浮萍等药。

风寒型：多见于慢性荨麻疹，风团色白，奇痒，舌苔薄白，脉浮弦或紧，宜以疏风散寒为法，常用防风、荆芥穗、羌活、桂枝、当归、红花、黄芪等药。

气血两虚型：多见于慢性荨麻疹，风团反复发作，多年不愈，常感疲乏无力。舌质淡红，脉细弱，宜以益气养血、固表疏风为法，常用黄芪、防风、白术、当归、生地、熟地等药。

刘老治疗本病，除重视外感风邪的因素外，也很重视病者的气血因素，特别强调"治风先治血，血行风自灭"的理论，故临床用药，多在诸祛风药物中配用当归、生地、熟地、赤芍、红花等和血行血药，以及黄芪、白术等益气固表药。实践证明，确有良效。

关节炎型银屑病

病例 徐某，男，26岁，1956年10月25日初诊。

[病史] 两上肢起皮疹，上盖银白色皮屑，微痒，反复发作已3年，近半年加重。今年5月，在剧烈运动出汗受凉后，头顶与两下肢伸面起红色皮疹，上盖银白色皮屑，稍痒，后累及背部，曾用中西药治疗效果不显。8月开始右踝关节肿痛，服中药10余付后消肿，9月中旬，右踝关节及左小趾又有轻度肿痛，逐渐加重，活动受限，夜间痛甚，影响入眠，左膝及肩部也疼痛，同时皮疹加重，咽干而痛。西医诊断为关节炎型牛皮癣。

[检查] 头皮有散在性红色斑丘疹，被灰黄色厚痂覆盖，基底红晕，下有脓性分泌物。头发呈束状。面部、四肢伸面及背部有铜元大的灰褐色痂皮，基底红晕，除去痂皮有薄膜现象和点状出血，有的痂呈蛎壳状。左踝关节肿胀，触之灼热，有压痛。舌苔黄厚，脉沉稍数。

[辨证] 湿热内蕴，汗出当风而发白疕。

[治法] 清热除湿，活血散风。

[处方]

（1）汤药方：金银花24g、防风12g、地风15g、当归15g、生黄芪30g、苍术9g、玄参15g、防己12g、天花粉15g、大青叶12g、桔梗9g、甘草9g，水煎2遍，分2次温服。

（2）外搽药方：青黛45g、松香36g、枯矾30g、雄黄15g、黄精42g、露蜂房30g、冰片3.6g（研后入）。上药共为极细粉，用凡士林调成软膏，每天搽一两次。用药前先将皮肤洗净。

（3）熏洗药方：荆芥穗45g、艾叶45g、防风45g、豨莶草45g、泽兰54g、雄黄（后入）9g。

加水一盆，煮开，熏洗患处。三四天洗1次。晚睡前洗为宜。

二诊（1956年12月1日）：服汤药30剂，外搽药20天，熏洗药隔4天熏1次，病情明显好转，两下肢伸侧丘疹表面仍有鳞屑，面部皮肤损害消失大半，肘部损害明显变薄，痒差，关节疼痛减轻，活动自如，咽干、痛已除。舌苔薄黄，脉象弦细。上方去桔梗、玄参、天花粉继服，以资巩固。

1966年1月6日随访：又服汤药数剂，病情继有好转，关节胀痛及皮肤损害基本痊愈。

按语：银屑病旧称牛皮癣，为一种常见的复发性慢性皮肤病，有的可侵犯关节，称为关节炎型银屑病，但较少见。本病病变常对称发生于四肢伸面和头部，皮肤上发生边缘清楚的红斑或丘疹，上覆多层银白色鳞屑，状如松皮，故中医学书籍称之为"白疕"或"松皮癣"。对其发病原因、主要症状、治疗方药等也有记叙，如《医宗金鉴》载："白疕之形如疹疥，色白而痒多不快，固因风邪客皮肤，亦由血燥难荣外。"又如《外科大成》曰："白疕肤如疹疥，色白而痒，搔起白疕，俗呼蛇风。由风邪客于皮肤，血燥不能荣养所致。宜搜风顺气丸……之类。"

中医学中也有牛皮癣一证，但根据"状如牛领之革，厚而坚"，"衣领拂者则剧，故又称摄领疮"等描述，其病损特征与西医学的神经性皮炎极为相似，而非西医所称之牛皮癣（银屑病）。本例患者属湿热内蕴，复感风邪，营卫失调而发为白疕，故以清热除湿、活血祛风为法治疗而收效。内服药方中金银花、大青叶、甘草清热解毒，防风、地风、防己、苍术搜风利湿，黄芪、当归益气活血。熏洗药方中荆芥、防风、艾叶、豨莶草等祛风，泽兰活血，雄黄解毒。

脱　发

病例 1　贾某，男，36 岁，1955 年 6 月 7 日初诊。

[病史] 头发成片脱落一年多。几年来头皮经常发痒，从去年三月开始，头发呈圆片状脱落。有时头晕，睡眠多梦，记忆力差，饮食一般，有时饭后脘腹发胀。来信索方。

[辨证] 肝肾不足，血虚风盛。

[治法] 滋补肝肾，养血祛风，佐以健脾调胃。

[处方] 制何首乌 150g、枸杞子 60g、生菟丝子 45g、当归 45g、熟地 45g、白蒺藜 45g、桑叶 45g、菊花 45g、陈皮 45g、砂仁 45g、乌药 45g、地肤子 90g，共为细粉，以槲寄生 120g、桑寄生 150g，熬水 2 遍，过滤，浓缩成膏，拌入药粉，调匀，再研细粉，以水打小丸。每次服 9g，每日 3 次，饭后 15 分钟服。

外用药方：鲜鸡冠花 120g、鲜芝麻花 90g。将上药撕碎，加白酒 750ml，浸泡 15 天（常摇动），过滤，加樟脑 1.5g，溶化，每日 3~4 次搽脱发区。

二诊（1955 年 11 月 29 日）：自诉服药丸一料，配合外用药，头皮已无痒感，头发已生长如常，头晕好转。唯睡眠差，多梦。近 20 天来用脑过度，头发又有脱落。脉沉细而弱。仍以补肝肾，凉血活血，健脾益气，佐以养心安神之法治之。

［处方］酸枣仁（生、炒各半）36g、生菟丝子30g、女贞子15g、旱莲草12g、骨碎补15g、当归9g、川芎9g、夜交藤12g、黄精12g、白蒺藜12g、橘络12g、生白术12g、黄芩9g、金银花12g、藁本6g、桑寄生24g，水煎2遍，分2次温服。

外用药继用。

病例2 潘某，女，23岁，1955年9月15日初诊。

［病史］头发脱落3个月余，1年前始有失眠，多梦，头痛，头晕，耳鸣，心烦，头皮发痒。自今年6月以来，头发脱落大半，眉毛全部脱落，医院检查诊断为斑秃。

［检查］头发稀疏，呈片状脱落（脱落约4/5）。眉毛全脱，舌苔薄白，脉沉细。

［辨证］肝肾不足，血虚风盛。

［治法］滋补肝肾，养血祛风，佐以凉血清热。

［处方］酸枣仁（生、炒各半）30g、枸杞子15g、生菟丝子12g、桑寄生12g、地肤子12g、当归9g、橘络9g、白蒺藜9g、白鲜皮9g、土茯苓9g、天麻9g、茜草根9g、五味子6g、防风6g，水煎2遍，分2次温服。

外用药方：鲜芝麻花90g、鲜鸡冠花60g。将药撕碎，用白酒500ml，浸泡，时常摇动，2周后过滤，加樟脑1.5g溶化，搽患处。每日两三次。

二诊（1955年9月26日）：服上药6剂，失眠、头晕、头痛均好转，仍多梦。舌、脉同前。原方去茜草根、五味子，加黄芪12g、制何首乌12g、玄参12g、红花6g、生石决明（捣）18g，水煎服。煎服法同前。天竺黄（研细粉）2.4g，分2次冲服，以益气养血，滋阴潜阳。

三诊（1955年11月27日）：服药20余剂，配合外用药，眉毛已全部长出，原脱发区头皮也长出毳毛。睡眠正常，头晕减轻。仍多梦，有时胸闷气短，大便干。舌苔薄白，脉较前有力。服药有效，按原方义加减继服，以资巩固。

［处方］枸杞子18g、生珍珠母18g、生杜仲18g、当归15g、生菟丝子15g、淡豆豉（捣）15g、黄芪24g、酸枣仁（生、炒各半）36g、地肤子12g、天麻15g、桑寄生15g、制何首乌12g、橘络12g、苍耳子（捣）12g、

土茯苓12g、白鲜皮9g、山栀皮9g、白蒺藜9g、白芷6g、红花6g，水煎服，煎服法同前。天竺黄2.4g，研细粉，分2次冲服。

按语：斑秃，中医称"油风"，主要表现为头发成片脱落，故又称"发落"。刘老认为本病多由肝肾不足，阴血亏虚所致。血虚肌肤失养，邪风乘虚而入，风盛血燥，不能营养毛发，导致脱发。肾之华在发，发为血之余，肾足血盛，发润而长。故他对本病治疗多以滋养肝肾，养血活血，祛风清热为法。方中用桑寄生、女贞子、枸杞子、何首乌、菟丝子、杜仲、骨碎补、旱莲草、生地、熟地、当归、川芎、红花等滋补肝肾，养血活血，桑叶、白蒺藜、防风、菊花、黄芩、丹皮、地肤子、白鲜皮等祛风清热。有失眠者加炒酸枣仁、柏子仁、夜交藤等以养心安神，脾胃不和者加白术、陈皮、炙甘草、橘络、砂仁、乌药等调理脾胃。

所用外用药，是刘老多年来的经验方，芝麻花、鲜鸡冠花、樟脑泡酒涂搽患处，能扩张皮肤毛细血管，增进局部血运，有利于毛发生长。

崩　症

刘老友人王某，1970年1月8日突来其家。王述：有王某，女，17岁，月经来潮前，不慎饮冷水，致使经血不止，已3天，有大血块，棉裤、被褥均被浸透，伴有少腹疼痛，面色苍白，四肢冰冷，已卧床不起。平素月经量少，身体一般。家长甚为焦急。特邀请刘老为其处方治疗。刘老当即拟方如下：

当归15g、炮姜9g、五灵脂12g、蒲黄12g、生地炭12g、地榆炭15g、白术15g、仙鹤草12g、百草霜12g、灶心土24g，水煎2遍，兑一起，一次服下。另将家中珍存之好墨一块，交王某带回，嘱用木炭火烧红，放醋中淬后取出，将墨用开水研匀，加炮姜9g、红糖少许为引，一次服下。3日后王某来诉：服药1剂及墨汁1次，流血即止，腹痛也除，又服1剂痊愈。

刘老经验：遇有妇女月经过多或产后血崩之危殆者，每用好墨，以炭火烧红，放醋中一淬，加开水研匀，以炮姜9g、红糖少许为引，给病人灌下，血即可止。此确为急救血崩之良方。刘老忆及，1934年秋天路过邻村黄崖庄，看见一家院子里放了一口白杨木棺材（当时风俗，年轻人去世用白木棺材），里面还不断有血水渗出，问其家人是一年轻妇女产后血流不止，人已经不行了，正在准备后事。观棺中妇女面色煞白，脉息似有似无（相当于西医学失血性休克），随即取家中好京墨一块约有2两，用炭烧微红，放醋中一淬，加开水研匀，红糖少许为引，给病人灌下，随用人参60g、熟附子60g武火急煎，随煎随灌。约1小时后血逐渐止住，3小时病人体温、呼吸、脉搏逐渐恢复，神智清醒。后调理3个月病人康复。此病本着急则治其标、缓则治其本的原则，首先止血是关键，然后补气回阳救逆。特别是随煎随灌，是回阳救逆之力持续不断地发挥作用，中医认为有形之血难以速生，无形之气速当急固。这是在当时条件下中医中药治疗急症重症的大胆探索。

注：关于墨入药的记载，最早见于《本草纲目》，墨有乌玄、陈玄、乌玉块、玄香等别名，以安徽歙县产最有名，京墨亦良，其性辛温，无毒，有止血化瘀之功效。主治止血生肌肤、合金疮，治产后血晕、崩中、卒下血，醋磨服之……凡温疫热病之吐衄初起禁用等论述。刘老甚善应用之。

浮　肿

刘老曾于1957年5月诊治水肿病1例，效果良好。患者姚某，女，64岁。素有慢性气管炎病史。1956年10月发现两腿稍肿，逐渐延及面部。两腿沉重，全身无力，活动气短，伴有腰痛、尿频、尿痛等不适。曾服中药50多剂，浮肿略有减轻。观其面色苍白，微黯，有明显浮肿，讲话气短无力，舌苔薄黄，根部微厚，脉细而数。刘老认为此属肝肾虚弱，水湿内停，湿热下注之证。故以健脾补肾，清热利湿法治之，处方如下。

山茱萸9g、生菟丝子（捣）15g、海金沙9g、金钱草30g、茯苓皮9g、姜皮6g、萆薢6g、防己6g、黄芪12g、白术9g、炒酸枣仁（捣）18g、天门冬12g、陈皮9g、砂仁（捣）9g、知母12g、鸡内金（捣）12g，水煎2遍，分2次温服。

另嘱配服鲫鱼利水方，以加强疗效。

服汤药3剂、鲫鱼7条后，尿量增加，面部及下肢肿已消大半。但又因感冒而发咳嗽，夜寐不宁。舌苔薄白，脉缓和细弱。原方加杏仁（捣）9g、橘络12g、炒酸枣仁6g、生菟丝子（捣）3g、知母3g。继服汤药6剂，鲫鱼7条，全身浮肿全消。舌苔白，脉象较前有力。改方配丸药继服，以资巩固。

[处方] 炒酸枣仁75g、炒杏仁30g、海金沙30g、茯苓皮36g、山茱萸36g、生黄芪45g、姜皮36g、生菟丝子54g、知母45g、陈皮30g、汉防己30g、白术36g、草薢30g、砂仁36g、生鸡内金45g、橘络30g、远志24g、茯苓30g、天竺黄24g、琥珀18g，共为细粉，用大腹皮150g、丝瓜络90g，水煎2遍，熬浓汁拌药粉，打小丸。每次6g，每日服3次，服药1周，休药1天。另用金钱草30g为引，送服药丸。

本例患者浮肿明显，但原因并不太明确，经刘老按中医辨证施治，同样收到优异效果。可见中医辨证与现代医学辨病如能相互参照，互相结合，当然最好。但在某些情况下，现代医学诊断不明，只要中医辨证准确，对证投药，同样可得到效果。

干血痨

段某，女，18岁，因食欲减退半年余，消瘦显著，并停经18个月，于1973年10月9日请刘老诊治。患者自述：1年来食欲逐渐减退，饭量减少，近1个月来症状加重，发展到每日仅进少量奶糖、糕点、稀米汤、水果等度日。喜冷食，如西瓜、苹果等，食后胃脘部胀满不适。进食稍多则呕吐。自觉身倦乏力，手足发凉，大便干燥，四五天1次。身体日渐消瘦，体重仅有70余斤。患者1972年3月曾患猩红热，病后停经。至同年7月在游泳中，见有少许经血，游泳后即止。至今已闭经18个月。曾在省内各医院多次检查，心、肺、血、尿、血沉等均未发现异常。经内科及妇科会诊，诊为"继发性闭经"。服中药70余剂，以补气养血，健脾养胃为主要治法，效果不显。

检查所见：发育正常，营养欠佳，面黄体瘦，舌质稍红，舌苔薄白，脉沉细涩而无力。

刘老认为，此乃热性病后，调理不善，致使气血两虚，脾胃气衰，发为干血痨病。治宜温补肝肾，健脾、和胃、益气、养血，缓缓调理，不可求急。为其处方如下。

山药 24g、当归身 15g、生黄芪 15g、红花 12g、没药 12g、桂枝 12g、白术 15g、白芍 12g、鸡内金 15g、砂仁 12g、牛膝 15g、生蒲黄 12g、大腹皮 12g，水煎 2 遍，分 2 次温服。

鹿茸 1.5g、琥珀 2.4g、冬虫夏草 2.4g，共研细粉，分早晚 2 次冲服。

服药 3 剂后，手脚发凉开始好转，服药 18 剂后，手脚已温如常人，饭量逐渐增加至每日三四两。仍有饭后及午后腹胀，经常呕吐，大便较干，两三天 1 次。1 个月来体重增加 5 斤。复诊见舌苔薄白，脉细弱。予以改方如下：

山药 30g、当归 18g、生黄芪 15g、党参 15g、红花 15g、没药 15g、吴茱萸 9g、黄连 5g、桂枝 12g、白芍 15g、生鸡内金 18g、白术 15g、牛膝 18g、生蒲黄 12g、煨草果 12g、灶心土（布包先煎，沉淀后取药水再煎他药）24g，服法同前。

鹿茸 1.5g、琥珀 2.4g、冬虫夏草 3g，共为细粉，早晚各 1 次冲服。

1974 年春节时随访述及，先后共服药 70 余剂，食欲好转，饭量逐渐增加。一顿可进稀饭一中碗，馒头半个，或吃水饺十五六个，日进食约四五两许。此外尚可吃牛奶半斤、鸡蛋两个（过去根本不能吃奶、蛋等），但若稍多进食即有胀满感，偶有呕吐，大便已正常，一两天 1 次。病情已有显著好转，唯月经尚未来潮，又为其改方，嘱继服，以求痊愈。

尿 浊

刘老于 1961 年 9 月 16 日诊治一尿浊患者，未经查尿，诊断不明，然效果甚佳，现选录如下。

李某，男，47 岁，腰痛、尿浊 1 个月多。尿如乳白色，或出如马尿状，有时淋漓不畅，无尿痛、尿频等症。曾服中药 20 多剂，症状不减。素日食纳好，多年来常感两手麻木，有时嗜睡。睡眠多梦，时有遗精，舌苔薄白，脉弦细。

尿浊之证，以小便浑浊如泔浆状而尿道无疼痛为主症，其发病与脾肾两脏有关。凡脾肾湿热下浊膀胱，或脾虚气弱、精微下陷，或肾阴亏损，移热膀胱，或下元虚衰等，均可导致本病。本例证见腰痛、遗精等，可知其尿浊病因为肾虚关门不固，乃以补肾、利湿、分清化浊为法，处方如下。

酸枣仁 18g、生菟丝子 25g、山药 30g、萆薢 12g、瞿麦 10g、生石决明 25g、龙胆草 5g、白芷 10g、狗脊 15g、生杜仲 18g、甘草 6g、竹茹 10g、怀牛膝 10g，水煎 2 遍，分 2 次温服。

服药 6 剂，尿已转清，手指麻木也见减轻，唯仍腰痛、睡眠多梦，遗精如前。舌苔脉象同前。原方加莲须 12g、锁阳 12g、千年健 12g 以补肾固精。又服数剂，诸症渐愈。1964 年 12 月随访，尿浊症未再复发。

感冒退热汤之一

[处方] 麻黄 5g、玄参 9g、葛根 9g、生石膏 15g、山药 18g、钩藤 9g、薄荷 6g、桔梗 6g、射干 6g、柴胡 6g、生姜 3 片、大枣（劈）3 枚。

[服法] 水煎 2 遍，分 2 次温服。服第一次药后，约 15 分钟，饮热米汤一碗，取微汗。半小时后，再服第二次药。

[作用] 解表退热，宣肺气，利咽喉。

[适应证] 感冒或流感，发热不退，头项强痛，全身酸紧，恶寒，无汗，咽痛，咳嗽等症。

注：此方剂量为 10 岁左右儿童用量，成人用时，需酌加量。

感冒退热汤之二

[处方] 麻黄 6g、防风 9g、生石膏 18g、炒白术 9g、薄荷 9g、羌活 9g、葛根 12g、炙甘草 6g、钩藤 12g、生姜 6g。

[服法] 水煎 2 遍，分 2 次温服。服第一次药后 20 分钟，饮热米汤一碗。半小时后，再服第二次药，

取微汗。

　　[作用] 解表退热，宣肺止咳。

　　[适应证] 感冒或流感，发热，周身酸痛，头项强痛，咳嗽等症。

　　注：全身痛重者可加桂枝 9g、白芍 12g、山药 30g，恶寒加柴胡 9g、生甘草 6g，体温在 38℃以上者，生石膏可加至 30~45g。

外感咳嗽方

　　[处方] 麻黄 3g、炒杏仁 6g、生石膏 15g、五味子 5g、干姜 5g、薄荷 6g、瓜蒌仁 6g、炙甘草 3g、山药 18g、钩藤 9g。

　　[服法] 水煎 2 遍，午晚分 2 次温服。

　　[作用] 止咳化痰，宣肺解表。

　　[适应证] 外感咳嗽，发热，恶寒等症。

　　注：此方剂量系 5 岁左右儿童用量，成人用时需酌加量。

止咳平

　　[处方] 远志 60g、桔梗 280g、麦门冬 120g、马兜铃 46g、炙麻黄 375g、五味子 90g、甘草 60g、干姜 54g、沙参 90g、贝母 120g、百合 186g、山药 375g、鸦片 9g。

　　[制法] 将前 8 味药研粗末，加水适量，浸煮 3 遍，取汁，文火浓缩成流膏。将沙参、贝母、百合、山药、鸦片共研细粉，拌入流膏中调匀，干燥，再研细粉，水泛为小丸。

　　[用法] 每次 6g，每日服 2 次，温开水送服。

　　[功用] 养阴清热，润肺，止咳，平喘。

　　[适应证] 肺肾阴虚，咽干，干咳、无痰、气喘等症。

清肺利咽丸

　　[处方] 麻黄 36g、生石膏 60g、青果 90g、胖大海 60g、麦门冬 60g、山药 75g、桔梗 36g、沙参 48g、川贝母 54g、甘草 45g、陈皮 45g、清半夏 45g，共为细粉，炼蜜为丸，每丸重 9g。

　　[用法] 每服 1 丸，每日 3 次，温开水送服。

　　[功用] 滋阴清热，润肺，利咽。

　　[适应证] 咽喉干痛，声音嘶哑，干咳，少痰，感冒，气管炎等症。

肺得宁

［处方］麻黄 30g、生石膏 60g、山药 45g、白及 9g、百部 6g、紫菀 12g、款冬花 12g、仙鹤草 6g、牛蒡子 9g、马兜铃 6g、前胡 6g、炒杏仁 6g、白前 9g、桔梗 15g、陈皮 6g、麦门冬 12g、天门冬 12g、百合 18g、青果 9g、沙参 15g、炙桑皮 9g、瓜蒌 21g、薄荷 6g、川贝 9g、浙贝 12g、金银花 9g、炒酸枣仁 18g、五味子 6g、桑叶 9g、甘草 12g、生姜 18g、罂粟壳 6g、萝卜（切）500g、鲜藕 30g、射干 6g，上药共捣粗末，水煎 2 遍，过滤取汁，缓火熬浓，加阿胶 18g、冰糖 30g、蜂蜜 30g、梨膏（注）500g，缓火熬成流膏。

［服法］每次服一茶匙（15ml），每日 3 次，饭后服。

［作用］养阴清热，润肺化痰，止咳平喘。

［适应证］慢性支气管炎，肺气肿，肺结核，阴虚咳嗽，胸闷，痰喘，大便秘结等症。

注：梨膏制法：大梨适量，去皮及核，切碎，加水适量，煮烂，去渣，取汁，以缓火熬浓，加蜜适量，收膏。

降压片

［处方］山栀 18g、大黄 12g、青木香 12g、怀牛膝（炒）36g、白芷 24g、白芍 18g、当归 18g、代赭石 30g、茯神 12g、草决明（炒）12g、清半夏 18g、生菟丝子 18g、龙胆草 3g、川芎 12g、山药 24g、何首乌 18g、连翘 3g、菊花 15g、陈皮 21g、朱砂 2.4g、琥珀 1.5g，上药共为细粉。海藻 30g、枸杞子 18g、龙齿 21g、珍珠母 18g、槐实 12g、生地 21g、黄芩 18g、杜仲 18g、夏枯草 24g、玄参 21g、炒酸枣仁 30g、豨莶草 21g、柏子仁 18g，水煎 2 遍，过滤取汁，缓火熬浓，拌入上药粉中，干燥，研细，加薄荷冰 1.2g、冰片 1.2g，打 0.5g 片剂。

［服法］每次服 4~6g 片，每日 3 次。

［作用］滋补肝肾，平肝清热，养心镇静，降低血压。

［适应证］高血压病，面红脑热，头目眩晕，耳鸣，心悸，失眠，多梦等症。

降压膏

[处方]西瓜（切碎，榨取瓜汁，缓火熬浓）5000g，桑椹500g、杜仲500g、桑寄生250g、槐实195g、益母草195g、夏枯草150g、海藻150g、怀牛膝150g、炒酸枣仁150g，水煎4~5遍，滤取药汁，缓火熬浓。将两药液兑在一起，加白糖250g、蜂蜜250g，缓火收膏。

[服法]每次服一茶匙（约15ml），每日3次，饭后服。

[作用]滋肾，清肝，利尿，降血压。

[适应证]高血压病，动脉硬化症，头晕，目眩，失眠，多梦等症。

冠心活络丸

[处方]猪心（切片，烘干）1具、当归54g、川芎45g、三七27g、西红花24g、橘络39g、知母39g、薤白45g、冬虫夏草45g、炒酸枣仁75g、远志39g、山药45g、柏子仁39g、枸杞子42g、生地30g、熟地30g、炙没药36g、生蒲黄39g、郁金39g、人参36g、玄参36g、桔梗39g、茯神36g、石菖蒲39g、山栀（炒）39g、骨碎补39g、白术60g、砂仁39g、麦冬42g、何首乌54g、鹿茸18g、全蝎（去刺）54g、地龙（炙）36g、路路通45g，上药共为细粉，加朱砂18g、麝香1.8g、冰片4.5g，调匀，再研细。再用丹参150g、瓜蒌120g、合欢皮120g、桑寄生120g、夏枯草120g，水煎两三遍，过滤，取汁，缓火熬浓，拌入药粉中，混匀，干燥研细，以阿胶75g、鹿角胶75g，溶水打小丸，如绿豆大。

[服法]每次服5g，每日2次。

[作用]补肾养心，益气健脾，祛瘀通痹，活络开窍。

[适应证]冠心病，胸闷，气短，心悸，心前区疼等症。

冠心活络酒

[处方]三七24g、冬虫夏草18g、西红花15g、橘络15g、人参15g、当归18g、川芎15g、薤白15g，上药共捣粗末，以白酒500ml，浸泡14天，每天摇动数次，过滤，药酒加白糖90g，溶化即成。药渣可续白酒500ml，浸泡5~7天，过滤后加糖再用。

[服法]每次用5ml，每日3次，饭后服。

[作用]养心益气，活血通络。

［适应证］冠状动脉粥样硬化性心脏病，慢性冠状动脉供血不足，胸闷，气短，心前区闷痛等症。

偏瘫复健丸

［处方］生黄芪 36g、天麻 45g、没药 24g、山茱萸 27g、代赭石 36g、羚羊角骨 30g、䗪虫 27g、炒酸枣仁 36g、生白术 27g、地龙 27g、当归 45g、怀牛膝 45g、白芷 27g、玄参 30g、乳香 27g、红花 27g、血竭 27g、白芍 36g、炒槐实 36g、冬虫夏草 30g、天花粉 36g、千年健 36g、全蝎 90g、炙蜈蚣 12 条、乌头 24g、天冬 36g、肉豆蔻 30g、鸡血藤胶 30g、鹿角胶 45g、两头尖（用盐水浸泡 24 小时，晒干用）30g，上药共研细粉，每 30g 药粉加精制马钱子粉（注）2.4g，混匀。再用桑寄生 90g、防己 90g、威灵仙 75g、豨莶草 105g，水煎两三遍，过滤取汁，与上药粉共打小丸，如黄豆大，用滑石粉 120g、朱砂 24g，研细粉，为衣。

［服法］成人开始每次服 7 丸，每日 3 次，先从少量开始。服 1 周后每次增服 1 丸，按周递增，至每次 15 丸为止。

［作用］补肾养肝，益气和血，祛风湿，通经络，利关节。

［适应证］脑血管病后遗偏瘫，肢挛，手足、肢体麻木、疼痛等症。

注：马钱子精制法：将马钱子以冷水浸泡 3 天，每日换水 1 次，取出，刮去皮毛，再以热水浸泡 3 天，每日换水 3 次，取出，置土中埋藏半天，取出晾干，以香油炸至酥黄，研细粉，即成。

芳香健胃片

［处方］藿香 18g、肉桂 30g、砂仁 18g、木香 18g、五灵脂 30g、鸡内金 24g、陈皮 36g、白芍 24g、白术 24g、补骨脂 18g、醋香附 42g、高良姜 24g、蒲黄 12g、白芷 24g、大黄 60g、使君子 12g、龙胆草 12g、川楝子（炒）24g、小茴香（炒）24g、白及 30g、生牡蛎 24g、天南星 18g、神曲 310g、麦芽 250g，上药共研细粉，加精制食盐 75g，调匀，水泛为小丸或打成片剂，每成 0.5g。

［服法］丸剂每次 3~6g，片剂每次 4~6 片，每日两三次，饭后服。

［作用］疏肝和胃，理气止痛，温中健脾，泻热导滞。

［适应证］肝胃不和，胸胁胀满，脘腹闷痛，嘈杂吞酸，食欲不振，气滞不舒，伴有便秘者。

苹果止泻方

[处方] 苹果 1~2 个，烤熟，去皮，蘸红糖少许食之。

[服法] 每次可服 1~2 个，每日 2 次。

[作用] 涩肠止泻。

[适应证] 慢性肠炎，过敏结肠，以及其他原因引起的慢性腹泻，大便稀溏诸症。

润肠导滞散

[处方] 胡萝卜（切碎晒干）2000g、莱菔子（炒）45g、当归 75g、肉苁蓉 90g、熟地 120g、神曲 75g、麦芽 60g、槟榔 45g、草果仁 45g、枳实 60g、陈皮 60g、芦荟 12g，上药共为细粉。

[服法] 每次服 6~9g，每日两三次，蜜调服。

[作用] 滋阴健脾，利气除胀，润肠通便。

[适应证] 饮食不振，脘腹满闷，大便秘结，或习惯性便秘等症。

鲫（鲤）鱼利水方

[处方] 陈皮 15g、砂仁 15g、紫皮蒜 8~10 瓣、松萝茶（或好红茶）30g、鲫鱼（或鲤鱼）1 条，约半斤重，去鱼鳞及内脏，将上药装鱼腹中，用线扎好，置砂锅中，清水煮熟，去药，可加少许白糖及米醋。

[服法] 吃鱼、饮汤，每天 1 剂。三四次服完。

[作用] 利尿消肿，健脾益气。

[适应证] 凡由心脏、肝脏、肾脏疾患以及营养不良所致的低蛋白血症性水肿、腹水、小便短涩不利者，均可应用。对黏液性水肿效果不佳。服此药时忌盐。

消瘿化瘰丸

[处方] 肉桂 18g、当归 18g、海蛤壳 30g、海藻 45g、乌贼骨 36g、生蒲黄 18g、海带 30g、夏枯草 500g、生牡蛎 60g、浙贝 30g、陈皮 24g、川芎 18g、玄参 18g、黄芪 18g、山药 24g、青皮 18g、半夏 24g、丹参 30g、没药 18g、黄柏 24g、赤芍 18g、益母草 30g、木香 18g、蜈蚣（炙）6g、全蝎（去刺）18g、穿山甲 18g，上药共为细粉，用碘化钾 3g，溶水，拌入药粉，干燥，研细，以阿胶 12g，溶水打小丸。

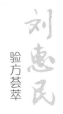

［服法］每次服 3g，每日 2~3 次。

［作用］化痰软坚，消瘿散结。

［适应证］瘿瘤，瘰疬，痰核积聚等症。

祛风除湿镇痛酒

［处方］防己 7.5g、当归 6g、桑寄生 4.5g、全蝎 6g、桂枝 4.5g、五加皮 6g、何首乌 7.5g、没药 4.5g、川牛膝 4.5g、苍术 4.5g、白术 4.5g、千年健 4.5g、狗脊 4.5g、地风 3g、乌头 7.5g、地龙 4.5g、木香 4.5g、骨碎补 4.5g、枸杞子 6g、䗪虫 4.5g、天南星 4.5g、远志 4.5g、陈皮 4.5g、松节 4.5g、红花 4.5g、木瓜 4.5g、熟地 4.5g、木通 4.5g、蜈蚣 4.5g、独活 6g、防风 4.5g、杜仲 4.5g、白芷 4.5g、续断 4.5g、海藻 4.5g、威灵仙 4.5g、苍耳子 6g、血竭 4.5g、鸡血藤 4.5g、鹿角胶 4.5g、附子 6g、乌梢蛇 4.5g、天麻 6g、海桐皮 4.5g、络石藤 6g、蚕沙 4.5g、豨莶草 6g、龙眼肉 6g，上药共捣粗末。桑枝 4.5g、柳枝 45g、合欢枝 45g、楮枝 45g、枣树枝 45g、桃树枝 45g，共切碎末。以白酒 1250ml，密封浸泡上药末 10~14 天，取出，炭火加温后过滤，取药液，再加冰糖 60g、红糖 75g，溶化冷却备用。

［服法］每次服 5~10ml，每日 3 次。

［作用］补益肝肾，祛风除湿，舒筋活血，通经止痛。

［适应证］风寒湿痹，腰脊酸痛，肌肉不仁，关节冷痛，经络不调，肢体麻木等症。

补肾健脑片

［处方］旱莲草 150g、桑叶 9g、豨莶草 16.5g、黑芝麻 60g、当归 9g、金银花 7.5g、何首乌 96g、怀牛膝 9g、天麻 9g、金樱子 36g、菊花 4.5g、菟丝子 18g、炒酸枣仁 36g、黄芪 4.5g，上药共为细粉。生地 9g、枸杞子 9g、桑寄生 45g、女贞子 9g、生杜仲 9g、桑椹 72g，水煎两三遍，过滤取汁，缓火熬浓，加白糖 120g，收膏，拌入上药粉中，拌匀，研细，水泛为小丸或打片剂，每片 0.5g。

［服法］丸剂每次 9g，片剂每次 6~8 片，每日 2 次，饭后服。

［作用］补肾健脑，益气养血，清利头目，强壮精神。

［适应证］神经衰弱症候群，脑动脉硬化症，见有头痛、头晕、头昏、脑胀、失眠、多梦、耳鸣、眼花、记忆力衰退等症。

益智丹

［处方］何首乌36g、炒酸枣仁36g、炒槐实36g、白芷42g、浙贝36g、橘红36g、郁金36g、炙乳香36g、礞石30g、生牡蛎36g、生珍珠母36g、全蝎（去刺）45g、柏子仁36g、远志36g、龙骨36g、阿胶30g、石菖蒲36g、百合36g、山药45g、甘草30g、砂仁24g、枸杞子36g、女贞子36g、代赭石30g、白术45g、红豆蔻36g、天麻36g、益智仁24g、朱砂18g、琥珀22.5g、天竺黄22.5g、冰片（后入）3.6g，上药共为细粉，用合欢皮90g，水煎两三遍，滤取浓汁，与上药粉共打小丸或片剂，每片0.5g。

［服法］片剂每次3~5片，丸剂每次4.5~6g，早晚各服1次。

［作用］补肾养心，理气健脾，豁痰清热，益智健脑。

［适应证］神经衰弱，脑动脉硬化等见有头昏、脑胀、烦躁、失眠、多梦、健忘等症者。

首乌桑椹补脑汁

［处方］炒酸枣仁60g、夜交藤75g、合欢皮42g、炒蕤仁30g、橘络30g、丹参48g、当归18g、何首乌90g、五味子30g、柏子仁（炒）30g，上药共捣粗末，水煎2遍，过滤取汁，缓火熬浓。

桑椹500g、枸杞子60g，水煎2遍，过滤取汁，缓火熬浓。

两种药液兑在一起，混匀，加蜂蜜250g、冰糖120g，缓火熬成流膏。

［服法］每次一茶匙（15ml），早晚各服1次。

［适应证］神经衰弱，脑动脉硬化等具有头晕、头昏、头痛、失眠、多梦、健忘、心悸等症者。

酸枣仁流膏

［处方］酸枣仁（炒）500g，磨碎，加水适量，浸煮3遍，纱布过滤，文火将药液浓缩成流膏即妥。

［服法］每次服一汤匙，晚睡前开水送服。

［作用］养肝宁心，镇静安神，敛汗。

［适应证］血虚烦躁，心悸，怔忡，盗汗，神经衰弱，失眠，多梦等症。

补肾固精丸

[处方] 何首乌 77g、生菟丝子 46g、阳起石 46g、锁阳 46g、生牡蛎 31g、山茱萸 31g、益智仁 31g、狗脊（去毛）46g、桂圆肉 46g、大胡麻（微炒）31g、白术（土炒）46g、砂仁 31g、党参 40g、远志肉 31g、金樱子 31g、黄柏 31g、黄精 31g、甘枸杞子 77g、鲜羊睾丸 2 对，切片晾干，共研细粉，用旱莲草 62g、淫羊藿 96g，煎水 2 遍，取浓汁，与上药粉拌匀，打小丸。

[服法] 每次服 9g，每日 3 次，用淡盐水送服。

[功用] 滋补肝肾，助阳固精。

[适应证] 肾虚阳痿，遗精早泄，腰膝酸软，体倦乏力，失眠多梦等症。

十珍益母膏

[处方] 当归 120g、川芎 15g、生地 10.5g、熟地 10.5g、白芍 15g、黄芪 15g、丹皮 7.5g、石菖蒲 10.5g、沙参 12g、钩藤 7.5g、蝉蜕 4.5g、天门冬 10.5g、麦门冬 12g、紫菀 7.5g、桔梗 12g、醋香附 24g、乌药 7.5g、红花 19.5g、茜草 7.5g、黄芩 19.5g、仙鹤草 7.5g、知母 7.5g、银柴胡 9g、生白术 15g、党参 15g、龙眼肉 15g、炙甘草 9g、小茴香 7.5g、生鸡内金 19.5g、五加皮 7.5g、山药 24g、生菟丝子 39g、吴茱萸 10.5g、山萸肉 15g、延胡索 7.5g、羌活 9g、何首乌 30g、生杜仲 30g、荆芥穗 9g、玄参 9g、炒酸枣仁 30g、清半夏 7.5g、陈皮 7.5g、远志 7.5g、续断 9g、薄荷 7.5g、厚朴（姜汁炒）7.5g、鸡冠花 48g、月季花 24g、茯苓 7.5g、茯神 7.5g、千年健 9g、紫石英 9g、生龙骨 7.5g、肉桂 7.5g、狗脊 7.5g、地骨皮 7.5g、丹参 300g，上药共捣粗末，加益母草 500g，水煎两三遍，过滤取汁，趁热加入阿胶 45g、红糖 120g、蜂蜜 120g，溶化。用琥珀 4.5g、砂仁 7.5g、沉香 3g、公丁香 4.5g、朱砂 4.5g、西洋参 1.5g、西红花 4.5g、天麻 9g、木香 7.5g、血竭 2.4g，诸药共为极细粉，搅入上药汁中，拌匀，缓火熬成流膏。

[服法] 每次一茶匙（约 15ml），早晚各服 1 次，黄酒为引。

[作用] 益气和血，暖宫调经，疏肝健脾，补肾养心。

[适应证] 气血不足、心肾虚弱、气滞血瘀、胞宫虚冷所致月经不调或经闭者。

当归精

［处方］当归 42g、醋香附 24g、陈皮 15g、甘草 15g、红花 12g、黄芩 24g、茜草根 20g、川芎 45g、丹皮 200g、益母草 310g、山药 780g，将山药研细粉，其余药品制粗末，加水适量浸煮 3 遍，滤取药汁，文火浓缩成流膏，再将山药粉拌入调匀，待干燥，再研细即成。

［用法］每次 5g，每日 2 次，温开水送服。

［功用］活血祛瘀，调经止痛，理气健脾。

［适应证］妇女有肝郁气滞，月经不调，痛经等症。

保母荣

［处方］肉桂 9g、白芍 16.5g、川芎 16.5g、何首乌 19.5g、生地 16.5g、醋香附 12g、生白术 9g、山栀 12g、丹皮 12g、清半夏 12g、益智仁 12g、乌贼骨 9g、吴茱萸 9g、山楂 16.5g、延胡索 12g、黄柏（盐炒）12g、木香 7.5g、山药 10.5g、郁金 9g、沙参 12g、陈皮 9g、续断 12g、肉豆蔻 12g、怀牛膝 12g、红花 18g、乌药 9g、茯神 12g、天麻 12g、生鸡内金 15g、地骨皮 12g、公丁香 4.5g、厚朴（姜汁炒）9g、生菟丝子 15g、山茱萸 9g、桑叶 9g、阿胶 9g、远志 7.5g、天竺黄 4.5g、鸡胚粉 10.5g、胎盘粉 19.5g，上药共为细粉。当归 165g、益母草 240g、丹参 195g、柴胡 48g、荆芥穗 30g、茜草 24g、黄芪 24g、苦参 24g、鳖甲（醋炙）24g、千年健 30g、桑寄生 30g、生杜仲（糯米炒）30g、桑椹 39g、炒酸枣仁 48g，上药共为粗末，水煎两三遍，过滤取汁，缓火熬浓，拌入上药粉中，拌匀，干燥，打片，每片重 0.5g。

［服法］每次 6~10 片，1 天 3 次，饭后服。

［作用］补肾健脾，疏肝清热，益气养阴，和血调经。

［适应证］脾肾不足、肝郁血滞、气血虚弱等所致月经不调，白带过多等症。孕妇忌服。

经得通

［处方］酒制大黄 42g、白芍 19.5g、芦荟 25.5g、川芎 30g、红花 9g、生桃仁 24g、炮姜 24g、川牛膝 6g、没药 15g、地骨皮 19.5g、木香 9g、山药 90g、鸡内金 15g、䗪虫 15g、当归 19.5g、琥珀 1.2g、血竭 1.2g，上药共为细粉。海藻 9g、生地 9g、代赭石 15g、黄芩 24g、熟地 19.5g、益母草

500g、神曲 30g，水煎两三遍，过滤取汁，缓火熬浓，拌入上药粉中，干燥后再研细，水泛小丸。

［服法］每次服 9g，每日 2 次，经期停服。

［作用］活血调经，健脾行气，清热润肠。

［适应证］气滞血瘀，月经涩少、后延或经闭，经期小腹胀痛，热结便秘等症。

保胎丸

［处方］荆芥穗（微炒）15g、厚朴（姜汁炒）12g、枳壳（麸炒）15g、白术（土炒）60g、砂仁 30g、杜仲（糯米炒）75g、生菟丝子 90g、续断（酒炒）45g、炙黄芪 45g、桑寄生 45g、当归 15g、丹参 12g、黄芩 30g、炙甘草 30g，上药共为细粉，用竹茹 36g，煎水打小丸。

［服法］每次服 9g，早晚各服 1 次。

［作用］补肾健脾，益气和血，安胎。

［适应证］妊娠早期，胎动不安，先兆流产及习惯性流产等。

通乳方

［处方］生黄芪 18g、当归 9g、路路通 12g、山药 25g、穿山甲（炙）12g、漏芦 12g、天花粉 15g、王不留行（酒炒）9g、通草 9g、陈皮 9g

［服法］水煎 2 遍，滤取药汁，加猪蹄一只，炖烂，吃蹄喝汤。每天1 剂。

［作用］补气和血，养阴生津，通络下乳。

［适应证］产后气血两虚，下乳迟，乳汁少或无乳者。若属肝郁气滞所致者，加青皮、柴胡。

消积健脾丸

［处方］生白术 60g、鸡内金 75g、使君子 120g、雷丸 24g、香榧子30g、芜荑 24g、整槟榔 30g、胡黄连 24g、木香 30g、枳壳 24g、红豆蔻24g、地骨皮 24g、党参 30g、天竺黄 24g，上药共为极细粉，用钩藤 90g，水煎 2 遍，过滤取汁，与上药粉共打小丸。

［服法］6 岁以下者每次服 3g，6 以上者每次服 4.5g，每日 3 次，饭前服。

　［作用］消疳化积，清热杀虫，健脾生肌。

　［适应证］小儿疳积，营养不良，面黄肌瘦，不思饮食，毛发焦枯，腹大青筋，或蛔虫感染、善食易饥、疲惫乏力者。

福幼丹

　［处方］乌梢蛇 21g、生龙齿 30g、全蝎 30g、天麻 30g、川贝 24g、天竺黄 30g、甘草 45g、茯神 36g、琥珀 24g、龙胆草 15g、胆南星 15g、蛇黄 15g、炙蜈蚣 12g、生白术 18g、使君子 15g、西洋参 9g、羌活 45g、防风 45g、薄荷 30g、神曲 75g、白芷 24g、僵蚕 30g、羚羊角 3.6g、犀角 3.6g、朱砂 18g，上药共为极细粉。取牛黄 1g，麝香 1g，冰片 4.5g，薄荷冰 2.4g，共研极细粉，兑入上药粉中，再研细。

　葛根 75g、钩藤 120g、蝉蜕 39g、紫草 36g、炒酸枣仁 60g，水煎两三遍，过滤取汁，缓火熬浓，拌入上药粉中，干燥，再研细，用阿胶 30g，溶水打丸，如梧桐子大。

　［服法］1~3 岁每次服 1~2 粒，4~6 岁每次服 3 粒，每日两三次。

　［作用］祛风定惊，清热豁痰，健脾消食。

　［适应证］小儿发热，惊风抽痛，咳嗽吐痰，不思饮食等症。

鼻通膏

　［处方］鱼脑石 5 块、硼砂 7.5g、牛黄 2.1g、冰片 1.5g，共研极细粉，用凡士林 10g，甘油 20ml，混匀，调入上药粉，调匀。

　［用法］以棉棒蘸油膏塞鼻腔中，左右交替，每日 2 次。

　［作用］清热、消炎、透窍。

　［适应证］过敏性鼻炎、慢性鼻炎、鼻窦炎等。

生发药酒

　［处方］芝麻花 60g、鸡冠花 60g，撕碎，加白酒 500ml，密封浸泡 15 天，过滤，药酒加樟脑 1.5g，溶化，备用。

　［用法］以药棉蘸药酒涂搽脱发处，每日数次。

　［作用］活血生发，止痒。

　［适应证］神经性脱发，脂溢性皮炎，斑秃等。

肠通宁丸

［处方］当归 48g、熟地 30g、肉苁蓉 18g、锦军 15g、芦荟 9g、广木香 12g。共为细分，打水丸滑石为衣。

［用法］3~6g 温水冲服。

［作用］润肠通便。

［适应证］便秘以及年老体弱便秘者。